兰翠萍 牛林敬◎编著

# 孕前准备

## 一点通

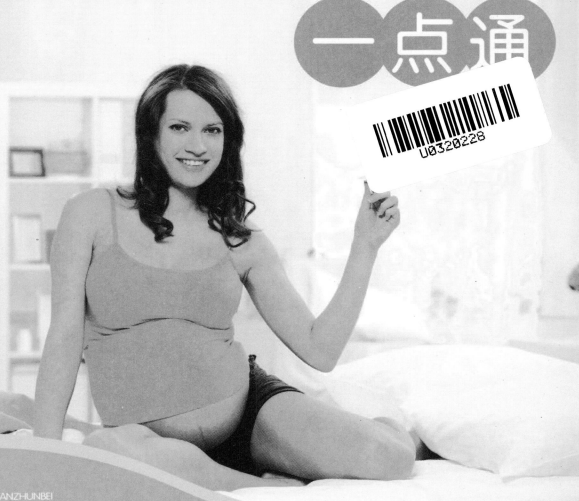

NQIANZHUNBEI

TIDIANTONG

河北科学技术出版社

**图书在版编目（CIP）数据**

孕前准备一点通 / 兰翠萍, 牛林敬编著. — 石家庄：
河北科学技术出版社, 2014.5
ISBN 978-7-5375-6781-7

Ⅰ. ①孕… Ⅱ. ①兰… ②牛… Ⅲ. ①优生优育－基
本知识 Ⅳ. ①R169.1

中国版本图书馆CIP数据核字（2014）第095182号

## 孕前准备一点通

兰翠萍　牛林敬　编著

出版发行：河北科学技术出版社

地　　址：石家庄市友谊北大街330号（邮编：050061）

印　　刷：三河市恒彩印务有限公司

经　　销：新华书店

开　　本：170×240　1/16

印　　张：26

字　　数：330 000

版　　次：2014年5月第1版
　　　　　2014年5月第1次印刷

定　　价：29.80元

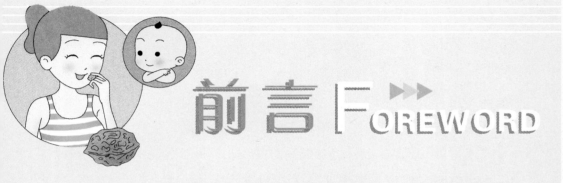

# 前言 FOREWORD

在遥远的古希腊，有一座叫斯巴达的城邦。城邦不大，但拥有的军队非常勇猛，就连强大的波斯帝国也不敢向他们轻易挑起战争。那么，斯巴达的军人为何如此勇猛，这得归功于那些伟大的斯巴达人的母亲。这些女性和男人一样，参加各种竞技活动，不但身体健康，而且拥有坚强的意志，因为她们知道，只有母体身体强壮，才能诞下更加强壮的孩子，孩子才能在残酷的战争中存活下来。可见"人之始生与父母的神、精、血、气密切相关"。

如今，在和平年代，虽然不必为战争考虑是否需要生一个强壮的孩子，但优生优育依然是很多备孕夫妻最关心的话题。"望子成龙、望女成凤"依旧是每一个准爸妈的最大心愿。

从受精卵到胚胎，再到呱呱坠地的小婴儿，这一过程虽然让父母们感到高兴，但也有说不出的忧虑。生怕一个小小的疏忽，就成为孕育的隐患而影响宝宝一生的命运。母体的环境有差别，生育出的孩子也有差别，这正如有的孩子从小健康，而且聪明伶俐；有的孩子却是体弱多病，甚至天生残疾；还有的孩子虽然看着很健康，但受不了挫折，心理脆弱。其实，不是上帝偏心眼，而是为人父母者，孕前没有丝毫的准备，只是在不经意间造就了他们的下一代的缘故。因此，为了能孕育出最棒的一胎，夫妻在要孩子前一定要做好孕前准备。

　　基于此，我们特别编写了这本《孕前准备一点通》。本书内容科学实用，版式精美，是准备怀孕以及正在孕育中的妈妈不可少的一本保健枕边书。书中详细介绍了有关怀孕的统筹安排、生理、遗传、优生等知识，以及治愈妇科常见疾病、调理月经病和慢性病的方法，帮助女性将身体调理到孕育的最佳状态。本书将孕前准备分为6个月，从饮食、生活习惯、运动健身及注意事项等方面，帮助女性度过孕前"倒计时"的每一天。最后，我们还特别编写了怀孕后出现的征兆、孕期所需的营养、孕期母子变化、孕期烦恼的排解方法和胎教知识等，让准妈妈们的孕期更加顺利，不会在遇到特殊情况后惊慌失措。

　　完美怀孕，优生优育，从孕前准备开始！

编　者

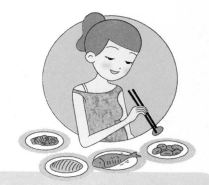

# 目 录

Contents

## 第一章 有备而孕，好"孕"才会跟着来

◎ 备孕必读：了解你的身体密码 …………… 002

　了解女性生殖系统助好"孕" ………… 002

　关注月经周期，为孕育做准备 ………… 004

　预防卵巢早衰，需早做打算 ………… 006

　了解影响精子质量的因素 ………………… 008

　精液透露的生理健康信息 ………………… 010

◎ 备孕必读：了解遗传与优生 ………… 012

　了解遗传的奥秘 ………………………… 012

　孩子外貌特征的遗传规律 ………………… 014

　了解双亲与子女的血型 ………………… 016

　孩子的智力具有一定遗传性 …………… 017

　10 类人需做好优生咨询 ………………… 018

　6 类遗传病患者不宜生育 ………………… 020

　5 类父母易把不良基因遗传给宝宝 ………… 022

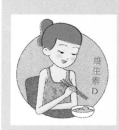

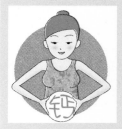

# Contents

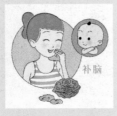

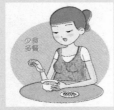

◎ 备孕必读：孕前准备要统筹安排 …………… 024

为好"孕"做好心理准备 ………………… 024
为好"孕"做好营养准备 ………………… 026
为好"孕"做好健身计划 ………………… 027
为好"孕"做好防疫准备 ………………… 028

◎ 特别提醒：怀孕需把握黄金期 …………… 031

年龄，多少岁生育最佳 ………………… 031
季节，哪个季节受孕更合适 ……………… 032
排卵日，如何推算更科学 ………………… 035

第二章　孕前需检查，有病早根治

◎ 备孕必读：孕前检查让你不留遗憾 ……… 042

孕前检查是优生的基石 ………………… 042
未孕女性孕前需先自检 ………………… 043
孕前检查，医生可能会问的问题 ………… 045
孕前检查，女性检查的基本项目 ………… 047
孕前检查，需要检查卵子的女性 ………… 049
孕前检查，男性没有豁免权 ……………… 051

◎ 备孕必读：治愈月经病，轻松受孕更
健康 …………………………………… 053

经前综合征，坏情绪让你更加烦躁 ……… 053
经期异常情况，学会调节很重要 ………… 056
月经过少，影响怀孕的天敌 ……………… 058

月经过多，令人恐慌的烦恼 ………………… 060

月经推迟，都是卵子惹的"祸" …………… 062

痛经，让人无法忍受的痛苦 ………………… 063

闭经，子宫悄悄"罢工"了 ………………… 066

◎ 备孕必读：治愈妇科炎症，避免感染宝宝 … 069

阴道炎，妨碍好孕的"闭门羹" …………… 069

外阴瘙痒，备孕时最容易忽视的病 ………… 071

盆腔炎，埋下不孕"祸根" ………………… 073

子宫颈炎，阻止幸福的"罪魁祸首" ……… 076

子宫肌瘤，引起早产、流产的原因 ………… 078

宫颈糜烂，女性的"红颜杀手" …………… 080

附件炎，输卵管和卵巢的炎症 ……………… 082

◎ 备孕必读：慢性病患者，怀孕需听从医生建议 … 085

心脏病患者，怀孕宜慎重 …………………… 085

高血压患者，谨慎对待怀孕 ………………… 086

糖尿病患者，受孕前须"过三关" ………… 088

肾病患者，怀孕需视病情而定 ……………… 089

乙肝患者，要做好孕期保健 ………………… 090

贫血患者，先调养再怀孕 …………………… 092

◎ 特别提醒：怀孕需谨慎 ………………… 095

人工流产术后至少半年再怀孕 ……………… 095

剖宫产后要相隔 2 年再怀孕 ………………… 096

宫外孕治愈半年后可受孕 …………………… 097

女性摘掉避孕环不宜立即怀孕 ……………… 098

高龄女性要孩子别"等等再说" …………… 098

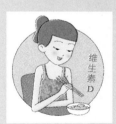

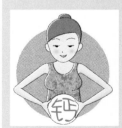

Contents

# Contents

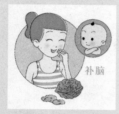

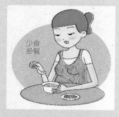

夫妻血型不合要谨慎怀孕 ……………………………… 099

## 第三章　孕前6个月：建立适合怀孕的生活方式

◎ 备孕必读：做好饮食调整助"孕"力 …… 102

自测，缺乏营养要及时补 ……………………… 102

孕前加强营养有原则 ……………………………… 103

改掉不吃早餐的习惯 ……………………………… 105

不要常吃精米精面 ………………………………… 106

巧吃妙喝，孕前要排毒 …………………………… 107

贫血女性的饮食 …………………………………… 108

素食型女性的饮食 ………………………………… 110

肥胖型女性的饮食 ………………………………… 112

本月营养食谱推荐 ………………………………… 113

◎ 备孕必读：养成良好习惯，消除健康

隐患 ………………………………………………… 115

停服避孕药，改用避孕套避孕 ………………… 115

将体重调整到理想状态 …………………………… 116

谨慎使用家用清洁剂 ……………………………… 117

选用阴部护理液要谨慎 …………………………… 118

尽早戒烟禁酒 ……………………………………… 119

远离猫狗等宠物 …………………………………… 121

应学会缓解工作压力 ……………………………… 123

良好习惯助你远离便秘 …………………………… 124

◎ 备孕必读：孕前要常做运动 ………………… 126

孕前运动男女有别 ………………………………… 126

夫妻孕前运动注意事项 ……………………… 127

女性经期健身注意事项 ……………………… 129

前列腺患者运动注意事项 …………………… 130

孕前要常做养肾操 …………………………… 130

◎ 特别提醒：避免意外妊娠要讲究方法 …… 133

根据自身情况选择避孕方法 ………………… 133

孕前不宜采用的 3 种避孕方法 …………… 134

避孕套的使用及异常情况处理 ……………… 135

## 第四章 孕前 5 个月：生活规律助好"孕"

◎ 备孕必读：做好饮食调整助"孕"力 …… 138

夫妻偏食要不得 ……………………………… 138

盲目进补不可取 ……………………………… 139

营养全面，调整偏食 ………………………… 140

节食会造成卵子活力下降 …………………… 143

谨防过量服用维生素 ………………………… 144

谨防"祸从口入" …………………………… 145

谨遵饮水之道胜过吃良药 …………………… 147

本月营养食谱推荐 …………………………… 149

◎ 备孕必读：养成良好习惯，消除健康

　隐患 ………………………………………… 151

女性孕前忌染发、烫发 ……………………… 151

孕前浓妆艳抹不相宜 ………………………… 152

不要再美化指甲 ……………………………… 153

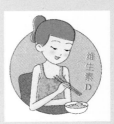

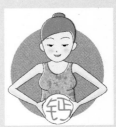

Contents

# Contents

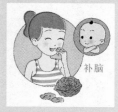

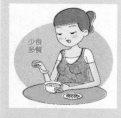

少用湿纸巾擦拭私密地带 …………………… 154

卫生护垫会埋下健康隐患 …………………… 155

"好朋友"来临要做好几件事 ………………… 156

丈夫要经常清洗自己的"下身" ……………… 157

◎ 备孕必读：孕前要常做运动 ……………… 159

常慢跑有助好"孕" ………………………… 159

常做有助保持乳房健美的运动 ……………… 161

常做加强腹部肌肉的锻炼 …………………… 163

◎ 特别提醒：树立提前防护的意识 ………… 166

提前去医院做一次口腔检查 ………………… 166

呵护生殖系统，让孕育通畅 ………………… 168

远离新房，降低畸形发病率 ………………… 170

远离噪声环境，谨防胎儿致畸 ……………… 171

远离辐射，9 种常见辐射物的防护方法 …… 172

远离医务污染和化工物质 …………………… 176

警惕妇科病伤及好"孕" …………………… 176

妻子应暂离一些工作岗位 …………………… 177

## 第五章　孕前 4 个月：继续打造孕前好体质

◎ 备孕必读：做好饮食调整助"孕"力 …… 180

棉籽油，妻子孕前不宜食用 ………………… 180

可乐型饮料，夫妻不宜饮用 ………………… 180

改掉喝啤酒的习惯 …………………………… 181

多吃对性功能有益的食物 …………………… 182

妻子经期饮食注意 …………………………… 184

本月营养食谱推荐 …………………………… 186

◎ 备孕必读：养成良好习惯，消除健康
隐患 ………………………………………… 188

热水澡，夫妻房事前后莫洗 ………………… 188

发胶，丈夫要少用 …………………………… 189

丈夫不要再留胡须 …………………………… 190

丈夫不要再穿紧身裤 ………………………… 190

妻子常穿紧身衣对孕育不利 ………………… 191

性感的丁字裤，妻子要远离 ………………… 192

◎ 备孕必读：孕前要常做运动 …………… 193

强肾，常做瑜伽眼镜蛇式 …………………… 193

缓解压力，常做双腿背部伸展式 …………… 194

缓解疲劳，常练瑜伽三角伸展式 …………… 195

瑜伽脊背伸展式，增强身体柔韧性 ………… 195

◎ 特别提醒：生活中学会呵护自己 ……… 196

远离杀虫剂 …………………………………… 196

妻子要呵护好自己的乳房 …………………… 197

孕前生活要遵循"四不等"原则 …………… 198

孕前男女最好都不要熬夜 …………………… 199

娱乐要有度，切忌太贪玩 …………………… 200

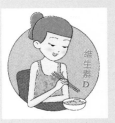

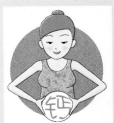

第六章 孕前 3 个月：备孕进入关键期

◎ 备孕必读：做好饮食调整助"孕"力 …… 204

孕前女性补充叶酸是关键 …………………… 204

Contents

# Contents

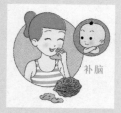

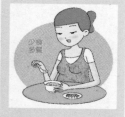

常吃补充叶酸的食物 …………………… 205

多吃能提高精子质量的食物 …………… 207

孕前丈夫也需要补充叶酸 ……………… 208

哪些女性孕前需要重点补充叶酸 ……… 209

本月营养食谱推荐 ……………………… 210

◎ 备孕必读：养成良好习惯，消除健康
隐患 …………………………………… 212

服药、停药谨遵医嘱 …………………… 212

孕前创造一个安全的居住环境 ………… 215

别忽视办公室中的健康隐患 …………… 216

电脑族注意补水，预防皮肤干燥 ……… 218

职业女性孕前忌久坐、久站 …………… 219

合理安排时间，别把工作带回家 ……… 221

上下班路上的注意事项 ………………… 222

改正办公室内的不良习惯 ……………… 223

◎ 备孕必读：孕前要常做运动 ………… 225

瑜伽对生殖系统有保护作用 …………… 225

瑜伽卧蝶式，滋养卵巢 ………………… 226

瑜伽坐角式，有利于提高性功能 ……… 226

瑜伽桥式，有利于生殖系统健康 ……… 228

瑜伽吉祥式，保"性"助"孕" ………… 229

◎ 特别提醒：未来的准爸爸要注意几点 … 231

男人要警惕高温影响孕育 ……………… 231

热水浴、蒸桑拿，丈夫忌过分频洗 …… 232

丈夫忌趴着睡，易伤"精" ……………… 232

自行车，丈夫忌长时间骑 ·············· 233

丈夫不要长时间开车 ················· 234

丈夫不要将手机放入裤袋里 ············· 234

夫妻性生活持续时间不宜过长 ··········· 235

## 第七章 孕前 2 个月：备孕进入倒计时

◎ 备孕必读：做好饮食调整助"孕"力 ······ 238

远离松花蛋等含铅食物 ··············· 238

5 类食物孕前少吃为妙 ··············· 239

吃盐不可过量 ···················· 240

孕前必补的微量元素 ················ 241

常吃一些没有污染的野味 ············· 243

一日三餐要有讲究 ················· 244

教你 6 种方法，剔除蔬果残留农药 ········· 245

本月营养食谱推荐 ················· 247

◎ 备孕必读：养成良好习惯，消除健康
隐患 ······················ 249

孕育健康宝宝远离露脐装 ············· 249

洗衣机不要"混洗"衣物 ············· 250

女性平时少洗冷水浴 ··············· 251

女性要停止使用香水 ··············· 252

丈夫久坐对孕育不利 ··············· 252

有些植物不能放于居室内 ············· 253

◎ 备孕必读：孕前要常做运动 ·········· 255

天天散步，不用进药铺 ············· 255

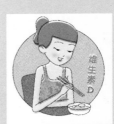

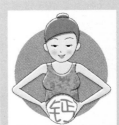

Contents

Contents

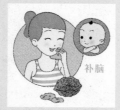

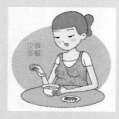

常走猫步，有助于生殖健康 …………………… 257

坚持跳绳，练就健康体态 …………………… 258

常练贴墙功，快速提高肾功能 …………………… 258

常练排毒操，有助于肠胃蠕动 …………………… 259

◎ 特别提醒：受孕条件有禁忌 …………………… 261

新婚蜜月不宜受孕 …………………………… 261

夫妻情绪压抑时不宜受孕 …………………… 262

旅行途中不宜受孕 …………………………… 263

炎热和严寒季节不宜受孕 …………………… 264

身体疲劳时不要受孕 ………………………… 264

醉酒时不宜受孕 ……………………………… 265

孕前忌接受 X 线检查 ………………………… 266

两种意外怀孕应提前终止 …………………… 266

第八章　孕前 1 个月：以最佳状态迎接受孕

◎ 备孕必读：做好饮食调整助"孕"力 …… 268

有些食物女性孕前不宜多吃 …………………… 268

过量服用叶酸制剂危害多 …………………… 269

孕前缺钙要及时补充 ………………………… 270

远离快餐助力好"孕" ………………………… 271

食物过敏祸及好"孕" ………………………… 272

本月营养食谱推荐 …………………………… 273

◎ 备孕必读：养成良好习惯，消除健康

隐患 …………………………………………… 275

提高睡眠质量，调节不良情绪 …………………… 275

日出而作，尽量少熬夜 …………………… 277

妻子要提前换掉高跟鞋 …………………… 278

小夫妻切莫长期赖床贪睡 ………………… 279

夫妻没事少逛大商场 ……………………… 280

◎ 备孕必读：为好"孕"到来做好准备 …… 282

调节不良情绪，赢得最棒一胎 …………… 282

考虑自己的经济能力，做好开支预算 …… 284

挑选合适孕妇装，为孕期做准备 ………… 285

提前准备好孕期所需小物件 ……………… 286

◎ 备孕必读：受孕进行时 ………………… 289

受孕，夫妻必备 5 个条件 ………………… 289

和谐性生活提高受孕概率 ………………… 291

创造浪漫温馨的受孕环境 ………………… 292

排卵前 1 周受孕概率最高 ………………… 293

有利于受孕的两大性爱姿势 ……………… 293

选择适当的性生活频率 …………………… 294

让音乐增加受孕"性趣" …………………… 295

把握易受孕的黄金时刻 …………………… 296

按摩穴位，提高夫妻生活质量 …………… 297

重视清洁卫生，实现优生优育 …………… 298

经期"行房"影响怀孕 ……………………… 299

◎ 特别提醒：做好孕前心理调适 ………… 301

泰然处之，生育无须压力 ………………… 301

怀孕是一种自然功能 ……………………… 302

切忌精神上过于抑郁 ……………………… 302

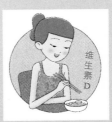

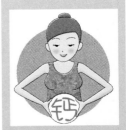

Contents

# Contents

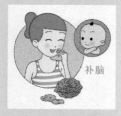

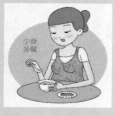

## 第九章　了解孕期常识：做好孕期保健

◎ 备孕必读：怀孕征兆与确定怀孕 …………… 306

妊娠呕吐 ………………………………… 306

月经停止 ………………………………… 307

乳房变化 ………………………………… 307

情绪不稳 ………………………………… 307

尿频和排尿不尽 ………………………… 309

基础体温升高 …………………………… 309

全身无力、嗜睡 ………………………… 309

医院检测确定是否妊娠 ………………… 310

◎ 备孕必读：孕期母子变化 ………………… 312

准妈妈胎宝宝孕 1 月变化 ……………… 312

准妈妈胎宝宝孕 2 月变化 ……………… 314

准妈妈胎宝宝孕 3 月变化 ……………… 316

准妈妈胎宝宝孕 4 月变化 ……………… 319

准妈妈胎宝宝孕 5 月变化 ……………… 322

准妈妈胎宝宝孕 6 月变化 ……………… 325

准妈妈胎宝宝孕 7 月变化 ……………… 327

准妈妈胎宝宝孕 8 月变化 ……………… 330

准妈妈胎宝宝孕 9 月变化 ……………… 333

准妈妈胎宝宝孕 10 月变化 …………… 335

◎ 备孕必读：了解孕期困惑 ………………… 339

如何推算宝宝的预产期 ………………… 339

孕期还能过性生活吗 ……………………… 341

胎动什么时候出现 ………………………… 343

孕期能做运动吗 …………………………… 345

孕期开车要注意什么 ……………………… 346

什么时候去医院待产最佳 ………………… 349

剖宫产好还是自然分娩好 ………………… 350

生孩子真如电视中表演的那么疼吗 ……… 352

◎ 备孕必读：孕期饮食要点 …………… 354

孕初不忘继续补充叶酸 …………………… 354

平衡膳食是健康优生的保证 ……………… 355

孕期饮食清淡养胃更给力 ………………… 356

孕初没胃口不必拘泥于一日三餐 ………… 357

准妈妈补钙切莫一"钙"而论 …………… 358

产前要吃些有利于分娩的食物 …………… 359

当心进补造成先兆流产 …………………… 360

当心 9 种食物带来麻烦 …………………… 361

◎ 备孕必读：孕期护理要点 …………… 363

最常规的产前检查项目 …………………… 363

尽量不用或少用药物 ……………………… 364

孕早期谨防流产悄然而至 ………………… 364

准妈妈孕期莫轻易拔牙 …………………… 366

准妈妈坐立行走有讲究 …………………… 366

准妈妈穿衣忌过紧过小 …………………… 368

妊娠中期宜采取左侧卧位 ………………… 368

孕晚期最好不要远行 ……………………… 370

电脑族准妈妈巧选防辐射服 ……………… 370

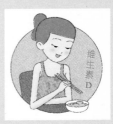

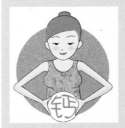

Contents

# Contents

孕晚期要做好充分的产前准备 ……………… 372

◎ 备孕必读：掌握胎教知识，为孕期做准备 … 373

孕前要做好胎教准备 …………………… 373

制订一份胎教计划 ……………………… 374

了解胎教的方法 ………………………… 375

准爸爸在胎教中的作用 ………………… 378

养成写胎教日记的习惯 ………………… 379

◎ 特别提醒：孕期常会出现的异常情况 …… 381

妊娠剧吐，孕早期最易出现 …………… 381

小腿抽筋，孕中晚期可能出现 ………… 382

便秘，孕中晚期要注意预防 …………… 383

水肿，孕晚期要注意防治 ……………… 385

妊娠贫血，孕期全程都须防护 ………… 386

早产，孕晚期做好急救准备 …………… 386

晚产，过了预产期冷静应对很关键 …… 388

附录1　学会测体温，助你好"孕" …… 390

附录2　强化"孕"力的代表食物 ……… 397

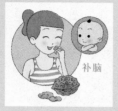

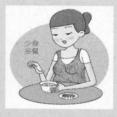

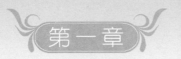

## 第一章

# 有备而孕，好"孕"
# 才会跟着来

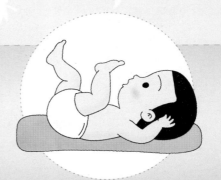

孕育是人生大事，需要夫妻双方共同努力，任何一方出了差错，都会影响宝宝的未来。对于所有年轻夫妻来说，孕育一个健康、聪明的宝宝是他们最大的心愿。但是往往事与愿违，总会出现意外妊娠等这样或那样的烦恼。别着急，孕育宝宝前夫妻首先要做的就是学习必要的生理知识，这样才能避免生育中的误区、危害，为孕育健康宝宝打下坚实的基础。

# 备孕必读：

# 了解你的身体密码

 **了解女性生殖系统助好"孕"**

女性的生殖系统是孕育宝宝的摇篮，要想顺利迎接好"孕"的到来，了解女性生殖系统的构造及作用是非常必要的，这不仅能提高受孕率，而且对优生优育与自我健康也有重要意义。

阴道：弱酸性的细菌环境

大多数女性可能都保持着每日清洗会阴部的习惯，这个习惯是非常好的。阴道是孕育宝宝的通道，其内部有许多类型的健康细菌存活，并形成一个生态系统。在众多细菌中有一种细菌称为嗜酸菌，嗜

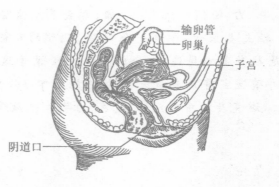

输卵管
卵巢
子宫
阴道口

酸菌和其他正常细菌使阴道保持弱酸性（$4 \leqslant pH$ 值$< 7$），正常情况下，嗜酸菌群能有效抑制其他有害菌进入体内或在内部过快生长，这就是阴道的自洁功能。但一些女性过于讲卫生，经常进行阴道冲洗，这样就会使阴道内异常细菌过度增长，引发阴道发炎、增生等

病症，增大盆腔炎、流产、异位受孕的可能性，使受孕速度减缓，影响好"孕"来临。因此，切忌经常进行人工冲洗阴道，每日只需用温水清洁外阴部即可。

### 输卵管：输送受精卵的通道

输卵管为一对细长而弯曲的管，位于子宫阔韧带的上缘，内侧与宫角相连通，外端游离，与卵巢接近，全长为 8～15 厘米。输卵管从子宫通向卵巢，但输卵管可不只是让精子方便到达卵巢的简单通道。在其顶端还带有手指样的突出部分，从卵巢的表面横向伸出，它们能抓住卵子，然后带进输卵管里。当卵子进入输卵管后，内部的纤毛组织会沿着输卵管的内壁扫动卵子，使其顺利进入子宫与精子会合，卵子受精后可植入子宫壁，开始孕育。

### 卵巢：存放卵子的仓库

每个女性都有两个卵巢，其位置在子宫后外侧，与输卵管邻近，它是腺体，可分泌雌激素和孕激素。卵巢内存有卵子，卵子的质量与女性的年龄有很大关系，随着年龄增长，卵子的功能也会逐渐发生改变，一般女性年龄越大，卵子的质量越差，这也是许多高龄女性发生不孕不育症及流产的主要原因。女性生殖系统与男性生殖系统不一样，卵子没有再生替换的功能，一般女性开始行经时约有 40 万枚卵子，到女性进行绝经期后，卵巢会逐渐退化，卵子也全部消失。因此，要好"孕"需趁早。

### 子宫：孕育胎宝宝的摇篮

子宫是受精卵培养和成长的重要器官。正常情况下，子宫位于骨盆中央处于前倾位，子宫颈向下向后，这样有利于婚配后孕卵早早发育成胎儿。夫妻同房后，由于精液积聚阴道后穹窿，这样向下的子宫颈被浸泡在精液内，有利于精子向子宫腔内移动，有利于受孕。子宫位置不正的人，平时可用短扫帚扫地，腿要直，弯腰，这样坚持 15 分钟，待子宫正位后，再坚持半月以巩固疗效。睡眠时，

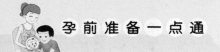

采取侧卧、俯卧，忌仰卧。有条件的可以遵医嘱服用一些中药汤剂，效果更好，可取黄芪、杜仲、巴戟天、党参、菟丝子各 8 克，水煎后，饮服。

 ## 关注月经周期， 为孕育做准备

女性进入青春期后（13 岁左右），月经开始来潮，到 49 岁左右自行闭止，历时 35 年左右。除去妊娠和哺乳期以外，通常月经每个月来报到一次。

月经是衡量女性是否怀孕的重要指标之一。因此关注月经周期，对孕育是非常有帮助的。一般女性从十几岁开始，卵巢发育成熟，每个月排出一枚健康的卵子。当卵子排出时，子宫内膜也悄悄地为怀孕做着准备，它慢慢地增生、变厚，这期间血管也一同生长，这时的子宫表面又松软又舒适，为受精卵创造了一个适宜的、能够安家的温床。卵子可以存活 24 小时，在这段时间里，如果精子和卵子能够相遇，就形成受精卵，它们来到子宫里定居，这就是通常所说的怀孕过程。

如果没有怀孕，子宫里增生的内膜便成了无用之物，于是就会萎缩、脱落。脱落时，里面的毛细血管会破裂，血液与脱落的内膜碎片一同从阴道排出，这样就形成月经。月经结束后，经过大约 10 天的休整，卵子再度排出，又一个生育周期开始……

处于生育期的女性，如果没有怀孕，每个月都应该有一次月经来临。但有时它也会像个淘气的孩子一样让人捉摸不定，有时候先期而至，有时又迟迟不露面；多时如潮水汹涌，少时如细雨缠绵。有的女性朋友甚至担心怀孕了，还专门去药店买早孕试纸进行测试。其实，女性的月经周期是非常独特的身体信号，通过它你可以确定自己体内的内分泌系统是否一切正常。所以，女性朋友应该养成自我监测生理周期变化的习惯，尤其要关注异常现象，因为这些现象很可能是身体健康拉起了警报。那么，怎样自我检测月经是否正常呢？

妇科疾病专家认为，月经应该有正常的周期、经期、经量、经色和经质。

### 周期

来月经的第1天为月经周期的开始；两次月经的间隔时间称为月经周期。月经周期的计算应包括月经来潮的时间。有些女性只计算月经干净到下一次来月经的时间，这样就把月经周期缩短了。

通常从经血来潮第1天算起，两次月经相隔时间为周期，一般为28天，偶尔提前或延后时间不超过7天者仍可视为正常，故正常的月经周期不应少于21天，也不能超过35天。如果每半个月左右就来一次，或拖到40多天才来一次，那就属于不正常了。月经周期过短的原因多是子宫发生病变，如子宫颈炎、子宫肌瘤等；月经周期过长的主要原因可能是排卵异常。

**专家小贴士**

到妇产科就诊时，医生常常要问及末次月经的时间，末次月经的时间是指距就诊日最近的一次月经来潮时间，也应从出血第1天算起。但应注意，末次月经指的是与通常一样的行经时间及出血量，不要将阴道不正常出血误认为是月经。

### 经期

经期是指经血来潮的持续时间，正常者应为3～7天，一般为4～5天。如果超过7天就有可能不正常了。通常不正常的原因有很多，如由功能性子宫出血、子宫肌瘤、盆腔炎、子宫内膜炎、子宫内膜息肉、子宫肌炎等病症引起。此外，经期由于盆腔瘀血及子宫流血量增多，可能有下腹及腰背下坠的感觉，待月经排出后，这种症状将会减轻。但如果症状较明显，如痛经、经前浮肿、行经期间情绪异常等，均属病态，应及时就医。

经量

经量是指经期排出的血量，一般总量为 50～80 毫升。由于个人的体质、年龄、气候和生活条件的不同，经量有时略有增减，均属正常范畴。如果每次月经连一包卫生巾都用不完，则属经血过少，应引起注意。经血过少有可能是情绪不稳定或营养不良造成的，也有可能是口服避孕药引起的，还有可能是子宫内膜结核等疾 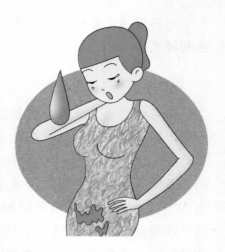 病引发的；如果每 1～2 个小时就需要更换一次卫生巾或卫生棉条，那么你就要注意了，这说明经血太多了。引起经血过多的原因很多，有可能是子宫肌瘤引起的，也有可能是内分泌失调造成的。

经色、经质

经色是指月经血的颜色，正常经血一般为红色稍暗，开始色较浅，以后逐渐加深，最后又转为淡红色而干净。经质是指月经的性状。正常月经，一般不稀、不稠、不凝结，无明显血块，无特殊气味。中医学认为，如果经色淡红质稀，多为血少不荣，属血虚证；经色深红质稠，为血热内炽，属实热证；经色紫暗有块，为寒凝血滞，属实寒证；经色暗红有块，则属血瘀证。

此外，痛经也是困扰许多女性的问题，那种疼痛难耐的滋味是男士们无法体会的。如果你的痛经到了不能忍受的地步，并且药物也起不了任何作用的时候，就要引起重视了，这有可能是子宫肌瘤、盆腔炎、子宫内膜异位症、子宫内膜炎等疾病引起的，这时就要及时去正规的妇科医院就诊。

 预防卵巢早衰，需早做打算

女性青春期发育后，若在 40 岁前发生闭经、卵巢萎缩、体内雌激素水平低落、促性腺激素水平高达绝经期水平的现象，就被称为卵巢早衰。

男人之所以称之为男人，因为他有睾丸，会分泌雄性激素，有产生精子的能力，有男性化的外表。而女人之所以称之为女人，关键是她有卵巢，会分泌女性激素（雌激素和孕激素）以及少量的雄激素，会排出卵子，能孕育新生命。所以作为女性，从种族繁衍的意义来讲，最重要的器官莫过于卵巢。卵巢早衰预示着女性会逐渐老去，各项机能逐渐退化，女性将失去孕育生命的能力。因此，为了能有最佳"孕"力，女性应提早注意卵巢的保养。

## 自查自检

一般来说，卵巢早衰不会突然发病，发病之初会出现脸色泛黄、体态臃肿、阴道发干，并伴有内分泌失调、雌性激素分泌不足、月经不调、性欲减退等现象。此外，常伴有不同程度的骨质疏松症状，多由于雌性激素下降而引起骨痛、驼背、身高变矮。严重者会伴有类似更年期症状，平素易心烦气躁、潮热汗出、胸闷心悸等。因此，女性在日常生活中，要学会自查自检，如果有一些类似症状，最好能去医院做一下体检。

### 专家小贴士

不要只凭个人的感觉就断定自己是卵巢早衰了，即使有了一些症状，大可不必紧张过度，一定要进行相关的医学检查后才能确诊。

## 食疗食补

食物是提供人体能量、防治疾病的良药，女性在孕前不妨多吃一些银耳、大豆、红枣、黑米、红豆、核桃、菠菜、胡萝卜、西蓝花、南瓜、番薯、燕麦等，这对缓解卵巢早衰症状都是非常有好处的。

### 调节情绪，放慢工作、生活的节奏

快节奏的工作生活，很容易让女性疏忽对身体的关爱，加之工作、生活中的不良情绪，更容易让女性生气、郁闷，这些不良情绪会因此而积聚在体内，久而久之便会影响身体健康。因此，女性应放慢工作、生活的节奏，疏泄心中的不愉快，要知道心情愉悦你的受孕概率才更大。

### 参加体育锻炼，增强体质

运动有利于促进新陈代谢及血液循环，延缓器官衰老，女性在孕前应尽量选择适合自己的运动方式，每天坚持，持之以恒，不仅可以保养卵巢，对积蓄孕力也是非常有帮助的。

### 改良避孕方法，减少人工流产

一些女性错误地认为，"人流"是小事情。实际上，肉体的创伤很快能修复，但人体的内分泌变化可不是一天两天就能恢复的。如果反复多次人流，经常扰乱内分泌，会造成体内看不见的损伤，渐渐使卵巢失去功能，造成卵巢早衰。

 ## 了解影响精子质量的因素

多数人都知道，女性能否成功怀孕，是受男性的精子质量和数量影响。因此，孕前不仅女性要积极储备孕力，男性也要多注意身体，要知道有些因素会影响精子质量和数量，下面让我们了解一下。

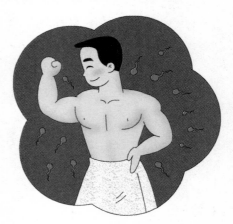

### 性生活的频率

性生活对男性的影响较深。过

频，会造成体力上的较大消耗，久之，必然造成体质状况的低下，精子的质量也会跟着下降；相反，禁欲时间太长，易产生负面情绪，引发性功能障碍，同样会影响精子的质量。因此，建议夫妻性生活要把握好度。

### 烟、酒影响大

香烟中的尼古丁能杀伤精子，而酗酒则可能会导致男性生殖腺功能降低，使精子中染色体异常。

### 噪声

现代城市生活中，噪声对健康的影响较为突出。噪声会使人体内分泌紊乱，导致精液和精子异常。长时间的噪声污染可能引起男性不育；对女性而言，则易导致流产或胎儿畸形。

### 汽车尾气

汽车尾气中含有大量有害物质，最严重的是，汽车尾气中的二噁英是极强的环境内分泌干扰物质，可使男性的睾丸形态发生改变，精子数量减少，生精能力降低。

### 高温

"低温环境"是精子的最佳孕育空间。高温会对睾丸产生损害，但是究竟多高的温度和在这种温度下暴露的时间多长，才会对睾丸产生影响，目前在学术界仍有争论。在现实生活中，男性应尽量避免在高温环境中停留过长时间，如洗桑拿浴和用热水泡澡等。

### 药物

药物对男性生育能力的影响与药物和种类、剂量、疗程、患者的年龄等因素有关。一般使用药物的剂量越大、疗程越长、患者的年龄越小，对生育功能的损害越严重。

药物中的镇静剂、安眠药、抗癌药物、化学药物中的白消安、激素类药、性保健品等药物会损害男性性腺功能，造成精子数量和质量下降，或通过影响性腺的内分泌功能，导致性功能障碍。

### 辐射

辐射可引起男性睾丸组织结构的改变，增加精子的畸形率，降低精子数量、密度。日常生活中，辐射源很多，如微波炉、电脑、电视机、空调、手机等，都会产生辐射。因此，男性平时应尽量减少与辐射源的接触，但也不必过度紧张。

##  精液透露的生理健康信息

孕育健康的宝宝需要夫妻双方同时努力，所以在关注女性健康的同时，千万别忘了未来准爸爸的身体健康也很重要。

在医学中，白带被称为女性健康的晴雨表，同样男性的精液也透露着健康的信息。精液由精子和精浆组成，其中精子占 5% 左右，其余为精浆。精浆除了含有水、果糖、蛋白质和脂肪外，还含有多种酶类和无机盐。要想知道精液是否正常，一般可通过精液的颜色、射精量两方面来了解。

### 颜色

一般正常的精液呈乳白色或淡黄色，若呈淡黄色可能是因为较长时间没有射精，因而颜色稍有变化且较黏稠，属于正常现象。

如果男性生殖道有炎症时，精液会呈黄色，在显微镜下可看到大量脓球，很可能是前列腺和精囊的化脓性感染所引起的。如果精液呈红色或淡红色，有时还会出现棕红色或酱油色，且在显微镜下可见到大量红细胞，这是通常称的"血精"。而某些男性是在某次射精后才发现精液变成粉红色，或者混有血丝。这种症状多数由精囊炎或前列腺所致。

在得知自己患病后，首先要镇定不必过于惊慌，一定要去正规的大医院先检查，对症治疗，精液的颜色就会恢复正常。

专家小贴士

久别重逢的夫妻有时会因兴奋，让往日储存在精囊中不断增多的分泌液一泄而空，把精囊的压力一下降到最低，使得毛细血管破裂出血，这种情况只要稍作休整便会自行愈合，不必担忧。

### 射精量

精浆是精子活动的介质，并可中和女性阴道内的酸性分泌物，以免影响精子活力。有生育力的正常男性一次射精量为 2～6 毫升，一次射精量与射精频度呈负相关。若有短时间禁欲，射精量可随之增高。

精液量增多与减少都会影响生育。精液量少，不利于精子通过阴道进入子宫和输卵管，影响受精。精液量过多，精子则可能被稀释，同样也会影响受孕。因此，若禁欲 5～7 天射精量仍少于 2 毫升，或一次射精量超过 8 毫升，都属于异常情况，需及时去医院就诊。当得知患病后，要积极配合医生治疗，要知道只有健康的精子与卵子结合，未来的宝宝才更健康。

# 备孕必读：

# 了解遗传与优生

 **了解遗传的奥秘**

俗话说"桂实生桂，桐实生桐"，子女身体上的许多性状都是由父母遗传而来的。遗传就是经由染色体上的基因传递信息，使后代获得亲代的特征。那么，究竟什么是染色体呢？

染色体存在于人体细胞的细胞核内，即使在放大数十万倍的电子显微镜下也难以看见，当细胞进行有丝分裂的时候，通过某种特定的染色，才能使它们着色从而观察到。人类染色体形态、数目、大小恒定，而且其形象和它的遗传前代几乎完全相同，之所以子女的相貌、行为甚至喜好常常酷像父母，都是因为染色体的存在。但也有出差错的时候，遗传在某些方面会产生变异，正如"一母生九子，连母十个样"。

人体细胞的遗传信息几乎全部都编码在组成染色体的 DNA 分子长链上。DNA 分子是由两条多核苷酸链依靠核苷酸碱基之间的氢键相连接而成的双螺旋结构。在这条长链上，每 3 个相邻的核苷酸碱基组成的特定顺序，即代表一种氨基酸，亦即是 DNA 分子储存的遗传信息。

染色体是 DNA 的载体，染色体的准确数目是 46 条，即 23 对。其中 44 条（22 对）为常染色体，男女都一样，另外 2 条为性染色体，男性为一条 X 和一条 Y 染色体，女性为两条 X 染色体。

当精子和卵子结合成受精卵时，两个配子的基因组相融合，并由来自男性的性染色体来决定胎儿的性别。

**生男生女图解**

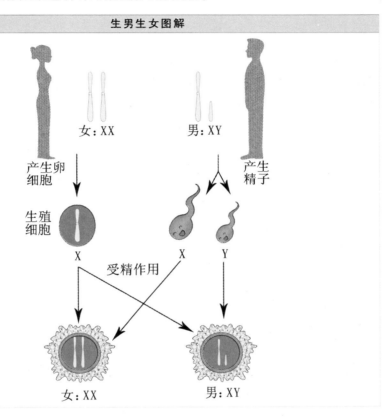

专家小贴士

遗传基因是否正常、健全，是下一代人的身心能否健康发展的先天物质条件。但随着遗传科学的发展，人们开始认识到人体的性状特征完全由遗传基因决定的还是少数。如血型和指纹，在胎儿期一经形成便不能改变。而绝大多数正常和异常的性状，却是遗传和环境相互作用的结果。因此，重视环境因素的影响，利用好的环境因素弥补遗传缺陷，或预防不良环境因素造成遗传缺陷等，都是准备做父母的双方需重视的问题。

在子代细胞的染色体中，一半来自父亲，一半来自母亲，子女携带了父母双方的遗传信息，逐渐成长发育，直至孩子出生，长大成人，再次生成精子或卵子时，染色体仍然对半减少，如此循环往复，将父母的各种特征一代又一代地传递下去。

## 孩子外貌特征的遗传规律

许多人总是在不经意间发现原来宝宝和自己有那么多的相似之处，它们或大或小，或多或少。身材高矮、体形胖瘦、肤色深浅、眼睛大小……爸爸妈妈的基因就像快乐的小密码，留在宝宝的身体和一生的成长中。那么，从遗传学的角度来讲，父母会把自己的哪些"优点"传给自己的孩子呢？

### 绝对遗传

眼睛：父母的眼睛性状对孩子的影响显而易见。对于孩子来讲，眼形、眼睛的大小是遗传自父母的，而且大眼睛相对小眼睛而言是显性遗传，只要父母双方有一个人是大眼睛，生大眼睛孩子的可能性就会大一些；再说双眼皮，一般来讲，单眼皮与双眼皮的人结婚，孩子极有可能是双眼皮。所以，一些孩子出生时是单眼皮，成年后又会"补"上像父亲或母亲那样的双眼皮。但如果父母都是单眼皮，一般孩子也会是

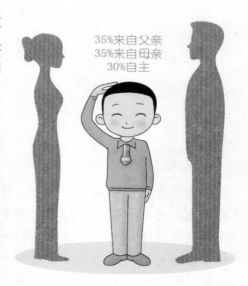

35%来自父亲
35%来自母亲
30%自主

单眼皮。另外，长睫毛也是显性遗传，父母双方只要有一个人拥有

动人的长睫毛，孩子遗传长睫毛的可能性就非常大。

下颌：是不容"商量"的显性遗传，像得让你无可奈何。比如只要父母任何一方有突出的大下巴，子女们常毫无例外地长着类似的下巴，像得有些离奇。

肤色：让人别无选择。它总是遵循父母中和色的自然法则。比如，父母皮肤较黑，绝不会有白嫩肌肤的子女；若一方白、一方黑，那么在胚胎时"平均"后大部分会给子女一个不白不黑的"中性"肤色，但也有偏向一方的情况发生。

### 有半数以上概率的遗传

肥胖：父母双方肥胖会使子女有 53％ 的机会成为大胖子。如果父母有一方肥胖，孩子肥胖的概率便下降到 40％。这说明，胖与不胖，大约有一半可以由人为因素决定。因此，父母完全可以通过合理饮食、充分运动使子女体态匀称。

秃头：父亲是秃头，遗传给儿子的概率则有 50％，就连母亲的父亲，也会将自己秃头的 25％ 的概率留给外孙们。这种传男不传女的性别遗传倾向，让男士们无可奈何。

青春痘：这个让少男少女耿耿于怀的容颜症，居然也与遗传有关。父母双方若均患过青春痘，子女们的患病率将比无家族史者高出 20 倍。

### 概率不高的遗传

少白头：属于概率较低的隐性遗传，因此不必过分担心父母的少白头会在孩子的头顶上重现。

### 后天可塑的遗传

声音：通常男孩的声音大小、高低像父亲，女孩像母亲。但是，这种由父母生理解剖结构的遗传所导致的音质如果不美，多数可以通过后天的发音训练而改变，这使某些声音条件并不优越的人可以通过科学、刻苦的练习而圆一个拥有甜美嗓音的梦。

腿形：酷似父母的那双脂肪堆积的腿，完全可以通过充分的锻炼而塑造为修长健壮的腿。倒是那双腿若因遗传而显得过长或太短时，就无法再塑，只有听任自然了。

长寿：长寿不仅涉及多基因遗传，还受到饮食、运动和环境等的影响。长寿的遗传特征有两点：一是长寿可多代连续长寿，也可隔代长寿，或只是两代长寿；二是呈现母系遗传优势，即女性比男性长寿。

性格：孩子在性格上与父母具有相似性、继承性，不过也与后天的培养有关。

智力：智力与遗传有一定的关系。一般而言，父母智力高的，孩子的智力也较高，但是后天的教育、学习和营养等因素也有相当大的作用。只有先天和后天相结合，才能使孩子的智力得到最大限度的发展。

身高：父母的身高对孩子的身材有一定的影响，这是由遗传学规律所决定的。一般情况下，父母都高，生下的孩子就高；父母一个高，一个矮，孩子有可能高；但父母双方都矮，生出的孩子一般情况下不会高。不过也不尽然，这与后天的营养与锻炼也有很大的关系。

此外，很多健康状况，包括健康长寿基因或致病基因也会在下一代身体中遗传。不过，后天的身体锻炼、合理生活及医疗条件可以改变这种先天的状况。

## 了解双亲与子女的血型

血型是有遗传规律的，依照血型遗传规律，如果知道父母的血型，便可推算出子女可能是哪种血型。这在法医的亲权鉴定上，可提供某些参考价值。当然，目前最准确的方法是脱氧核糖核酸（DNA）检测。除此之外，血型对孕期输血或治疗血液性疾病也有重要意义。

| 婚配式 | 子女可能 | 子女不可能 |
| --- | --- | --- |
| O×O | O | A、B |
| AB×O | A、B | AB、O |
| AB×AB | A、B、AB | O |
| B×O | B、O | A、AB |
| B×AB | A、B、AB | O |
| B×B | B、O | A、AB |
| A×O | A、O | B、AB |
| A×AB | A、B、AB | O |
| A×B | A、B、O、AB | 无 |
| A×A | A、O | B、AB |

 ## 孩子的智力具有一定遗传性

一个人的智力、体质等多方面都与遗传有十分密切的关系。据科学家评估，遗传对智力的影响占50％～60％，通常情况下，父母智力高的，宝宝的智力也较高；父母智力一般，宝宝的智力也平常；父母智力有缺陷，也可能导致宝宝智力发育不良。有人长期研究过一群智商在140以上的孩子，从中发现这些孩子长大后一直保持优秀的才智，他们的孩子智商平均为128，远远超过一般孩子的水平。而那些精神缺陷者，他们的孩子当中有59％的人有精神缺陷或智力迟钝。而且，就遗传而言，妈妈的智力在遗传中占有更为重要的位置，一般妈妈聪慧，生下的孩子大多也聪慧。其原因就在于，人类与智力有关的基因主要集中在X染色体上。女性有2个X染色体，而男性只有1个。

虽然智力受遗传的影响较大，但智力遗传也存在变异，生活中我们经常能看到，有的父母智力都很好，但生下的孩子却是弱智，而有不少智力一般的父母，所生的孩子却相当聪慧。这些都说明智力遗传存在一定的变异性，因此不管父母的智商是高是低，都有可能生出高智商或低智商的孩子，但是别忘了智力高低不仅取决于遗传，后天的培养也是十分重要的。

另外，孩子的智力与环境也有很大的关系，通常环境对智力的影响约占 40%。因此，我们提倡早教。从胎儿开始，脑细胞发育的第一个高峰出现在 10～18 周，第二高峰出现在孩子出生后的 3～6 个月。如果期望孩子的智力发育良好，就要在第一高峰期即孕期注意摄取营养，在第二高峰期注意进行母乳喂养，这样就会使孩子的智力很好地发育。

由此可见，遗传是智力发展的基础，但后天的教育及环境是智力发展的必要条件，没有这一条，再好的遗传基础也不行。因此，要想使后代变得聪慧，就必须做好孕前准备，同时在优生和优育上下工夫，才能使孩子的智力得到充分发挥。

专家小贴士

在智力遗传中，不仅包括智商，还包括情商。所谓的情商，是指人的个性、脾气、处事能力、交际能力等方面。比如，有些孩子在处事能力、交际能力方面像妈妈，而另外一些方面，如个性、脾气与爸爸很相像。

 10 类人需做好优生咨询

事先了解你生畸形儿的可能性有多大，这就是我们通常所说的遗传咨询。遗传咨询的目的就是确定遗传病基因携带者，并对其生育患病后代的概率进行预测，明了应采取的预防措施，减少遗传病儿的出生，降低遗传病的发病率，提高人群遗传素质和人口质量，取得优生效果。每一对年轻夫妇，都想孕育一个健康聪明的宝宝。但孕育一个"高品质"的宝宝是需要夫妻双方共同谋划的，其中做好孕前遗传咨询就是一项十分关键的工作。

也许有些人认为自己身体十分健康，又没有遗传病家族史，去不去咨询无关紧要，这种想法是十分错误的。目前由于生存环境的污染，新的遗传病在不断产生，每年平均增加 100 种新发现的遗传病，因此建议每一对准备要孩子的夫妻都应该去正规的优生遗传咨询门诊进行咨询。有以下情况之一的夫妻应该重点进行遗传咨询检查：

**❶** 近亲结婚的夫妻。

**❷** 已生育过一个有遗传病或畸形儿的夫妻。

**❸** 夫妻一方患有遗传病，或者其中一方或双方有遗传病家族史者。

**❹** 35 岁以上的高龄女性。

**❺** 有习惯性流产史或不明原因死胎史者。

**❻** 接触致畸物质，如放射线、铅、磷、汞等有毒物或化学制剂者。

**❼** 怀孕早期患病毒、弓形虫感染，以及在孕期的较长时间里使用过不良药物者。

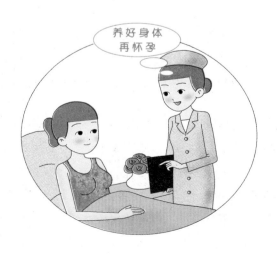

⑧ 先天智力低下的患者及其亲属。

⑨ 确诊为染色体平衡易位携带者，以及其他遗传病基因携带者。

⑩ 确诊为染色体畸变者的夫妇。

如果已有了要孩子的打算，你们就可以抽时间到妇产科医院进行孕前咨询。通过咨询，医师会收集到夫妇双方的病史资料，并结合体检资料，做出全面分析及判断，帮助你了解自己目前的身体状况，并进行预测。

## 6 类遗传病患者不宜生育

虽然在我国的现行法律中，还没有明确规定哪些遗传病不宜生育或限制生育，但按照优生学原则，患有下列遗传病的患者，所生子女发病风险大于 10％，在医学遗传学上属高发风险率，故不宜生育。

### 常染色体显性遗传病

患有常染色体显性遗传病的患者不宜生育，如骨骼发育不全、成骨不全、马方综合征、视网膜母细胞瘤、多发性家族性结肠息肉、黑色素斑、胃肠息肉瘤综合征、先天性肌强直、进行性肌营养不良等。这类遗传病的显性致病基因在常染色体上，患者的家族中，每一代都可能出现相同遗传病患者。且发病与性别无关，男女都可发病。患者与正常人婚配，所生子女的发病风险为 50％，故不宜生育。

### X 连锁显性遗传病

由于患者的显性致病基因在 X 染色体上，患者中女性多于男性。女性患者的后代，不论儿子还是女儿，均有 50％ 的发病风险成为相同病患者，故不宜生育。而男性患者的后代，女儿百分之百患病，儿子正常，因而可生育男孩子，限制女胎。

### X 连锁隐性遗传病

这类遗传病常见的有血友病 A、血友病 B 和进行性肌营养不良（假肥大型）等。由于隐性致病基因位于 X 染色体上，故患者多为男性。男性患者与正常女性结婚，所生男孩全部正常，但女儿均为隐性致病基因携带者。若女性携带者与正常男性结婚，所生子女中，儿子有 50％ 的风险成为患者，女儿全部正常，因此须限制男胎，只生女儿。

### 多基因遗传病

精神分裂症、躁狂抑郁性精神病、重症先天性心脏病和原发性癫痫等基因遗传病，发病机制复杂，遗传度较高，危害严重，患者不论男女，后代的发病风险大大超过 10％，均不宜生育。

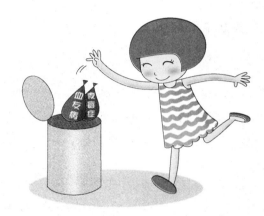

### 染色体病

先天愚型、杜氏综合征等染色体病患者，所生子女发病风险超过 50％，同源染色体易位携带者和复杂性染色体易位患者，其所生后代均为染色体病患者，故都不宜生育。

### 常染色体隐性遗传病

夫妇双方均患有相同的严重常染色体隐性遗传病，如先天性聋哑、苯丙酮尿症、白化病、半乳糖血症、肝豆状核变性等，不宜生育，因为其所生子女肯定为同病患者。

由于遗传病种类繁多、遗传方式多样，对后代的影响也不同，因此遗传病患者在考虑生育问题时，应该进行遗传咨询，在医生指导和帮助下，做出明智而理想的选择。

## 5 类父母易把不良基因遗传给宝宝

孩子是父母的希望，谁都希望自己的孩子健康快乐，如果孩子生下来就有一些遗传性疾病，不仅孩子会一生痛苦，孩子的爸爸妈妈及其他亲属也将痛苦不堪。下面介绍 5 类父母，有很大可能将自己的不良基因遗传给宝宝，要特别注意。怀孕前，最好能去医院做相关检查和咨询。

### 夫妻一方为平衡易位染色体的携带者

如果父母一方为平衡易位染色体的携带者，他们的子女中有 1/4 的概率将流产，1/4 的概率可能是易位型先天愚型，1/4 的概率可能是平衡易位染色体的携带者，只有 1/4 的概率可能是正常的孩子。

### 已经生过一个"先天愚型"患儿的母亲

已生过一个常染色体隐性代谢病患儿（如白化病、先天性聋哑、侏儒、苯丙酮尿症）的母亲，再次生育时，其第二个孩子为"先天愚型"患儿的概率为 3%，孩子的发病率为 25%。

### 年龄在 35 岁以上的高龄孕妇

有关资料证明，染色体偶然错误的概率越到生殖年龄后期越明显增高。因为女性一出生，卵巢里就储存了她这一生全部的卵细胞，当年龄较大时，卵子就相对老化了，生出染色体异常患儿的可能性也会相应增加。统计资料显示，此种可能性约为 4.5%。

### 有习惯性流产史的夫妻

统计资料告诉我们，习惯性流产女性的染色体异常的概率比常人高 12 倍。凡是胎儿有染色异常的，均易流产。

### 夫妻双方为高度近视者

近视有两种类型，一种是单纯近视，另一种是高度近视，它们的发生与遗传因素有一定的关系。低中度近视是指 600 度以下的近视，极为常见，其发生与遗传因素和环境因素均有关系，一般认为系多基因遗传。高度近视指 600 度以上的近视，夫妻双方如均为高度近视，其子女通常会发病。

# 备孕必读：
# 孕前准备要统筹安排

 为好"孕"做好心理准备

　　每个家庭要宝宝的动机都不一样，有的因为喜欢而要宝宝；也有的由于工作、学习、生活等诸多因素的影响，有些青年夫妇暂时没打算要孩子，但又未能有效地采取避孕措施，而是怀有侥幸心理。一旦怀孕，他们往往犹豫不决，"亦真亦幻难取舍"。这种矛盾的心理状态如不及时纠正，势必对胎宝宝产生消极的影响。

　　有些夫妇对怀孕持反对或排斥心理，甚至觉得怀孕改变了他们的生活，或因生活受限而痛苦不堪。一些女性得知怀孕后变得压抑，甚至想去做流产。显然，这种心理对胎宝宝的身心健康是十分不利的。此外，还有一些夫妇盼子心切，一心只想生男孩，从心理上不能接受女孩；或者是因为婚姻生活不幸福，想生个孩子来维系日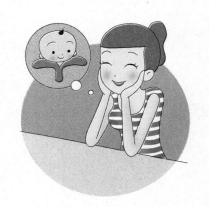渐分裂的婚姻，弥补精神上的空虚等。诸如此类的种种受孕心理都是不健康的，当然也就不能对胎宝宝在心理和生理上的健康成长起到积极作用。

因此，如果夫妻双方都决定要生一个宝宝，那么打造孕前和谐的夫妻关系就显得十分重要。夫妻双方应进行良好的沟通，多为对方着想，多考虑自己目前的生活状况以及夫妻双方的身体健康状况等。尤其是丈夫要更加体贴妻子、照顾妻子，为妻子创造一个愉快舒适的环境，让她有平和愉快的心态去迎接怀孕，并帮助妻子顺利度过孕期。生孩子是整个家庭的大事，因此需要夫妻双方都积极参与。

　　此外，从夫妻性生活上来讲，怀孕势必会影响夫妻性生活。虽然，在怀孕中期，不妨碍过性生活，但还是应该减少次数与强烈程度。怀孕后期，准妈妈体态改变较大，要避免撞击膨大的腹部；准妈妈外阴、阴道柔软充血易受伤，动作应轻柔些。预产期前1个月，子宫对外界的刺激较敏感，易导致早产、早破水和感染，应停止性生活。所以这些都是夫妻间备孕要考虑和计划的，特别是丈夫，心理上更要有所准备。

　　夫妻之间要善于主动调节相互之间的心理平衡，当一方不能走出心理困惑时，另一方要善于引导对方摆脱困境。另外，要善于安排适宜的生活节律，以消除某种容易导致心理失调的因素。如果夫妻之间有矛盾，一定要采取适当的方式进行化解。夫妻之间要有意识地进行迎接妊娠的情感投资。比如，可以安排一些带有纪念意义的活动，譬如在准备妊娠的时候合影留念等。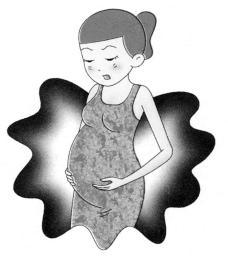不要向周围的亲友掩饰符合计划生育原则的妊娠愿望，经常接受与妊娠有关的良好祝愿和关切，将有助于烘托这种妊娠的节日气氛，对改善妊娠心理也很有裨益。

　　总而言之，从女性到妻子，从结婚到怀孕，从分娩到做母亲，所有的变化都是人生经历的自然过程与阶段。因此，无论是新婚的年轻夫妻，还是结婚数载的夫妻，无论是妻子还是丈夫，只要我们以自然与平和的心理，接受这些自然的事实与过程，用聪明的大脑思考，用可以沟通的方式与生活伴侣及时沟通，共同警惕在每个过程或每个阶段可能发生的问题或矛盾，并及时处理解决，就可安全度过整个孕期。相信每对夫妻都会以非常健康的心理面对发生在你们面前的一切，每对夫妻都会相互支持并非常顺利、安全地度过每个自然阶段，每对夫妻都可以保持结婚时的最佳状态。

 专家小贴士

　　有一些夫妻，婚后关系不融洽，婚姻处于危险的边缘，而想以生孩子来改善双方的关系，把孩子作为婚姻的纽带。这会导致两个结果：一是确实使婚姻关系得到了改善；二是孩子的到来不但没有给摇摇欲坠的婚姻带来转机，反而适得其反，使婚姻走向了彻底的破裂，这对孩子来说是极不公平与不负责的。因此，确定要宝宝之前，一定要考虑夫妻感情的稳定性，否则只会让本来疏远的夫妻关系雪上加霜，而那时受到最大伤害的只能是无辜的孩子。

 为好"孕"做好营养准备

　　宝宝的健康与受孕之时父母亲的健康状况息息相关，而众人皆知健康会受到饮食相当大的影响，在生育健康的下一代时，饮食所扮演的角色更为重要，从准备怀孕、顺利受孕到生出一个健康的小宝宝，每个阶段的饮食都不可忽视。因此，夫妻如果计划要宝宝，孕前加强营养储备就显得十分有必要。

　　因此，不同身体状况的夫妇必须根据自己的实际情况，准备与补充所需要的营养素，如蛋白质、脂肪、糖类（碳水化合物）、维生素与矿物质等。这就要求孕前夫妻一定要做到营养均衡，有目的地调整饮食，在平时多储存一些自身体内含量低的营养素。

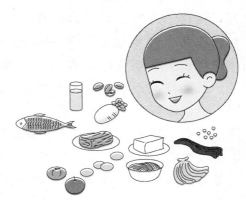

在不同的食物中，所包含的营养素都是不一样的，所以孕前夫妻在一日三餐中，要尽量吃得"杂"一些，要做到粗粮和细粮充分搭配，荤菜和素菜合理进食，既要保证每天身体的营养，又要补充身体所需要的营养素。

首先，要养成良好的饮食习惯。不同食物中所含的营养成分不同，含量也不等，因此应该尽量吃得杂一些，不偏食，不挑食，保证营养均衡全面。

其次，在饮食中加强营养，特别是蛋白质、矿物质和维生素的摄入。在正餐之外，还要适量多吃些水果。准爸爸多吃蔬菜和水果，可以提高生育能力。

当然，也要注意防止过犹不及。比如，准妈妈一般都喜欢吃水果，认为那样会对皮肤好，还可以充分补充维生素，就把水果当成主食。其实，这种做法也是不科学的，虽然水果含有丰富的维生素，但是也含有大量的糖分，过多的摄入，会使体内的血糖升高，还会影响其他营养素的摄入。

 **为好"孕"做好健身计划**

为了孕育一个健康聪明的宝宝，准爸妈都应该在孕前给自己制订一个适当的运动方案，以预防疾病，提高自己的身体素质。要知道，健康的身体是孕育优质宝宝的良好基础。

那么，准爸妈进行适当的运动对孕育会起到怎样的积极作用呢？适量运动会增强准爸妈的免疫力，身体好了，才能提供最优良的精子和卵子，孕育出最棒的宝宝；运动可以增加人的性欲以及对性的敏感性，使夫妻都能从性生活中得到更多的乐趣，有益于受孕；运动能促进准妈妈全身及腰背部、盆底部肌肉的协调均匀，维持子宫的正常位置，有益于受孕；运动还可以增强心脏功能，提高血液输送氧和养分的能力，对于孕育及分娩都有好处，比如可避免孕期胎宝宝在宫内缺氧，还有利于避免分娩时出现意外。既然孕前运动有这么多好处，准爸妈就应该尽快行动起来。

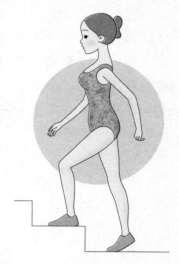

也许你会说，工作太忙，单位离家又路途遥远，根本就挤不出时间运动。其实运动随时随地都可以做，并不一定要专门去健身房。如果工作单位离家不是很远，可以骑车或步行去上班，即使乘车，也可以提前一站下车，步行一站。上楼的时候，如果楼层不是很高，爬楼梯也是一个不错的方法，但楼梯内一定要通风才行。早晨醒来后，不要急于起床，可以在床上伸伸懒腰，做些床上运动，比如可高举双腿做"骑车"运动，或是弯腰抱膝在床上做翻滚运动等。总之，孕前运动，重要的是把自己喜欢的体育运动项目，适量地、定期地加入到日常生活中去，这样才不至于使自己对这样的生活安排感到疲于应付，而是以更轻松的心态去进行孕前锻炼或进行孕前的其他生活保健，为孕育做好准备。

 为好"孕"做好防疫准备

女性在怀孕前要接种疫苗，似乎是一件挺新鲜的事。因为接种疫苗的一般都是儿童，他们年龄小，抵抗力差，需要借助疫苗以增强免疫力，预防疫病，如麻疹、百日咳、白喉、破伤风、脊髓灰质炎、肝炎、水痘、肺炎……那么，育龄妇女在怀孕前为什么要接种疫苗呢？

对于准备怀孕的女性来说，尽管加强锻炼、增强机体抵抗力是根本的解决之道，但针对某些传染疾病，最直接、最有效的办法就是接种疫苗。目前，我国还没有专为准备怀孕的女性设计的免疫计划。但是，你在怀孕前最好能接种两种疫苗：一个是风疹疫苗，另一个是乙肝疫苗。因为准妈妈一旦感染上这两种疾病，病毒会垂直传播给胎儿，造成不良甚至是严重的后果。

### 乙肝疫苗

我国是乙型肝炎高发地区，被乙肝病毒感染的人群高达 10% 左右。母婴垂直传播是乙型肝炎传播的重要途径之一。如果一旦传染给孩子，他们中 85%～90% 会发展成慢性乙肝病毒携带者，其中 25% 在成年后会转化成肝硬化或肝癌，因此应及早预防。

乙肝疫苗注射的程序是 0、1、6 个月，即完成乙肝的预防接种要打满 3 针。从注射第一针算起，1 个月时注射第二针，在 6 个月时注射第三针。整个预防接种的时间至少要 6 个月。完成预防接种后，人体需要一段时间针对相应的病毒产生抗体，因此至少应该在孕前 9～10 个月进行注射，才能保证怀孕的时候体内乙肝疫苗的毒性完全消失，并且

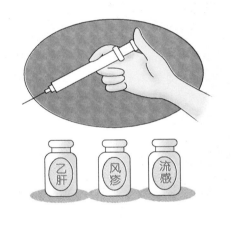

产生抗体。另外，有极少数的人在注射乙肝疫苗后还可能出现免疫无抗体的现象，简而言之就是体内没有产生足够多的抗体，需要补充注射。通常情况下，乙肝疫苗的免疫率可达 95% 以上。免疫有效期在 7 年以上，如果有必要，可在接种疫苗后 5～6 年时再加强接种 1 次。

### 风疹疫苗

风疹病毒可以通过呼吸道传播，如果准妈妈感染上风疹，有 25% 的早孕期风疹患者会出现先兆流产、流产、胎死宫内等严重

后果。也可能会导致胎儿出生后出现先天性畸形，例如先天性心脏病、先天性耳聋等。因此，最好的预防办法就是在怀孕前注射风疹疫苗。

风疹疫苗至少应在孕前3个月予以接种，因为接种后大约需要3个月的时间，人体内才会产生抗体。疫苗接种有效率在98％左右，可以达到终身免疫。目前国内使用最多的是风疹、麻疹、腮腺炎三联疫苗，称为麻风腮疫苗，即接种1次疫苗可同时预防这3种疾病。如果准妈妈对风疹病毒已经具有自然免疫力，则无须接种风疹疫苗。

这两项疫苗在接种之前都应该进行检查，确认被接种者没有感染风疹和乙肝病毒。此外，还有一些疫苗，计划怀孕的女性可根据自己的需求，向医生咨询，做出选择，如甲肝疫苗、水痘疫苗、流感疫苗等。但无论接种何种疫苗，都应遵循至少在受孕前3个月接种的原则。而且，疫苗毕竟是病原或降低活性的病毒，并非接种越多越好。坚持锻炼，增强体质才是防病、抗病的关键。

# 特别提醒：
# 怀孕需把握黄金期

## 年龄，多少岁生育最佳

父母选择在适当的年龄孕育，更容易生育出聪明健康的宝宝！那么，男女生育的最佳年龄分别为多少呢？

### 女性的最佳生育年龄

生理学家公认，女性生育的最佳年龄段为 24～29 岁。因为这一时期女性全身发育完全成熟，卵子质量高，若怀胎生育，分娩风险小，胎宝宝生长发育好，早产、畸形儿和痴呆儿的发生率最低。处于此年龄段的夫妻，生活经验较为丰富，精力充沛，有能力抚育好婴幼儿。遗传学的研究表明，母亲年龄过小，自身尚未完全发育成熟，对孩子的发育肯定会有不良的影响；另外，从培养的角度讲，母亲社会经历的薄弱也会直接影响到孩子的智力教育。但也不可年龄过大，母亲年龄过大，胎宝宝智力发育障碍的发生率就会增大，有可能造成智力低下和其他神经系统发育异常。另外，随着年龄的增长，卵细胞也会衰老，卵子染色体衰退，一些遗传疾病发生的概率会随之增加。

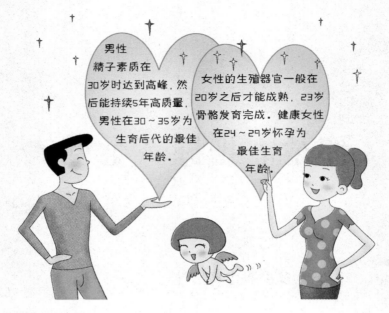

男性精子素质在30岁时达到高峰，然后能持续5年高质量，男性在30～35岁为生育后代的最佳年龄。

女性的生殖器官一般在20岁之后才能成熟，23岁骨骼发育完成。健康女性在24～29岁怀孕为最佳生育年龄。

男性的最佳生育年龄

在生育问题上，科学家们的着眼点是遗传。法国遗传学家摩里士的研究成果表明，年龄在30～35岁的男人所生育的后代是最优秀的。摩里士说，男性精子素质在30岁时达到高峰，然后能持续5年的高质量。如果父亲的年龄过大，精子的活力会减退，胎宝宝产生各种疾病的发生率亦会相对增大，如精子异常，受孕后容易发生流产、早产和婴儿先天畸形，还会发生软骨发育不全、先天性耳聋和先天性心脏病等。

## 季节，哪个季节受孕更合适

为了优生及母亲的健康，准备怀孕的女性除了注意选择在最佳生育年龄受孕外，还应尽量选择在恰当的季节受孕。

相当一部分人认为，春季万物复苏，春暖花开，应该是怀孕的最佳季节。其实这是许多年轻夫妻的常见误区。从医学角度来说，春季并非是怀孕的最佳时机，反而是很不提倡受孕的季节。一方面，春季空气相对湿度大，温度升高，有利于各类病毒的生长，病毒性疾病在人群中迅速流行，尤其是流感病毒、风疹病毒、巨细胞病毒、肝炎病毒等多种病毒活动最为猖獗。这个阶段怀孕，将导致准妈妈的免疫系统功能低下，使准妈妈的感染概率大大增加，直接影响胎宝宝大脑神经系统的发育，很容易诱发成年后患有可怕的精神分裂症。另一方面，有调查发现，在春天受孕的女性较在其他季节受孕的女性更容易在妊娠时间不足 37 周时就生下早产儿。可能是因为随季节不同，人们的饮食、光照、锻炼习惯都会发生变化，影响到人体免疫系统，从而给怀孕带来潜在影响。而且，人和动物一样，一般在春季情绪变化大，容易烦躁和容易生气，心情不易平静。这可能是季节变化带来的波动，或是正常的生理周期起伏的关系。如果选择在这个季节怀孕，情绪的变化很容易影响腹中正在形成的胎宝宝，尤其是孕早期的胎宝宝。生气、烦恼、焦躁会影

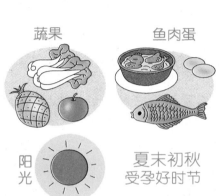

响胎宝宝的健康，甚至会导致缺陷儿的形成。例如，有些唇腭裂的胎宝宝，就跟孕早期准妈妈的心情、情绪密切相关。那么，最好选择在什么季节受孕呢？下面我们来看 3 组统计资料。

**① 第一组**

据一组对准妈妈疾病统计的资料表明：妊娠高血压综合征在天气寒冷、气压高的季节易于发病，1～4月份怀孕发生病毒性感染的机会也较多，如风疹、流感、腮腺炎等，都会导致胎宝宝畸形。

**② 第二组**

某医院妇产科对 40000 多例新生宝宝出生的缺陷进行统计分析发现，在 11～12 月份出生的新生宝宝中，缺陷儿的发病率较高，而 6～7 月份出生的发病率最低。

**③**
**第三组**

　　某精神病医院对 900 多名精神分裂症患者与 725 名正常人的出生月份进行对照分析，发现精神分裂症患者的生日以 1 月份、2 月份、10 月份居多。

　　对上述 3 组资料进行综合分析发现，10 月份至次年 2 月份出生的新生宝宝发生生理缺陷或某种疾病的可能性较大。病毒性疾病是有季节性的，一般发生在冬末和春初。由此推论，受孕时期以 6～10 月份为宜，其中最佳时间应选择在每年秋季的 8 月份、9 月份。为什么呢?

### 易于受孕

　　人类虽不像动物那样有明显的动情期，但据有关资料表明，在温度适宜、气候舒爽的季节，人体内的性激素分泌增多，性欲也旺盛，女性比较容易怀孕。据记载，平均气温在 13.6～23℃是受孕的最佳气候条件，这就是夏末秋初自然条件给准妈妈创造的优越条件。

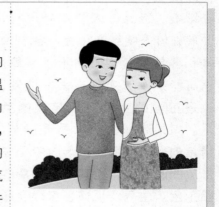

### 秋季更有利于胎宝宝的发育

　　怀孕后前 3 个月是胎宝宝大脑组织开始形成和分化的时期。8 月份和 9 月份秋高气爽，准妈妈不用忍受暑热高温的影响，晚上睡眠充足，不仅保证了生理代谢的旺盛，而且又逢蔬菜、瓜果丰收季节，营养和维生素来源充足，又能充分吸收，均有利于胎宝宝大脑的发育。

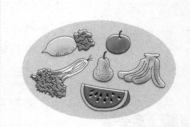

### 临产气候适宜、营养供给充足

8月份和9月份怀孕，临产期正是春末夏初，气候温和，新鲜蔬菜上市，副食品供应也丰富，保证了孕妈妈的营养供应。而且阳光充足，空气新鲜，着衣日趋单薄，给婴儿揩身沐浴也不易受凉，满月后即可抱到户外晒太阳；周岁断奶时正值春暖花开之期，同样蔬菜新鲜，肉蛋供应充足，均有利于婴幼儿的发育。

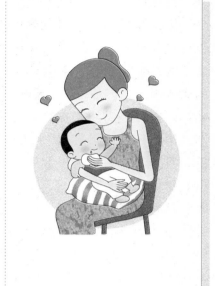

## 排卵日，如何推算更科学

每个女性都有一对卵巢，一般每月只有一个成熟卵细胞排出，多为左右卵巢轮流排卵。少数情况下也有一次排出两个，甚至两个以上的卵，如果各碰上一个精子，受精就会变成多胎妊娠。排卵多少有一定的规律性，但也会受多种因素的影响，如新婚夫妇、分居夫妇，分娩后、流产后及哺乳期的女性，或长期服用避孕药后停药等，都会影响排卵，使之提前或延后，也可能有额外排卵（即在一般排卵时间之外的排卵）或停止排卵。以下3种方法相结合，有助于我们准确推算排卵日。

### 根据月经周期推算排卵日

排卵期对于不想怀孕的夫妻来说，又称为风险时期，而对于想怀孕的夫妻来说，则是黄金时期。正确掌握排卵期，对于准爸妈来说十分重要。

按月经周期推算排卵期的方法又称为日历法。月经和排卵都受脑下垂体和卵巢内分泌激素的影响而呈现周期性变化，两者的周期长短是一致的，都是每个月1个周期，而排卵发生在两次月经中间。女性的月经周期有长有短，但排卵日与下次月经开始之间的间隔时间比较固定，一般在14天左右。根据排卵和月经之间的这种关系，就可以按月经周期来推算排卵期。排卵期计算方法是从下次月经来潮的第1天算起，倒数14天或减去14天就是排卵日，排卵日及其前5天和后4天加在一起称为排卵期。这就是安全期计算的理论根据。例如，某女的月经周期为28天，本次月经来潮的第1天在12月2日，那么下次月经来潮是在12月30日(12月2日加28天)，再从12月30日减去14天，则12月16日就是排卵日。排卵日及其前5天和后4天，也就是12月11日至20日为排卵期。除了月经期和排卵期，其余的时间均为安全期。找出排卵期后，如想怀孕，

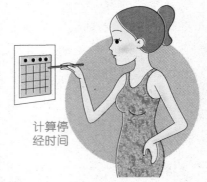

计算停经时间

可从排卵期第1天开始，每隔一日性交一次，连续数月，极有可能怀孕。如不想怀孕，就要错过排卵期过性生活。

用这种方法推算排卵期，首先要知道月经周期的长短，才能推算出下次月经来潮的开始日期和排卵期，所以只能适用于月经周期一向正常的女性。对于月经周期不规则的女性因无法推算出下次月经来潮的日期，故也无法推算出排卵日和排卵期。

### 根据基础体温推算排卵日

利用基础体温推算排卵日，我们先要弄清楚什么是基础体温。基础体温就是在早上睡醒时，还没有进行任何活动的状态下测量的体温。

健康成熟的育龄女性每月排卵和月经会有一定的周期，体温会有微妙的周期性变化。这种体温变化与排卵有关。女性月经周期以

月经见红第 1 天为周期的开始，周期的长短因人而异，为 21～35 天不等，平均约为 28 天。其中又以排卵日为分隔，分为排卵前的滤泡期与排卵后的黄体期。滤泡期长短不一，但黄体期固定约为 14 天。排卵后次日，因卵巢形成黄体，分泌黄体酮（黄体素）会使体温上升 0.3～0.5℃，而使体温呈现高低两相变化。高温期约持续12～16天（平均 14 天）。如果没有怀孕，黄体萎缩停止分泌黄体素，体温下降，回到基本线，月经来潮。如果已经怀孕，因黄体受到胚胎分泌激素（荷尔蒙）支持，继续分泌黄体酮，体温持续高温。如果卵巢功能不良，没有排卵也没有黄体形成，体温将持续低温。

把每天测量到的基础体温记录在一张体温记录单上，并连成曲线，就可以看出月经前半期体温较低，月经后半期体温上升。这种前低后高的体温曲线称为双相型体温曲线，表示卵巢有排卵，而且排卵一般发生在体温上升前或由低向高上升的过程中。从温差这个角度观察时，从月经中到月经后两周内，体温会在 0.1℃ 的范围内变动。而在低温期结束当天的早上，会出现比前一天低 0.3～0.5℃ 的体温，此日就是排卵日。

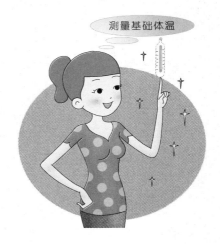

测量基础体温

基础体温测量法仅能提示排卵已经发生，而不能预告排卵在何时发生，因此它只能确定排卵后安全期，不能确定排卵前安全期。如果能配合日历法及宫颈黏液观察法，就能解决这个问题。

基础体温一般需要连续测量 3 个以上月经周期才能说明问题。如果月经周期规则的话，测量了几个月经周期的基础体温后，基本上可以知道自己的排卵日期。为了减少麻烦，可以选定从排卵日前的 3～4 天开始测试体温，待体温升高后再继续测试 3～4 天就行了。也就是说，只需测量排卵期内的基础体温，以用于受孕。

那么，如何测量与记录基础体温呢？

买一支基础体温计。这种基础体温计与一般体温计不同，它的刻度较密，一般以 36.7℃（刻度 24）为高低温的分界。将基础体温计于睡前放在枕边可随手拿到之处，于次日睡醒、尚未起床活动时放在舌下测量 3 分钟，并记录在基础体温表上。如果早晨量记体温有困难者，可在每天某一固定时间量，切记事前半小时不可剧烈运动或饮用冷热食品。月经来潮和同房日须附加记号标示，遇有发热、饮酒过度、晚睡晚起等会影响体温的状况，亦应特别标记说明。

受孕时最好采取女性仰卧、男在上的性交姿势。性交后最好能仰卧 15～30 分钟，可以提高臀部，让子宫颈从腹腔下降回原位便可浸在精液中。

### 根据宫颈黏液推算排卵日

应用宫颈黏液观察法测定排卵期，首先女性应认识宫颈黏液，再进行判断。宫颈黏液由子宫颈管里的特殊细胞所产生，随着排卵和月经周期的变化，其分泌量和性质也跟着发生变化。在一个月经周期中，先后出现不易受孕型、易受孕型和极易受孕型 3 种宫颈黏液。

不易受孕型宫颈黏液：不易受孕型宫颈黏液为月经周期中的早期黏液，在月经干净后出现，持续 3 天左右。这时的宫颈黏液少而黏稠，外阴部呈干燥状而无湿润感，内裤上不会沾到黏液。

易受孕型宫颈黏液：易受孕型宫颈黏液出现在月经周期中的第 9～10 天以后，随着卵巢中卵泡发育，雌激素水平升高，宫颈黏液逐渐增多、稀薄，呈乳白色。这时外阴部有湿润感。

极易受孕型宫颈黏液：排卵前几天，雌激素进一步增加，宫颈黏液含水量更多，也更加清亮，如蛋清状，黏稠度最小，滑润而富有弹性，用拇指和食指可把黏液拉成很长的丝状（可达 10 厘米以上），这时外阴部感觉有明显的湿润感。一般认为分泌物清澈透明呈蛋清状，拉丝度最长的一天很可能是排卵日，在这一天及其前后各 3 天为排卵期。

卵巢排卵后，黄体形成并产生孕激素，从而抑制子宫颈细胞分泌黏液，所以宫颈黏液变少而黏稠，成为不易受孕型宫颈黏液，直到下次月经来潮。下个月经周期宫颈黏液又出现上述这种变化。

阴道内宫颈黏液的变化受多种因素影响，如阴道内严重感染、冲洗阴道、性兴奋时的阴道分泌物及性交后黏液、使用阴道内杀精子药物等。如对阴道内宫颈黏液的性质不能肯定，应一律视为是排卵期。

采用宫颈黏液观察法，必须掌握了宫颈黏液的变化规律后才能使用。如将前面介绍的 3 种推算排卵日的方法结合起来使用，就能扬长避短，收效更大。

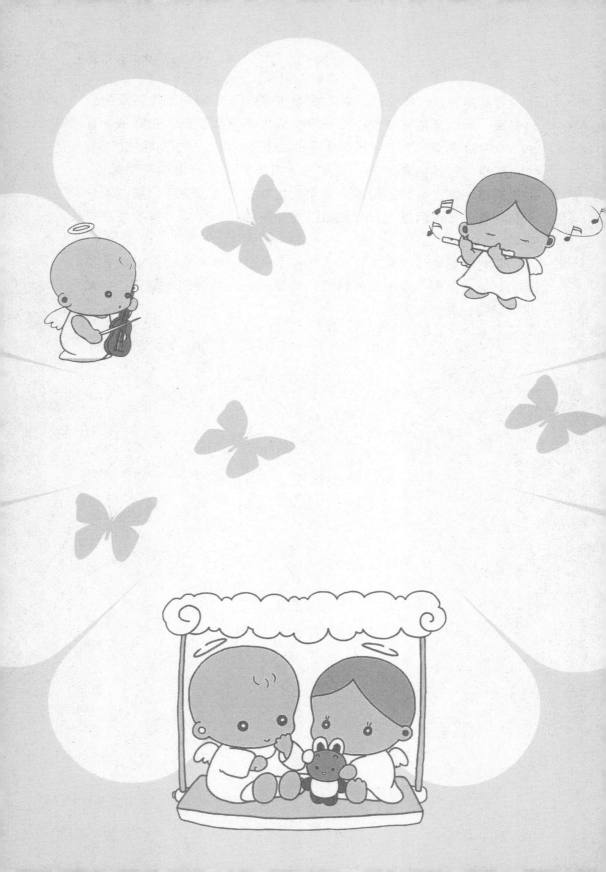

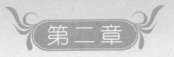

# 第二章

# 孕前需检查，有病早根治

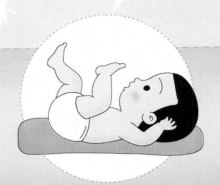

为了让夫妻双方的身体以最佳的状态迎接新生命，在受孕前一定要做一系列的相关检查，身体有"恙"的女性切忌着急要宝宝，要知道你身体不好，宝宝的发育也就不好，所以一定要先治愈疾病，然后再要宝宝，这样宝宝才会健康。那么，孕前准爸爸、准妈妈应做哪些检查？受孕前应治疗哪些疾病？应特别关注哪些问题呢？

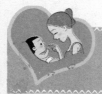

# 备孕必读：
# 孕前检查让你不留遗憾

 孕前检查是优生的基石

许多女性看起来很健康，但怀孕后出现了各种各样的问题：有些女性身体状况不能一下子适应这种变化，而不得不终止妊娠；有些女性在怀孕后莫名其妙地发生流产，甚至形成习惯性流产；更为严重的是，有些宝宝在出生后发现患有严重的遗传性疾病，因而造成了夫妻的终身遗憾。但如果在怀孕前去医院做一次比较正规、全面的检查，有些问题就可能会避免，有些疾病经过及时治疗或预防，照样可以生出健康的宝宝。有些人不免要问：自己在单位每年都进行体检，身体各方面都很正常，还用得着做孕前检查吗？

妇产科专家认为，一般的体检与孕前检查不是一回事，体检的过程主要是发现疾病，而且项目也只是一些常规的健康检查。一般的体检主要包括肝、肾功能，血常规，尿常规，心电图等，是以最基本的身体检查为主。孕前检查主要是检查除基本的健康状况外，针对生殖器官以及与之相关的免疫系统、遗传病史进行多方面的检查，如患遗传性疾病、代谢性疾病、妇科疾病、内科并发症、性病、高血压、心脏病、肾脏病等，如果存在这些问题，都建议近期不要怀孕。另外，通过孕前检验可发现有无病毒感染，如果感染病毒后会导致胎儿宫内感染。

在提倡婚检的今天，孕前检查更重要的意义在于给年轻父母以孕育方面的指导，让他们懂得如何把身体调整到最佳状态，把最好的基因带给下一代，从而孕育出最好的一胎。有许多年轻夫妻没有进行婚前检查，孕前检查就显得尤为重要。在这个充满竞争、充满压力、自然环境污染越来越严重的社会，可以说，孕前检查是优生的基石。

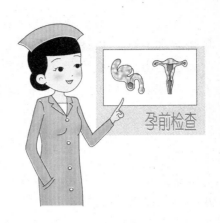

因此，不要把单位的一般检查等同于孕前检查，更不要排斥孕前检查，我们的身体状况也是不断发展变化的，所以一旦计划要宝宝，需尽快做孕前检查，遵从医生的指导。这不仅是对自己负责、对家庭负责、对社会负责，也是对你未来生一个聪明宝宝负责。

 ## 未孕女性孕前需先自检

备孕的你是不是只等着做完孕前检查，就准备开始实施"造人计划"了？且慢，在孕前检查前，最好能先自检一下身体，并做好记录，这样医生可以据此对你的孕前生活给出最有效的建议。

一般孕前自检可从以下几方面进行。

### 月经史

月经是女性健康的指标，也是判断是否怀孕的信号之一，因此有规律的月经对女性极为重要。女性在孕前一定要做好月经周期的记录，当出现异常时，要做好标记说明。如：出血量如何？行经是几天？周期是多少？在两次月经周期之间是否有出血现象，或者有不明原因的流血？来月经的那几天，你是否会感到剧烈的骨盆痛或是腹部绞痛？等等。

如果月经周期不规律，有可能预示着甲状腺问题、泌乳素或多囊卵巢综合征；月经淋漓不尽，长时间流血，可能排卵有问题；突然大量的出血可能预示子宫内纤维瘤的存在；腹痛严重则可能患有子宫内膜异位症或是盆腔粘连。如果有以上情况，应到妇科检查就诊。

### 疾病史

疾病是阻碍受孕的"绊脚石"，如：子宫内膜异位症，易引起女性不孕；多毛卵巢综合征，会导致排卵杂乱，增加受孕困难；糖尿病、高血压等慢性疾病，有可能会导致不孕或是高危妊娠。如有以上情况，请孕前咨询妇产科医生或就诊，及早治疗，痊愈后再怀孕。

### 生育史

你是否曾经怀过孕，或是出现过孕期并发症？你是否出现过流产？一共有过多少次？

如果以前生育过，有可能造成瘢痕，或是使身体条件恶化，影响再次怀孕。如果流产过，那么准备再次怀孕前一定要咨询医生，因为反复发生流产是生育机能存在问题的一种表现形式，意味你的身体在怀孕过程中需要额外的帮助。

### 服药史

你是否正在服用某种药物？如果正在服用，则可能影响受孕，应在停服 6 个月以上再考虑怀孕。

### 性生活史

你是否使用过宫内节育器？是否感染过性传播疾病，是哪一种？在夫妻亲密时，你是否会感到疼？是否有流血？

一般宫内节育器能使感染性盆腔疾病的发病率提高，引起盆腔炎，影响受孕；而患有性传播疾病，多与衣原体和淋病病毒的感染有关。如果你孕前性生活后，常感到腹痛、出血等异常现象，这是子宫内膜异位症或是盆腔粘连引发感染性盆腔疾病的征兆。如有以上情况，请尽早去医院就诊治疗，切忌拖延。

### 孕前的生活习惯

生活习惯对怀孕的影响较大，即使怀孕了，一些不良生活习惯也会引起流产、胎停等后果。因此，孕前最好看看自己是否有对受孕不利的习惯。

每天你平均会饮用多少杯含有咖啡因的饮料，例如茶、咖啡或者苏打水？咖啡因易导致不孕，即使怀孕过度的咖啡因也会影响胎儿发育，最好少喝或不喝。

你喝酒吗？饮酒会降低受孕的概率，因此在备孕和受孕期间应该戒酒。

你抽烟吗？香烟中的烟碱会降低女性体内雌激素的水平，影响受孕，因此在备孕和受孕期间应该戒烟。

你的体重是否偏低或超重？太瘦或者超重都会打乱女性的排卵周期，所以孕前可咨询妇产科医生，尽量将体重控制在标准体重。

 ## 孕前检查，医生可能会问的问题

去医院做孕前检查，医生可能会问到以下问题：

### 夫妻双方有无遗传性疾病的家族史

孕前检查时医生通常会问夫妻俩是否有遗传性疾病的家族史。因为有些疾病是遗传的，如血友病、囊性纤维变性等。如果丈夫的近亲中，有患遗传性疾病的人，就有可能传给你的宝宝。因此，准备怀孕前夫妻要去看医生，必要时医生会介绍你们去看遗传学专家，通常他能估计出你怀孕的风险性有多少。

### 是否患有慢性病

孕前检查，医生会问你是否患有糖尿病、高血压等慢性病，如果有，就应如实告诉医生，医生可能会建议你在医生指导下更换所用的药物。因为这些药物可能对胎宝宝有影响，或者会使你不容易受孕。

### 是否曾经或正在服用避孕药

避孕药对健康受孕有不利影响。因此，孕前检查医生通常会问你是否服过或正在服用避孕药。因此，如果你服用过或近期正在服用，医生会给你一个合理的建议，并指导你如何暂时避孕。

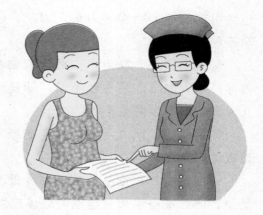

### 是否吸烟或饮酒

孕前夫妻双方吸烟和饮酒对健康受孕都十分不利。因此，孕前检查时医生也会问到这个问题。一旦打算怀孕，夫妻都应停止吸烟和饮酒。

### 体重是多少

孕前体检医生会问到你的体重，如果你的体重严重超重或过轻，都不适合受孕，如实说出你的体重情况，医生会给你一个调整体重的建议。除非你有严重的体重问题，否则在妊娠期间千万不要节食。因为节食会使身体失去维持生命所必需的营养。

### 工作中是否接触到化学品、铅、麻醉剂或X线

化学品、铅、麻醉剂或X线都会影响女性受孕的机会，或给胎儿带来危害。因此，在医生询问时，都要如实告诉医生。如果从事这方面的职业或接触这些环境，医生会建议你合理调换一个安全的工作岗位，或者至少要尽量避免这些危害。

孕前检查，女性检查的基本项目

女性孕前体检主要包括以下几个方面：

| ① ABO溶血检查 | 这项检查主要是对月经不调等卵巢疾病的诊断。 |

| ② 妇科内分泌检查 | 这项检查能避免婴儿发生溶血症。 |

| ③ 生殖系统检查 | 生殖系统检查主要检查是否有性传播疾病及妇科疾病。通过白带常规筛查滴虫、真菌、支原体、衣原体感染、阴道炎症以及淋病、梅毒等性传播疾病。如患有性传播疾病及不利于孕育的妇科病，最好先彻底治疗，然后再怀孕，否则有引起流产、早产等风险。 |

| ④ 脱畸全套检查 | 脱畸全套检查包括风疹、弓形虫、巨细胞病毒三项。60%～70%的女性都会感染上风疹病毒，一旦感染，特别是妊娠头3个月，会引起流产和胎儿畸形。妊娠晚期可以引起胎儿器官功能的改变，有的在分娩过程中，还可引起胎宝宝出生后的感染。因此，孕前检查排除这些病毒及原虫的感染，发现感染后进行有效的治疗是很有必要的。准备怀孕的女性都应该检查，尤其是家里养小猫、小狗等宠物的女性。检查时间可安排在孕前1～3个月。 |

**⑤ 肝功能检查**

如果女性是肝炎患者，怀孕后会造成胎儿早产等后果，肝炎病毒还可直接传播给孩子。因此，对有乙肝病史或与乙肝患者密切接触史的未准爸妈应做两对半检查，如果检查结果是小三阳或大三阳，应进一步测定乙肝病毒血液中的含量，并做肝功能检查。如果女性患有急性肝炎，最好2年后怀孕，至少应于肝炎痊愈后半年再怀孕。夫妻一方患肝炎者，应用避孕套以免夫妻间交叉感染。如果没有患乙型肝炎，应尽快注射乙肝疫苗。

**⑥ 血常规、尿常规检查**

通过血常规、尿常规检查，可以了解女性有无贫血、泌尿系统感染、肾炎、血液病等疾病。通过尿常规检查不仅可以初步了解女性有无糖尿病，还有助于肾脏疾患的早期诊断。进行尿常规检查时不需要空腹，不要吃含糖较高的食物。一般在孕前3个月进行。

**⑦ 口腔检查**

在口腔的问题上，很多孕妇都吃过大亏。如牙龈肿胀、龋病、牙周炎，原本轻微的病变，因为激素水平的改变，在怀孕后就不依不饶起来。孕妇疼痛难忍之余，疾病对宝宝也是暗藏杀机。究竟能不能用抗生素？要不要做脓肿切开的小手术？要顾忌的真是不少。因此，孕前做一次口腔检查，有病治病，无病防病。口腔检查一般在孕前6个月进行。

| | |
|---|---|
| **8**<br>乳房检查 | 从宝宝出生到 6 个月，母乳都是宝宝的最佳营养源，妈妈母乳不足或因乳房疾病不能为宝宝提供哺乳，会让母子都很痛苦。因此，孕前不要忽视了乳房检查。 |
| **9**<br>染色体检查 | 染色体检查主要检查是否患有遗传病。有遗传病家族史的育龄夫妇都需要做。这项检查一般于孕前 3 个月检查为好。 |
| **10**<br>珠蛋白生成<br>障碍性贫血检查 | 这项检查主要筛查是否携带珠蛋白生成障碍性贫血（地中海贫血）、葡萄糖 - 6 - 磷酸脱氢酶（G - 6 - PD）缺陷遗传基因。本检查在广东、广西地区是必查的项目，因为它们属于珠蛋白生成障碍性贫血、G - 6 - PD 缺陷的高发区。 |

 **孕前检查，需要检查卵子的女性**

生一个健康聪明的宝宝，卵子的质量非常重要。以前我们孕育新生命老把注意力放在"保"上，现在，未雨绸缪，提前对自己的卵子质量进行一个全方位的了解，非常有必要。妇产科专家表示，多年的临床经验发现，5 种女性因为卵子问题，而导致孕育困难，应及早评估加以重视。那么，哪些女性孕前要检查卵子呢？

#### 有过人工流产经历者

人工流产后，妊娠突然中断，体内激素水平骤然下降，从而影响卵子的生存内环境，影响卵子的质量和活力，尤其是做过多次人工流产者，孕前更要检查卵子的质量状况。

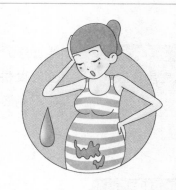

#### 习惯于经期性生活者

经期性生活可刺激机体产生抗精子抗体，引发盆腔感染、子宫内膜异位等，降低卵子活力。

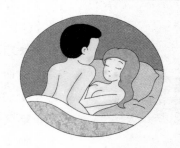

#### 年龄超过 35 岁的女性

女人从一出生开始，卵子就与其随身相伴，生活方式、环境、年龄都会影响卵子的质量。从女人的生理规律来说，生育能力最强在 25 岁，30 岁后缓慢下降，35 岁以后迅速下降。

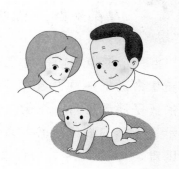

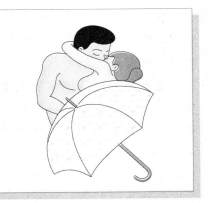

### 有性传播疾病者

性传播疾病患者大多有盆腔炎，破坏女性输卵管功能，使卵子活力大为降低。

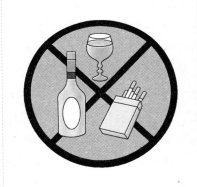

### 吸烟、喝酒、失眠、饮食无规律

香烟的毒性可以直接作用于卵子，使你提早进入绝经期，长期吸烟更会伤害身体的整个激素系统，影响卵巢的功能。喝酒、失眠、饮食无规律会给女性生殖健康带来严重的负面影响，导致卵子质量和受孕能力双双下降。

## 孕前检查，男性没有豁免权

俗话说"知己知彼，方能百战不殆"，优生优育也不例外。孕前检查，男性没有豁免权。因为爸爸的精子质量直接关系到孩子以后的健康。

男性孕前检查咨询不仅要检查一下自己的生殖能力，更为重要的是要通过孕前咨询，消除自己的一些认识误区，有针对性地根据个人实际情况制订一个完美的优生计划。

　　生活中有不少男性过于自信，一向认为自己身体棒得很，不愿意到医院检查，殊不知，无精子症等疾病自身并不一定有不适感觉。另外，随着社会的发展及工业化进程的加快，环境污染、工作压力、不良生活习惯以及性病等因素导致了男性生殖能力呈逐年下降的趋势。也有些人认为自己已经生育一个孩子，生殖能力一定没问题而不接受孕前检查。大量事实表明，即使已经生过一个健康的孩子，由于种种原因要生育第二个孩子而进行孕前检查的，却发现是无精症的人也不在少数。

　　我们知道，健康宝宝首先必须是健康的精子和卵子结合的结晶。因此，男士孕前检查最重要的就是精液检查，检查精子密度和总数及精子的异形和活动度等。因为男性精子的质量对下一代的健康影响极大，因此很有必要让精子显原形。有些男性如果几年都没有进行体格检查或者没做过婚检，那么肝炎、梅毒、艾滋病等传染病检查也是很有必要的。医生还会详细询问体检者及家人以往的健康状况，如曾患过何种疾病，进行过怎样的治疗等情况，特别要重点询问有无遗传病、精神病病史等，必要时还要求检查血型、染色体等。

　　男性如果感觉自己的睾丸发育可能有问题，一定要询问一下父母亲，自己小时候是否患过腮腺炎，是否有过隐睾、睾丸疼痛肿胀、睾丸外伤和手术、鞘膜积液、斜疝、尿道流脓等情况，将这些信息提供给医生，并仔细咨询。

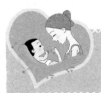

# 备孕必读：

# 治愈月经病，轻松受孕更健康

 **经前综合征，坏情绪让你更加烦躁**

很多女性都有这样的苦恼：只要"老朋友"该来了，自己的情绪开始波动，有时也不知为什么就开始愁闷、烦躁、多疑起来，而且总为一些鸡毛蒜皮的小事与人争吵起来，有时甚至不能正常工作、学习、料理家务，夜间难以入睡，就算睡着了，也是翻身不断，白天会感觉身体疲乏、乳房及胸胁胀痛、不思饮食，这些症状都表明你患上了经前综合征。经前综合征是指育龄妇女在应月经前 7～14 天（即在月经周期的黄体期），反复出现一系列精神、行为及体质等方面的症状，当月经来潮后症状即会自然消失，多与精神、情绪障碍等因素有关。

病因

医学家对这种现象尚无肯定解释，认为可能与下列多种因素有关：

性激素不平衡

由于月经期间雌激素和孕激素平衡失调，钠水潴留和抗利尿激素过多，而且这些激素异常会直接从人的情绪中反映出来，加之患

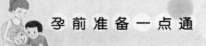

者工作、生活等压力的积累，就容易演变成烦躁易怒。

### 遗传因素

遗传可能也是导致经前综合征的原因之一。所以当发现妻子患有经前综合征时，可询问妻子的女性直系亲属是否有此症状，来进一步确认。

### 外界因素

女性患上经前综合征与外界环境因素的关系比较大，当女性一段时间内，情绪非常压抑，而且没有办法排解，或是家里出现大的变故，这些外界因素都会对女性的生理期造成影响，如果不及时疏泄，就容易导致经前综合征的发生。

### 食疗食养，逐一解决问题

虽说经前综合征发作时，身体会感到很难耐，但一般不建议用药治疗，最好能通过食疗调养，这样既能免去药物带来的不良反应，也可起到治疗疾病的功效。

### 问题 1：喜怒无常，焦虑不安

通常女性在缺乏维生素 $B_6$ 时，就会引起喜怒无常。这是因为维生素 $B_6$ 能帮助合成提升情绪的神经传递素，可缓解经前期焦虑情绪。建议女性在经前期多吃一些菜花、胡萝卜、香蕉等富含维生素 $B_6$ 的食物。如清炒菜花。取新鲜菜花 1/2 个，西红柿 1 个，精盐、植物油、味精各适量。将菜花洗净，掰成小朵，西红柿切成薄片。锅中倒少许植物油，油热后，下菜花，煸炒片刻，放入精盐、味精，倒入西红柿，继续翻炒，至菜花成橘红色，烹入少许水，继续炒 2～3 分钟即可起锅。

### 问题 2：经前头痛

中医认为气滞血瘀是经前头痛的主要原因，因此女性朋友在经前可常饮一些平肝解郁、疏肝理气的茶饮，就可缓解这一症状。如菊花槐花茶。取菊花、槐花各 5 克。将两花洗净后，同放入杯中，用沸水冲泡，加盖闷 10 分钟即成。可代茶频饮，可冲泡 3～5 次。可养阴平肝，适于阴虚阳亢引起的经前头痛。

### 问题 3：乳房胀痛

经前乳房胀痛多由于缺乏维生素 E 引起，女性朋友可在经前服用口服维生素 E 来缓解，也可多吃菠菜、杂粮粥等来缓解症状。如海带薏苡仁粥。取海带 20 克，薏苡仁、大米各 30 克。将海带洗净，切碎，薏苡仁与大米分别淘洗干净。将上述食材一同放入锅中，加适量清水熬煮成粥即可。

### 问题 4：失眠，睡眠质量不高

大多数女性在经前期多少都会有睡眠质量不高、失眠等症状出现，女性朋友不妨多饮用一些具有安神的茶饮或豆浆，中药茶饮可缓解精神紧张，而大豆也可为女性补充所需异黄酮，这样对治疗经前综合征是大有益处的。如常喝麦豆宁神茶。取黑豆、浮小麦各 20 克，红枣 5 枚，冰糖少许。将上述

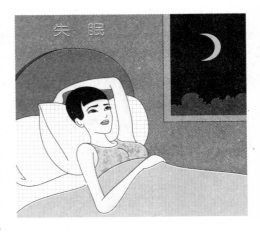

食材一同放入沙锅中，加适量清水，水煎成汁，滤出，加入少许冰糖拌匀，即可代茶饮用。可调理气血，帮助睡眠。

### 问题 5：抑郁寡欢

大多数性格较内向的患者易在经前期出现抑郁寡欢的症状，不妨用一些开郁理气、醒脾解乏的花草茶，可缓解其情绪上的波动。如玫瑰花当归茶。取玫瑰花 5 朵，当归 5 克，蜂蜜适量。将玫瑰花、当归同置于茶杯中，冲入沸水，加盖闷约 10 分钟，加入蜂蜜调味，

即可饮用。玫瑰花可解郁理气，使不良情绪得到疏泄，缓解经前综合征的不适症状。

预防与日常调养

预防经前综合征，女性首先要保持一种良好的心态去工作、学习、生活，有了这一基础，那么下面的各项预防措施是容易做到的。

❶ 加强体育锻炼。运动可以减轻压力，消除水肿，活血通络。运动可随时随地进行，如步行上下班、晚饭散步，每周至少 3 次，每次 30～45 分钟；周末外出游泳、郊游，每月 2～3 次为宜。

❷ 规律作息。忌熬夜，易扰乱内分泌，引起月经不调。女性应保证充足的睡眠，生活作息要有规律，预防经前综合征，备孕的女性更应注意。

❸ 调节饮食。经前饮食以低盐、低蛋白为主，多吃蔬菜、水果、谷类、豆类食物，限量饮酒及饮用咖啡、茶等，避免精神高度紧张。

❹ 保持良好情绪。常常去安静的公园散心，消除顾虑，安定情绪；若心里有委屈、痛苦，可找朋友聊天谈心，疏泄情绪；若无法平复心情，要及时接受正规的心理治疗，让自己开心地过好每一天。

 **经期异常情况，学会调节很重要**

行经带来的腹痛、坠胀、食欲欠佳、乳房胀痛等不适感已经让很多女性感到烦恼不已，但再出现异常，如关节疼痛、鼻出血等，那更会让女性感到惶恐不安，虽然这些不适不至于影响怀孕，但却给身心带来了伤害。那么，面对这种情况该怎么办呢？下面我们就来针对病症一一解决。

问题 1：关节疼痛

一些女性在经期会出现关节疼痛，以膝关节最为常见，称经期关节痛。经期关节痛一般于经前 1 周左右开始出现，走路时加重，休息后减轻。疼痛期间，膝关节局部稍有肿胀，皮肤温度略高，有压痛感，并伴有腹胀、腹泻、乳房胀痛等症状。月经结束后，膝关节疼痛可逐渐自行减缓乃至完全消失。

病因：多因经期体内水盐代谢紊乱所致。月经前期，女性体内的雌激素和醛固酮分泌不协调造成水和盐的潴留，过多的水盐积聚在机体的组织内，出现程度不同的浮肿（以面、手、足等部位较明显）。由于人体膝关节内充满脂肪组织，水盐潴留使脂肪垫发生肿胀，进而压迫关节周围的神经末梢而引起疼痛。

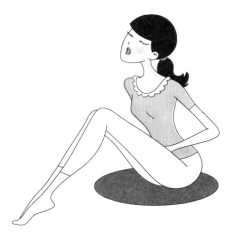

治疗：平时适当进行运动，尤其在月经前，多走路、爬山等有利于缓解症状。关节疼痛较重的人，可在医生指导下服用活血通络的中成药，如当归丸、木瓜丸、独活寄生丸等。经前饮食以清淡少盐、营养且容易消化为宜，生活要有规律，劳逸结合，保证充足的睡眠，尽量避免精神紧张与情绪波动。

问题2：经期鼻出血

经期鼻出血又被称为"倒经"，亦称"代偿性月经"，发作时，经期月经量少，鼻子常常不自觉地出血，量可多可少，常伴有全身不适、精神不畅、烦躁不安、下腹部胀痛等症状。有时也会因鼻出血，引起月经停止。

病因：现代医学认为，鼻黏膜与子宫内膜构造相似，鼻黏膜对卵巢雌激素的反应较为敏感，因而在月经期间鼻黏膜过度充血、水肿以致出血。

治疗：中医认为，倒经是由于血热气逆而引起，临床上可根据患者伴有的症状进行辨证施治，常分为肝经郁热和肺肾阴虚两种类型。

对于肝经郁热型的患者于每次月经期或月经前有鼻出血，出血量较多，血色鲜红，伴有心烦易怒、两胁胀痛、头晕口苦。治疗宜解郁清肝，降逆止血，可选用丹栀逍遥散加川牛膝、白茅根、茜草治疗。而肺肾阴虚型则表现为经期或经后鼻出血，量少，血色暗红，平素多有头晕耳鸣、潮热颧红、口干咳嗽。治疗宜滋阴降逆、滋肾润肺，可用顺经汤治疗。

此外，在遇到经期鼻出血时，可捏紧鼻腔，安静地伸长下巴用口进行呼吸，数分钟后便可停止；或用冷水在鼻以上的额头部位进行冷敷。切忌用脱脂棉或卫生纸堵塞鼻腔，最好用卷扎好的纱布塞入。也可使用干棉球蘸中药三七粉或云南白药塞入鼻孔内，可快速止血。

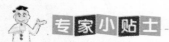

　　平时要学会调节好心情，工作紧张疲惫时，要注意休息，出现异常后，不要惊慌失措，先做急救处理，然后做好记录，尽早去医院做相关咨询和检查。

 **月经过少，影响怀孕的天敌**

月经过少，中医上又称"月经涩少"或"经行不爽"，是指行经时出血点滴，量少而不畅，一两天即净的病症。月经过少也是月经失调的一种表现。月经量少的女性，通常不易受孕，有时即使受孕，也易发生流产。因此，如果女性出现月经过少，要尽早治疗。

病因

一般月经过少的原因有以下几种：

❶ 妇科疾病所致。如子宫内膜结核破坏了部分或全部子宫内膜

形成疤痕，而致月经过少甚至闭经。

❷ 下丘脑、垂体功能低下所致。多由于精神因素，遗传或环境因素影响所致，也可因全身疾病或长期服用避孕药引起。

❸ 卵巢发育不全所致。若卵巢发育不良，则性激素产量低，只是经期短、量少等症状。

❹ 人流手术所致。人流手术中，由于机械性损伤过重，导致子宫内膜不能修复再生；或宫腔发生粘连，都可以发生月经过少甚或闭经。

 **专家小贴士**

少数女性自初潮后月经量就少，但月经周期及排卵正常，这样的女性通常不会影响受孕。

治疗

月经过少的治疗方法，需根据病因对症治疗。一般因妇科疾病引起的月经量少，首先要治愈妇科病，病愈后，月经量也会随之正常起来。而对于下丘脑、垂体、卵巢功能低下者，分两种情况：处于青春期的少女不必治疗，随着神经、内分泌系统的稳定，可自愈；而对已婚者，则可采用内分泌治疗。对因人流手术导致的月经量少，应及早去医院做创伤修复，然后针对情况用药治疗。一般经治疗，大部分女性可以恢复正常月经。

 **专家小贴士**

人流非小事，不要因个人的贪欲而匆忙做决定，如果一定要做，也要选择正规医院，避免造成难以修复的创伤。

## 月经过多，令人恐慌的烦恼

月经和女性的身体健康关系密切。但一些女性却总会出现异常。如月经频繁，周期短于 21 天；行经时间超过 7 天；每次行经出血量很多，往往需要很多卫生巾。这些异常情况不仅令人恐慌，而且给排卵期的测定也带来困难。

### 病因

#### 外伤、炎症引起

如子宫输卵管部位的炎症，宫内节育器反应，应用性激素或避孕不当，外伤及生殖器等都可引起子宫不正常出血。

#### 存在血液疾病

如再生障碍性贫血、血小板减少性紫癜、白血病等病症，使体内凝血机制发生了问题而造成月经出血过多。

#### 功能失调所致

如果确认不是血液疾病所致月经过多，就应该考虑是否因为功能失调型子宫出血，中医称之为"功血"。多是由于控制月经的神经内分泌功能出现异常所致。最好能去医院咨询医生，配合做相关检查，在受孕前尽快治愈。

#### 黄体功能不足所致

黄体是卵子的外壳，正常情况下，黄体可分泌雌激素、孕激素，刺激子宫内膜增生、变厚。但如果黄体功能不足，则会使神经内分泌功能紊乱，导致排卵后急速分泌减少，子宫内膜缺乏足够的性激素而停止增生，随之月经提前或频发。这种情况下，患者因及早去医院就诊，临床上多采用激素治疗，促进黄体功能为主。

### 无排卵性功血

若发现卵巢没有排卵，月经却频发且量多，那就可能是无排卵性功能失调型子宫出血。简单来说，卵巢无排卵则不能同时分泌控制月经的雌激素、孕激素，而单靠雌激素刺激子宫内膜增生，组织很脆弱，血管易溃破出血，出血后内膜开始自行修复，但另一处血管又出现溃破，待雌激素撤退时，整个子宫内膜又开始脱落，真正的月经来了。长时间

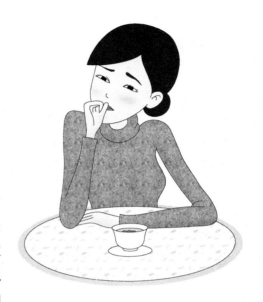

的出血，子宫内会存在大量破碎的内膜，破损部位不易凝血，这也就是时常看到了阴道不断出血、淋漓不尽。这种情况应及早去医院治疗，配合医生治疗。

对于上述出血情况，一方面要积极去医院就诊治疗，另一方面要学会自我调理，尤其是即将准备怀孕的女性。

### 预防与日常调理

❶ 注意加强营养。由于出血时间长，体内铁质易流失，应常吃一些菠菜、牛奶、牛肉、猪肝等含铁的食物，预防并发缺铁性贫血。

❷ 多休息，注意卫生。长期出血的女性，体质较虚弱，应多卧床休息，少做剧烈运动，忌性生活，避免感染。每晚用温水清洁下身，1～2 天换洗一次内裤，并在阳光下晒干，预防妇科炎症。

❸ 调节好情绪。月经出血过多的女性要放松心情，注意精神、情绪的调节。

专家小贴士

　　月经病不是单一的妇科疾病，它与神经系统的关系极为密切。生活中，痛苦、紧张、郁闷、生气、着急等情绪都会引起月经不调，药物并不能从根本上治愈月经病。尤其患有神经内分泌功能失调型子宫出血的女性，平素要保持精神愉悦，避免情绪大起大落，随着下丘脑—垂体—卵巢轴逐渐稳定完善，月经就会正常起来。

 ## 月经推迟，都是卵子惹的"祸"

　　女性月经周期一般为 28～30 天，提前或延后 7 天左右仍属正常范围，周期长短因人而异。但是如果超出 7 天后还没有来月经，即为月经推迟。

　　月经周期推迟，不按时到来，时常会让女性紧张不已，猜测自己是否怀孕，是否月经不调，或是患上了什么难以治愈的疾病。此外，对于正准备怀孕的女性而言则更苦恼，预测排卵日变得难上加难，生怕一不小心就意外妊娠。那么，月经为何会推迟？又该如何治疗呢？

　　月经推迟主要考虑两个方面的原因，首先是妊娠，其次是月经不调。如果是后者，那么就要观察是否有排卵，视情况对症治疗。

### 排卵型月经推迟

　　这种情况，多由于卵巢内的卵泡发育迟缓，以致迟迟达不到成熟阶段。其中有些患者是稀发排卵，每隔 40 余天或 2～3 个月排一次卵。这种情况下，行经期虽然延后，但血量及持续时间仍正常。长期如此，易降低受孕率，如果患者希望生育，则应使用促排卵药物治疗，以促进生育。

常用的药物有绒毛膜促性腺激素、克罗米酚或小剂量己烯雌酚，可诱发排卵。

### 无排卵型月经不调

这种情况的女性，卵巢内的卵泡发育受阻，未达到充分成熟阶段即退化闭锁，虽有月经到来，但多为无排卵型月经，经量可多可少，也可淋漓不断。由于无排卵，女性想受孕则变得难上加难。因此，要想怀孕，应用促排卵药物促进卵泡的发育，使其形成正常的卵泡发育过程，引导受孕。

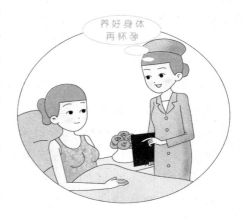

养好身体再怀孕

在此建议，月经不调的女性应及时去医院就诊，配合医生做检查，及早治疗，治愈疾病后再怀孕，对孩子的未来是最好的选择。

**专家小贴士**

偶然或突然月经推迟并伴有剧烈腹痛者的女性，应及时进行妇科检查，一方面可排查是否是异常妊娠，另一方面也可确定是否有疾病产生。

## 痛经，让人无法忍受的痛苦

如果说每个月的月经会给女性带来诸多不便，那么痛经则让女性承受着更大的痛苦。痛经，大多发生在月经前1～2日或月经来潮时，子宫强烈收缩，导致下腹部阵发性绞痛，有时也会放射至阴道、肛门及腰部，可同时伴有恶心、呕吐、尿频、便秘或腹泻等症状。

病因

能够导致子宫强烈收缩的原因很多。如女性内分泌功能不协调，孕激素分泌过多，引起子宫收缩影响经血排出；体内前列腺素分泌过高，使子宫收缩增强而导致痛经；不良饮食习惯、性生活不洁以及不注意经期卫生、避孕失败导致多次人流等因素，都会诱发痛经。不过，这些原因引起的痛经为原发性痛经，改善习惯、生活方式之后，可逐渐自愈。

但若为妇科疾患（如子宫内膜异位症、子宫肌腺病、子宫黏膜下肌瘤、子宫颈内口或宫颈粘连、宫颈管狭窄、生殖道畸形、放置避孕环不适、盆腔炎等）所引起的痛经，多为继发性痛经即器质性痛经。很多患有痛经的女性常常担心是否影响生育，答案是不一定。多数患上不孕不育症的女性，痛经多因妇科疾患所致，所以为避免影响女性的身体健康及受孕，应及早去医院就诊治疗。

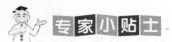专家小贴士

痛经不可单纯止痛，止痛只能治疗轻微的痛经，每月服用1～2片可以奏效；但有子宫、盆腔等部位疾病时，止痛片效果很差，如果大量服用还易产生耐药性，加重疼痛。

治疗

痛经的治疗最好能运用中药调理，配合调节生活习惯来治愈。痛经并非一朝一夕间就能痊愈的疾病，所以药物治疗与调养都非常重要。中医一般将痛经分为以下四种类型。

气滞型：多因精神刺激、工作紧张、压力过大而发病。患病后，经期腹痛，疼痛走窜不定，伴有乳房胸肋、月经提前错后，烦躁易怒、纳差。治疗时，当以疏肝解郁、行气痛经为主。常用中成药有加味逍遥丸、七制香附丸、妇科通经丸等。

寒湿型：多因受寒、久居潮湿之地而发病，且患者平素有喜吃冷食的习惯。患病后，经前或经期腹部疼痛发冷，月经量少，颜色

暗红或色黑，经期常错后，并有怕冷、手足冰凉、腰酸等症状。治疗时，当以温经止痛为主。常用中成药有经期腹痛丸、艾附暖宫丸治疗；如果月经错后且夹有血块者，也可使用调经活血片、调经化瘀丸，有助于温经散寒、行气活血。

气血不足型：多因体质虚弱、贫血、生殖器官发育不良，患病者病程长、缠绵不愈的女性。患病后，月经不准，经期腹痛，疼痛可迁延至月经干净后数日，月经量少色淡，并有气短乏力、面色苍白等症状。治疗时，当以气血双补为主。常用的中成药有八宝坤顺丸、八珍益母丸、五子衍宗丸等。一般患有此类痛经者多为子宫发育不良、宫颈狭窄、贫血、术后体虚者，用药时务必先去医院就诊后，再遵医嘱用药，切忌乱用药。

血瘀型：多伴有盆腔部炎症、腹部包块且疼痛剧烈。发作时，行经腹痛，月经量少，夹有血块，疼痛剧烈且逐渐加重，大多经期不准。治疗时，当以活血化瘀为主。常用的中成药有益母丸、痛经丸、当归丸、少腹逐瘀颗粒、妇科调经片等。但注意，出血量多的女性不宜服用益母丸，盆腔炎、子宫内膜异位的患者用药需遵遗嘱。

 **专家小贴士**

服用中药后，痛经得以缓解，但最好不要马上停药，疾病易死灰复燃，最好能再服用一两个疗程，再停药。

预防与生活调理

造成痛经有多方面因素，除了药物治疗外，生活也需注意调理。生活中，应注意以下几点：

❶ 避寒冷，注意保暖。经期忌食寒凉食物、冷饮、雪糕等，忌涉水，衣着要宽松、舒适、保暖。天气寒凉时，衣服要保暖，可以喝一些姜糖水；夏季炎热时，忌贪食冷饮、冰镇西瓜，以免身体受寒。

❷ 放松心情，保持好身心愉悦。精神压力过重易导致痛经，负

担过重、不能自己排解者，有条件的应寻求心理医生的帮助。

❸ 多运动，增强免疫力。运动能使女性健康，尤其是即将准备孕育宝宝的女性，更应该加强运动，如登山、郊游、游泳、打球、慢跑以及健身房运动等都是适合孕前女性的运动。

❹ 注意饮食，常食温热食物。有痛经的女性饮食宜有营养，尽量少吃寒凉性质的食物，如鸭肉、兔肉、海鲜等，多吃温热性质的食物，可温经行气，如牛羊肉、生姜、葱、萝卜、山楂、茴香、香菜宜常常食用。

# 闭经，子宫悄悄"罢工"了

闭经分为两种，即原发性闭经和继发性闭经。女性超过 18 岁仍不来月经叫原发性闭经，已经建立了正常月经周期后，连续 3 个月以上不来月经叫继发性闭经。

## 病因

闭经的原因很多，错综复杂，但闭经与月经不调是分不开的。大多数女性在发生闭经前常会出现月经不调症状，如果不加以注意很有可能导致发生闭经。除生理性闭经外，一般导致闭经的原因有以下几个。

### ·卵巢因素

月经是由于卵巢分泌的激素作用于子宫内膜，使之发生变化，然后脱落、出血而形成。如果卵巢不能分泌激素，则子宫内膜不发生变化，月经就不会形成，久而久之也就形成了卵巢性闭经。

### 子宫因素

子宫出现疾病或发育不良等因素都能引起闭经，如子宫内膜异位、先天性子宫发育不良，这些都会导致闭经的发生。此外，女性刮宫对子宫的伤害也很大，刮掉了子宫内膜基底层，不能对卵巢激素发生反应而发生继发性闭经。

### 情绪影响

情绪与月经来潮有着非常特殊的关系，当情绪不好时，人的中枢神经系统会受到刺激，这种刺激会扰乱正常内分泌，随之月经就会发生紊乱，继而发生闭经。因此，当失恋、丧失亲人、工作失败等心理情绪起伏较大时，女性朋友要注意调节，尽量避免这种不良情绪长时间影响你的生活，否则疾病会在不知不觉中纠缠上你。

### 垂体因素

脑垂体位于大脑的下方，体积很小，但统率着全身的内分泌器官，当垂体功能变化时，卵巢功能降低，从而导致垂体性闭经的发生。

### 减肥药因素

曼妙的身材是每位女性的希望，为了让自己的身体更加完美，很多女性不惜花费大量金钱去购买减肥药。虽然服用后效果挺好，但这些减肥药中多少会含有激素药物，这就会扰乱身体的正常代谢以及内分泌，久而久之就会导致月经紊乱、卵巢功能受影响，最终虽然拥有了曼妙的身材，却带来了闭经的烦恼。

### 治疗

发生闭经后，应及时去正规医院就诊，配合医生积极治疗。临床上治疗方法有人工周期治疗、诱导排卵、手术治疗等。

人工周期治疗：就是服用雌孕激素类药物，模仿自然月经周期，停药后月经可来潮并出现排卵。

诱导排卵治疗：服用促排卵药，使卵巢接受排卵的指令，待排卵后，子宫内膜发生周期性变化就会有月经来潮，逐渐恢复生育功能（主要针对下丘脑、垂体功能失调的女性）。

手术治疗：对于先天性处女膜闭锁、宫颈口、阴道不畅及卵巢、子宫部位肿瘤造成的闭经，应考虑手术治疗，进行矫正。

### 预防与日常保健

对于闭经除药物、手术治疗外，患者还应做好以下几点：

❶ 积极治疗月经后期、月经过少、经期过短、周期延长等疾病，以免病情进一步发展，导致闭经。

❷ 精神上应避免不良的刺激，减轻工作压力带来的紧张，学会放松，保持心情舒畅。

❸ 调节饮食，注意蛋白质等营养物质的摄入，避免过分节食或减肥，造成营养不良引发本病。

❹ 注意经期及产褥期保健，勿冒雨、涉水、过劳等。

❺ 注意休息，要保证睡眠充足，不要过于劳累，要劳逸结合；要有规律地安排起居生活，坚持适当的体育锻炼和劳动，以改善机体血液循环，维持神经系统的稳定性。

❻ 保持规律的性生活。规律的性生活不易使皮肤发热，而且能间接刺激退化的卵巢，且防止雌激素锐减。

总之，预防闭经，需要避免精神紧张、过劳，要加强营养，做好计划生育，避免流产和手术损伤，及时治疗月经过少等，降低闭经所致的不孕症的发生。

# 备孕必读：
# 治愈妇科炎症，避免感染宝宝

 ## 阴道炎，妨碍好孕的"闭门羹"

女性朋友是否常注意白带的颜色呢？白带是女性生殖道的分泌物，颜色清亮、质呈稀糊状、无异味，它由阴道黏膜渗出物、宫颈腺体和子宫内膜的分泌物混合而成。但是若白带有些泛黄或带血或呈黄绿色，那么女性朋友一定要注意了，这很有可能是阴道炎的预警信号。

阴道炎是阴道黏膜下结缔组织的炎症，是妇科常见的疾病。通常各种类型的阴道炎均有白带增多、尿频、尿急、尿痛的症状，外阴有不同程度的瘙痒、灼热或疼痛感，急性期会伴有发热症状。

阴道炎发病的原因较多，如性生活不洁、用碱性肥皂清洗外阴、熬夜加班、使用不合格的卫生巾（护垫）、不勤换内裤、使用公共浴具及自身抵抗力下降等，都可能引起阴道炎。而不同的病症症状也有所不同，当然采用的治疗方法也有所不同。

一般育龄女性常见的阴道炎有滴虫性阴道炎、霉菌性阴道炎、细菌性阴道炎、淋菌性阴道炎等。

### 滴虫性阴道炎

由阴道毛滴虫所引起，通过性交传播或经浴池、浴盆、浴巾、游泳池、厕所、衣物、器械等间接传播。发病后，外阴瘙痒，白带增多，带色呈黄绿色脓样，质稀，有特殊的臭味。常见稀脓样白带自阴道口流出，阴道黏膜充血水肿。严重时，白带可混有血液或兼有灼热感、性交痛，及尿频、尿痛的泌尿道症状。

【治疗方法】内服：甲硝唑，每次 0.2 克，每日 3 次，连用 7 日。服用后若出现恶心、呕吐、厌食等消化道症状，可改为饭后服药；如果出现精神错乱、头晕、头痛等中枢神经系统症状，要立即停药。外洗：取花椒 10 克，白矾 15 克，白鲜皮、苦参、黄柏、蛇床子各 30 克，煎汤趁热先熏后洗，每日 2 次。

 **专家小贴士**

出现外阴瘙痒时，切莫忽视，自买洗液，不去正规医院对症治疗，久治不愈，病情会更加折磨你的身体。

### 霉菌性阴道炎

由致病原白色念珠菌感染引起，多发生在长期使用激素或抗生素的女性、糖尿病患者及孕妇身上。发病后，外阴瘙痒，有时奇痒致坐卧不安；白带增多，呈凝乳状或豆腐渣状且外阴局部充血、肿胀，小阴唇内侧及阴道黏膜表面有白色片状薄荷膜或凝状物附着。

【治疗方法】内服：氟康唑口服，每次 150 毫克，顿服；或伊曲康唑口服，如为初次感染念珠菌阴道炎，每次服 0.2 克，于早、晚饭后服用，仅服 1 日；如为复发性霉菌性阴道炎，可连服 3 日。外用：霉菌、止痒剂克霉唑栓每晚 1 粒，于冲洗后纳入阴道，10～14 日为 1 个疗程；也可取百部 10 克，苦参 8 克，明矾、川椒、蛇床子各 6 克，水煎成汤，先熏后坐浴，每日 1～2 次，特别适用于霉菌性阴道炎。

### 细菌性阴道炎

由于阴道内微生态平衡失调引起的阴道分泌物增多，阴道内 pH 值＞4.5，且白带有鱼腥臭味，外阴瘙痒灼热，多发生于性生活频繁的女性，阴道内有大量不同的细菌，但并无炎症改变。

【治疗方法】内服：克林霉素，每次 0.3 克，每日 2 次，连服 7 日，可出现类似甲硝唑的胃肠道反应，偶见伪膜性肠炎，皮疹及肝功能轻度异常。外用：聚甲酚磺醛阴道栓（爱宝疗），将药液放入热水中，用量为 1∶5 即可，坐浴 10～20 分钟，或用专用的冲洗器清洁阴道，每日 1 次，连用 6 次。

### 淋菌性阴道炎

由致病原淋病双球菌引起，其症状主要表现为下腹部疼痛、阴道分泌物增多、呈脓性白带，阴道口红肿疼痛等，如不及时治疗，可转为慢性妇科炎症，有 10％～20％的此类患者可出现不孕或宫外孕。

【治疗方法】内服：可选用头孢曲松、大观霉素肌注，连续用药 10 日，服用方法见说明书或遵医嘱用药。外用：取中药苦参、野菊花各 20 克，金银花、黄柏、蛇床子各 10 克，白矾、侧柏叶各 5 克，水煎成洗液，先熏后坐浴，每日 1 次，连用 7 日。

### 预防与生活调理

❶ 患病治疗期间，减少性生活，如有需求最好采用安全套避孕，预防双方交叉传染。夫妻双方的内裤及洗涤用的毛巾应煮沸 5～10 分钟以消灭病原体，对已婚者，夫妻双方需同时用药治疗，避免反复传染。

❷ 注意卫生。养成便前洗手的好习惯。平时要经常清洗外阴和肛门，清洗时要讲究顺序，先洗外阴再洗肛门，切不可反其道而行之；毛巾及盆要专人专用，否则细菌很容易侵入尿道口。

❸ 饮食宜以清淡可口为主，忌食辛辣之品，忌饮酒。保证充足的睡眠，切忌熬夜，尤其是准备怀孕的女性朋友。

## 外阴瘙痒，备孕时最容易忽视的病

外阴瘙痒，对女性朋友来说并不陌生，它随时可发生。外阴瘙痒多发生在阴蒂或小阴唇附近，常为阵发性，也可呈持续性。

经期、夜间或使用刺激物后加重。一般无皮损，长期瘙痒者可引起溃破、红肿瘤或继发感染。如果反复搔抓会出现皮肤增厚、抓痕、血痂及苔藓样硬化等改变。严重者瘙痒剧烈、坐卧不宁，影响工作和生活，还会影响夫妻生活，导致夫妻感情不和，诱发生殖器感染，如盆腔炎、肾周炎、房事痛等，日久不愈还可导致多种疾病同时发生。

### 病因

外阴瘙痒可由多种因素引起，常见原因主要有以下几个：

❶ 外阴局部病变。患有单纯性外阴炎、外阴白斑、神经性皮炎、外阴湿疹等病症，均能引起外阴瘙痒。

❷ 全身性疾病所致。贫血、白血病、维生素 A 及维生素 B 族缺乏症、红细胞增多症、皮肤病、肾脏疾病、淋巴瘤等全身性疾病，及糖尿病患者的糖尿，肥胖者因皮脂腺、汗腺分泌过多，刺激外阴，均可引起外阴瘙痒。

❸ 病菌感染所致。会阴部常有白带增多，阴道灼热而痛，小阴唇内侧及阴道黏膜附着白色片状薄膜，擦去后可见红肿黏膜。一般因霉菌感染引起的，白带呈豆腐渣状；因淋球菌感染引起的，白带呈脓性黏液状；因滴虫感染所致的，白带为灰黄色、乳白色，偶有尿血症状。

❹ 寄生虫感染所致。如阴虱、蚧螨等，多在夜间发病，发病时，阴部瘙痒难耐，局部可见丘疹或脓包，严重时腹股沟、腋下、腹部、乳房等部也伴有瘙痒症状。

❺ 不良卫生习惯所致。不常清洁外阴，或每日清洁数次，乱用药物洗液，经常用碱性强的肥皂，都可能使外阴皮肤过于干燥，引起瘙痒。

❻ 身体过敏所致。一些女性身体极易引起过敏，当外阴局部受到香皂、含香料的卫生纸、卫生巾、避孕套等刺激时，则易导致外阴瘙痒。

### 治疗方法

中医学认为，外阴瘙痒多因肝胆湿热或脾虚郁热，热邪下注所致。当以清热利湿、健脾渗湿、祛风止痒为治则，选用中药汤剂坐浴治疗疗效较好。取中药苦参 30 克，蛇床子 15 克，防风 10 克，野菊花 20 克，水煎后熏洗外阴。每日 1 剂，每日 2～3 次，每次 15～30 分钟，连用 5～7 日，可健脾利湿、解毒止痒。

对于患有寄生虫的外阴瘙痒，需剃除阴毛，并用火将阴毛烧毁，内衣、衬裤、床单需用沸水消毒，并置于太阳下晒干。外用洗液可选用 0.01％二氯苯醚菊酯溶液，涂擦外阴部，3 日后洗净即可。

### 预防与日常调理

要预防外阴瘙痒，一定要注意外阴卫生，保持局部清洁，了解生理知识，时常自查自检。月经期要选用干净无味的卫生巾及消毒纸；平素穿质地柔软的纯棉内裤，内裤不宜过紧，并注意勤洗勤换；每晚用温水清洁外阴，忌用热水和肥皂。此外，需注意调节情绪，外阴瘙痒时，尽量克制，避免用手抓挠、摩擦患部，避免细菌交叉感染。

 专家小贴士

　　孕前妈妈要做好情绪减压，常吃一些清热利湿的食品，这样既能有助于排出体内毒素，对预防外阴瘙痒也很有帮助。

 **盆腔炎，埋下不孕"祸根"**

盆腔炎是指女性生殖器如子宫、输卵管、卵巢，及其周围的结缔组织、盆腔腹膜发生炎症，多发生于生育期妇女。盆腔炎最大的并发症就是引起不孕和痛经。多表现为双侧输卵管炎，久而久之使输卵管的开口，特别是接受卵子的那一端（称之为伞端）部分或全部闭锁，也可使输卵管内层黏膜因炎症粘连，使管腔变窄或闭锁。

这样，使卵子、精子或受精卵的通行发生障碍，导致不孕，从而增加宫外孕的发生机会。因此，女性朋友应定期进行妇科检查，一旦发现炎症，应及时去正规专科医院就诊，以免延误病情。

病因

近年来，女性中患上盆腔炎的不在少数，尤其是职业女性，工作压力大，时间紧，身心均处于疲惫不堪的状态，每天基本没有太多空闲的时间来关注自己的健康，这也就给盆腔炎创造了机会，使它在女性的疏忽中慢慢蔓延开来。所以，要寻找盆腔炎的病因，首先要从生活的点滴寻找，盆腔炎不会无缘无故发作。一般盆腔炎由以下几个原因引起：

❶ 经期不注意卫生。月经期内，子宫内膜剥脱，宫腔内血窦开放，并有凝血块存在，这是细菌滋生的良好条件。如果在月经期间不注意卫生，使用卫生标准不合格的卫生纸或卫生巾，或有性生活，就会给细菌提供逆行感染的机会，导致盆腔炎。

❷ 产后或流产后感染。女性产后或小产后体质虚弱，宫颈口经过扩张尚未很好地关闭，这时阴道、宫颈中存在的细菌就有可能上行，从而感染盆腔，导致盆腔炎。

❸ 妇科手术后的感染。放环或取环手术、输卵管通液术、输卵管造影术、人工流产术、子宫内膜息肉摘除术，或黏膜下子宫肌瘤摘除术时，如果消毒不严格或原有生殖系统慢性炎症，极有可能引起术后感染。

❹ 邻近器官的炎症蔓延。最常见的是发生阑尾炎、腹膜炎时，由于它们与女性内生殖器官毗邻，炎症可以通过直接蔓延，引起女性盆腔炎症。患慢性宫颈炎时，炎症也能够通过淋巴循环，引起盆腔结缔组织炎。

❺ 有不良生活习惯者。经期盆浴是盆腔炎的常见诱因，月经期身体抵抗力下降，若将下身泡在水中，水中致病菌可经阴道上行进入内生殖器。若经期游泳，更容易使水中的病菌进入阴道，继而进

入子宫、输卵管而造成炎症。

### 治疗方法

要治愈盆腔炎，只是针对病菌治疗没有用的，要从源头开始，消除导致女性慢性盆腔充血，也就是说要消除盆腔瘀血、水肿等症状。

一般治疗法：解除患者的思想顾虑，增强治疗信心，增加营养，锻炼身体，劳逸结合，提高机体抵抗力，特别是要加强运动锻炼。锻炼主要应针对下腹部，可每天做仰卧起坐、下蹲起立等运动 10～15 分钟，若懂得瑜伽，可有意识地增加针对盆腔、下腹部的练习招式，也可每天做倒立练习 5～10 分钟，此法可防止盆腔充血的发生。

物理辅助疗法：定期到医院进行物理治疗，如用远红外线治疗仪、频谱治疗仪等照射下腹部，从而改善下腹部及盆腔的血液循环，减轻盆腔充血的状况。盆腔炎治疗仪可以进行物理微波治疗，还能辅助药物进行消炎、抗菌治疗。

药物疗法：用抗炎药物时，也可同时采用 α-糜蛋白酶 5 毫克或透明质酸酶 1500 单位，肌肉注射，隔日 1 次，以利粘连的松解和炎症的吸收，若患者局部或全身出现过敏反应时应停药。有些时候，可将抗生素与地塞米松同时应用，在服用抗生素的同时，口服地塞米松 0.75 毫克，每日 3 次，停药时应逐渐减量。

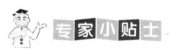

除了用药治疗外，女性朋友应利用一切可能的时间进行锻炼。比如骑自行车去上班，坐公交车的女性可提前两站下车步行到单位，工作空闲时应站起来活动一下筋骨。此外，锻炼也是缓解疾病的好方法。

### 预防与日常调理

❶ 养成良好的阴部清洁习惯。每晚用温清水清洗，忌用阴道冲

洗器、肥皂、各种护理液等洗外阴，以免破坏阴道内环境。

❷ 忌到不清洁的水域游泳，忌去过凉的水中游泳。患有妇科疾病者忌游泳。

❸ 勤换内裤，不要穿紧身、化纤质地内裤，更不要图省事垫护垫。

❹ 注意经期卫生。临近经期和经期不要游泳，要避免经期性生活、盆浴，不要使用不洁卫生巾。

❺ 注意性生活卫生。性生活前后用清水清洗外阴部；如患有性传播性疾病，治愈前，禁止性生活，远离性病病原体感染。

❻ 保持良好的精神状态。人在精神紧张、压抑、体质状况较差的情况下，容易患各种疾病。尤其是准备怀孕，要安排好工作、生活、家庭，留出自己锻炼身体、愉悦心情的时间，增强体质、保持良好的精神状态。

❼ 注意饮食调理，加强营养。饮食宜清淡，多吃易消化的食物，怕冷的患者可常喝姜丝红糖水，忌食煎烤油腻、辛辣之物，少吃生冷、寒凉之物。

❽ 积极避孕，减少人流手术。手术对生殖器的伤害较大，所以在没有准备怀孕前一定要做好避孕措施。

## 子宫颈炎，阻止幸福的"罪魁祸首"

子宫颈是通向子宫的通道，它的作用不容小觑。月经来潮时，经血通过子宫颈排出；性生活时，精子通过子宫颈进入宫腔；分娩时，子宫颈更要经历明显的变化，可以从1厘米扩大到10厘米左右，以便胎宝宝通过。子宫颈是保护子宫的"屏障"，是防止病原体侵入宫腔的重要防线。正因为宫颈"公务"繁忙，它也成为诸种妇科病的温床，尤其是子宫颈炎。

子宫颈炎常发于育龄女性，临床分急性和慢性两种，以慢性子宫颈炎为多见。当子宫颈急性发炎时，宫颈充血，又红又肿，按压腹部时，有较严重的疼痛感，阴道流出大量黄色脓样物，小腹部胀痛，有时体温上升。炎症如向周围扩散到盆腔，可有腰骶部疼痛和下坠感。如果久拖不治，急性子宫颈炎很有可能转为慢性炎症，子宫颈有糜烂、肥大、变硬或腺体囊肿形成等病变，主要症状为外阴瘙痒，尿频、尿急、阴道分泌物增多，色白或黄或染红，呈黏液状或脓样。因炎症范围及程度的不同而伴腰酸骶疼、下坠感，于月经前后、排便或性交后加重，且可引起痛经和月经失调。

### 病因

通常引起宫颈炎的原因很多，一般有以下几方面：

❶ 频繁的性生活。频繁的性生活刺激宜损伤子宫颈，引起子宫充血，宫颈分泌物增多，或月经量过多，经期延长时，宫颈上皮浸渍在碱性分泌物及月经血中，长期受刺激也可发生炎症。再加上流产和分娩等因素，引起宫颈裂伤和细菌侵袭，造成子宫颈炎。

❷ 病原体的侵入。最常见的为一般化脓菌，如葡萄球菌、链球菌及大肠杆菌。淋病双球菌、人乳头状病毒可引起结核性子宫颈炎。

❸ 乱用清洗液。很多女性盲目使用清洗液冲洗阴道，或用各种腐蚀性较强的药物配成阴道片剂、栓剂置入阴道，促使阴道与宫颈内 pH 值改变，阴道内环境被打破，病原体滋生，于是葡萄球菌、衣原体、疱疹病毒等就会伺机入侵宫颈黏膜，并潜藏其中，最终导致炎症的发作。

### 治疗方法

临床上治疗子宫颈炎多采用电熨、冷冻、激光、凝固刀等疗法，如运用电熨，使患部局部温度达到 100℃，使整个病变区组织呈乳白色或黄色，从而祛除病灶。患者除配合医生治疗外，还可运用中医疗法治疗。常用的方法有以下几种，这些疗法较简单，患者可在家辅助治疗。

❶ 对症口服中药。湿热下注型，症见白带多，色黄白或为脓性，或带中有血，性交痛或性交后阴道出血，伴有腰酸坠胀、尿频、阴痒、口苦咽干、舌红苔黄腻、脉弦滑，可服用抗宫炎片、四妙丸、子宫丸

等。脾肾亏虚型，症见带下量多清稀，绵绵不断，食少神疲、腰膝酸软、面色无华，或大便稀溏，舌淡苔白或腻，脉濡缓，可服用止带丸。

❷ 按摩。首先把手掌搓热，然后用手掌向下推摩小腹部数次，再用手掌按摩大腿内侧数次，痛点部位多施手法，以有热感为度。最后用手掌揉腰骶部数次后，改用搓法2～3分钟，使热感传至小腹部。

❸ 熏洗。取蛇床子、苦参各30克，枯矾15克，黄柏10克，用水煎，先熏洗后坐浴阴部，此方法较适用于湿热证。

❹ 敷贴。妇宁栓，每粒重1.6克。每晚睡前冲洗阴道，将妇宁栓1粒送入阴道深部，而后将核桃大小的无菌棉球送入阴道口，以防药液外流，或用苦参栓，每粒重1.2克，每晚1粒，塞入阴道深处。以上两种方法适用于湿热证。枯矾3克，蛇床子6克，共研细末，用蜡调和成丸，如弹子大小，以消毒纱布包裹塞入阴道，每日1换，至愈。此方法适用于虚证。

### 预防与日常调理

❶ 注意卫生。保持外阴清洁，坚持每晚用温水清洁，尤其是性生活前后，夫妻双方都应清洁下身，避免不洁性交引发疾病。

❷ 饮食宜清淡。多吃水果、蔬菜及清淡食物，并要注意休息。

❸ 性生活频率应适度。频繁的性生活，会降低阴道的自我抵御能力，如果性生活强度过大，甚至会造成一些细微的创口，给细菌的繁殖以可乘之机。

❹ 及时有效地采取避孕措施。降低人工流产、引产的发生率，以减少人为的创伤和细菌感染的机会。

❺ 定期去医院做检查，做到早发现、早治疗。

子宫颈炎的日常调理较为重要，只要平时多注意，就能降低发病的可能。

##  子宫肌瘤，引起早产、流产的原因

近年来，子宫肌瘤的发病有年轻化趋势，与激素水平改变、工作压力过大有关。一些女性怀孕前忽略了孕前体检，会给孕期带来隐患。以子宫肌瘤为例，如果处理不当，很可能引起早产或流产，增大不孕的可能性。

### 原因

一般患上子宫肌瘤的女性多因不良习惯引起，如长期心情抑郁、熬夜、不洁性生活、嗜吃甜食等，这些易引起激素水平分泌紊乱，导致盆腔慢性充血，诱发子宫肌瘤。

当子宫肌瘤较小时，绝大多数患者无症状，其通常在妇科普查或 B 超检查时被发现。假如肌瘤的生长影响了子宫腔的形态或使子宫内膜的面积改变，或肌瘤长在特殊部位，或肌瘤较大、增长速度过快，则可引起一系列的临床表现，如异常阴道流血、腹部有实性肿块、白带增多、腹痛、腰酸、下腹坠胀，子宫周围器官有压迫感，伴有尿频、便秘、浮肿等症状。

### 治疗

一般而言，直径在 5 厘米以内的子宫肌瘤可以通过保守治疗的方法处理，但如果直径大于 5 厘米，就必须进行手术。肌瘤生长的位置也很关键，如果肌瘤占据了宫腔位置，后果就比较严重。此外，怀孕时肌瘤还有可能发生红色变性，尽管是一种良性病变，但会引起肚子痛、发烧等临床症状，孕妇在治疗时会比较棘手。因此，子宫肌瘤患者怀孕前一定要到医院复诊，听取医生意见，以免引发意外。

### 预防与日常调理

远离子宫肌瘤，女性朋友要做到以下几点：

❶ 避免人工流产。夫妻双方应积极采取正确的避孕措施，尽量避免或减少人工流产次数。

❷ 调节饮食。多吃含蛋白质、维生素的食物。如果月经量过多，要吃富含铁质的食物，以防缺铁性贫血。

❸ 有疾病史的女性要定期去医院复查，一般应 3～6 个月复查一次。

❹ 保持乐观的心态，加强锻炼，提高机体抵抗力。

 ## 宫颈糜烂，女性的"红颜杀手"

宫颈糜烂，这种被称为"红颜杀手"的妇科疾病以其发病率高、隐匿性强的特点正悄悄地在女性朋友中蔓延，危害女性健康。宫颈糜烂是不是整个子宫都会烂掉？在得知自己患上宫颈糜烂后很多女性都会有这样的担心。

宫颈糜烂不是一种独立的疾病，而是慢性宫颈炎的一种表现形式。由于炎症刺激，宫颈表面被覆上皮细胞脱落，宫颈管内的柱状上皮细胞向外突出，代替了脱落的被覆上皮，由于覆盖面的新生上皮非常薄，甚至可以看到下方的血管和红色的组织，看上去就像真正的糜烂，所以才称之为宫颈糜烂，而实际上，这并不是真正的糜烂。

宫颈糜烂容易造成经久不孕。炎症细胞的侵蚀会使宫颈黏液发生明显改变，变得黏稠并含有较多炎性细胞，导致精子活力降低。在通过宫颈时，精子容易被吞噬细胞吞噬或被细菌毒素破坏，导致生育能力下降，女性怀孕后容易诱发流产。怀孕后，随着体内雌激素和孕激素水平不断增高，会使宫颈糜烂明显加重，造成阴道出血。尽管不直接影响胎儿发育，但未能及时治疗使孕妇的抵抗力降低，引起生殖器官感染，导致胎膜早破，羊水流失，诱发流产。因此，在准备怀孕前应积极治疗疾病，中重度宫颈糜烂的女性最好在宫颈病变好转后再怀孕，这样不仅有利于受孕，而且也有利于分娩。

### 原因

多数宫颈糜烂患者常常会有白带增多、腰骶酸痛等不适感，有时白带中甚至带有血丝或少量血液。那么，究竟是什么原因造成的宫颈糜烂呢？其实，患者不妨从日常生活中的习惯寻找。

❶ 私处清洁过度。常用女性清洁液、高浓度的消毒药液冲洗阴道，不仅会影响阴道正常菌群的生长，使其抑制病菌的作用下降，还会不同程度地损伤宫颈上皮，久而久之便形成糜烂，导致疾病的发生。

❷ 不洁的性生活所致。宫颈结构较特殊，易滋生病菌，若性生活中不注意就会增加宫颈糜烂的发生概率。

❸ 多次行人工流产、诊断性刮宫、宫颈扩张术等妇科手术，可能造成宫颈损伤或炎症，从而引起宫颈糜烂的发生。

治疗

如果是轻度宫颈糜烂，可以采取局部用药治疗。除了月经期外，每晚睡前将栓剂从阴道口送入阴道顶部，连用 10 日为 1 个疗程，需要治疗 3～4 个疗程才可见到效果。不可自行擅自用药，应该在医生指导下使用，以免用药不恰当引起不良后果。如果是重度宫颈糜烂必须去医院进行针对性治疗，一般治疗方法有电熨法、冷冻法、激光高温法、手术治疗等。患者需配合医生选择适当的治疗方法，坚持治疗，争取在最短的时间内治愈疾病。

 专家小贴士

患病期间，忌行房事，待创面完全愈合后才可进行。凡月经周期过短、月经期持续较长者，应予积极治疗。

预防与日常调养

❶ 不过早开始性生活。青春期宫颈的鳞状上皮尚未发育成熟，性生活容易使鳞状细胞脱落引发疾病。

❷ 保持情绪稳定，少吃辛辣、油腻、刺激性、过冷、高糖的食物，多喝酸奶。

❸ 每年做一次妇科检查，以便及时发现宫颈炎症，及时治疗。

❹ 及时有效地采取避孕措施，避免过早、过多、过频的生育和

流产，减小对宫颈的损伤。

⑤ 注意个人卫生，每日更换、洗净、消毒内裤。洗内裤的时候要和袜子、其他衣物分开洗。

 ## 附件炎，输卵管和卵巢的炎症

在女性内生殖器官中，输卵管、卵巢被称为子宫附件。附件炎是指输卵管和卵巢的炎症。附件炎分急、慢性两种，它们的症状完全不同。

急性附件炎：急性附件炎最常见的两大症状就是腹痛和发热。起初腹痛仅局限于下腹部，多为双侧性，少数患者有呕吐症状，这点与阑尾炎的转移性疼痛不同，患者大便时腹痛加重，有时合并有尿痛。患者还可能出现腹胀、便秘、大便带黏液等症状，这些是结肠壁受到炎性刺激的结果。患者发热时即出现高热，体温可达 39～40℃，还会伴有恶寒或寒战，随之出现不规则的弛张热。此外，急性期还会出现月经量增多、白带增多、经期延长及阴道不规则出血等症状。少数患者有腹胀、腹泻等肠道症状，或出现尿频、尿急等膀胱刺激症状。

慢性附件炎：慢性期患者可有白带增多、痛经、月经过频、月经量增多或经期延长，或阴道不规则出血等症状，并伴有腰骶酸、下坠感、性交痛、腹胀、腹泻等症状，或出现尿频、尿急等膀胱刺激症状。此病可反复发作，并在劳累、性交、月经后加重。病程长者有神经官能症，如精神不振、倦怠、周身不适、失眠等。

虽然附件炎只是妇科疾病的一种炎症，但它的危害却不可小觑，也许在你的不经意间，炎症的蔓延会使你的身体受到更大的损伤。经研究发现，如果附件炎得不到及时治疗，易导致不孕或宫外孕。

病因

女性患上附件炎的病因较多，一般有以下几种：

① 性生活过早、过频，不注意经期卫生，月经期性交，或不洁

性交所致。

❷ 常穿紧身裤会阴部不透气，阴道排泄物积聚，引发炎症，并上行而诱发附件发炎。

❸ 清洗外阴不科学，如先洗肛门再洗会阴，就会将肛门处的细菌带入阴道，或经期用盆浴等，病菌也会上行侵入内生殖器。

❹ 未经严格消毒而进行的宫腔操作，如吸宫术、子宫输卵管造影以及消毒不严格的产科手术感染等都可以引起附件炎。

❺ 分娩或流产后，由于抵抗力下降，病原体经生殖道上行感染并扩散到输卵管、卵巢继而整个盆腔引起炎症，导致附件炎。

❻ 盆腔或输卵管邻近器官发生炎症，如阑尾炎时，可通过直接蔓延引起输卵管炎、卵巢炎、盆腔腹膜炎，炎症一般发生在邻近的侧输卵管及卵巢。

❼ 性传播疾病。如淋病感染后，淋病双球菌可以沿黏膜向上蔓延，引起输卵管卵巢炎症。

❽ 在使用宫内节育器的同时，患者不注意个人卫生，或手术操作不严格而引发。

❾ 身体其他部位有感染，未经及时治疗时，病原菌可经血行传播而引起附件炎，多见于结核性疾病。

治疗

治疗附件炎多以消炎为主，药物中采用抗生素疗法，但由于较容易使病情反复，所以必须配合物理及其他药物联合治疗。

抗生素治疗：对于急性附件炎症状明显的患者首先应选用抗生素来治疗，抗生素可将残留的致病菌杀死，并可预防其急性发作，常用的药物为青霉素、庆大霉素、甲硝唑等，而抗生素治疗慢性附件炎效果不明显。使用这些抗生素最难掌握的是停药时间，停药过早容易导致患者病情反复，而长期使用这些药物除了会造成患者经济负担过重外，还可能会损伤其他脏器。

物理疗法：即利用物理因子做治疗，很受患者欢迎。常用的物理治疗有短波、超短波、红外线、音频、离子透入等，温热的良性刺激可以促进盆腔的血液循环，改善局部组织的营养状态，以利于炎症的吸收和消退。但体温超过 37.5℃ 或患生殖器结核时则不要采用理疗。

药物疗法：对因慢性输卵管炎造成的输卵管阻塞，可行宫腔注射，选用庆大霉素 16 万单位，α-糜蛋白酶 5 毫克，地塞米松 5 毫克，以 20 毫升生理盐水稀释，严格消毒外阴、阴道、宫颈后行宫腔注入，从月经干净后 3 日开始，隔 2 日注射 1 次，至排卵期前结束，可连续治疗 3 个周期。

手术治疗。急慢性附件炎在治疗效果不是很好的情况下就要考虑手术治疗，急性附件炎如果是卵巢和输卵管积脓，而且包块又比较大时，单用抗生素药物是不可能让它完全吸收的，在积极治疗 72 小时后，症状还不见缓解的就要考虑手术治疗了；慢性附件炎如果有久治不愈的输卵管积水或是卵巢的囊肿，也要手术治疗。对于输卵管阻塞造成不孕者，可行输卵管整复手术，对反复急性发作的慢性输卵管卵巢炎、盆腔腹膜炎，经药物治疗效果不理想，患者深感痛苦，且年龄较大时，也可以考虑手术治疗。

此外，也可以采用组织疗法，如胎盘组织液、胎盘球蛋白、肌肉注射，每日或隔日 1 次，15 次为 1 个疗程。

### 预防与日常调理

❶ 科学避孕。选择适当的避孕措施，防止意外妊娠导致的人工流产。

❷ 注意个人卫生。加强经期、产后、流产后的个人卫生，勤换内裤及卫生巾，避免受风寒，不宜过度劳累。

❸ 日常饮食应以清淡食物为主。多食有营养的食物，如鸡蛋、豆腐、赤豆、菠菜等。忌食生、冷和刺激性的食物。

❹ 避免经期性生活，以防感染。

❺ 多喝水。附件炎容易导致身体发热，所以要注意多喝水以降低体温。

❻ 尽量避免不必要的妇科检查，以免扩大感染，引起炎症扩散。

❼ 注重劳逸结合，加强锻炼，改善体质，提高抵抗疾病的能力。

# 备孕必读：

# 慢性病患者，怀孕需听从医生建议

 **心脏病患者，怀孕宜慎重**

健康的人怀孕后心脏负担也会加重，有心脏病的人负担会更重，越接近分娩越容易出现心脏功能不全、血运障碍，进而造成胎盘血管异常，导致流产、早产。此外，心脏病还是妊娠中毒症的起因。因此，心脏病患者一定要在妊娠前进行相关的调治。

### 做好孕前咨询

在孕前就已诊断为心脏病的女性在准备怀孕时，要进行一次较全面的检查，并经咨询医生证实确实可以怀孕再做怀孕的准备。

患心脏病的女性是否能怀孕，关键要视心脏的功能和疾病的性质来决定。一般可以怀孕的患者，年龄在35岁以下，病情稳定，能胜任日常体力活动或轻便劳动者。这样在怀孕和分娩时发生心力衰竭及其他并发症的机会就会降低。

而轻微劳动便出现心悸、气急者；有心衰病史或伴有慢性肾炎、肺结核者；心脏有明显扩大或曾有脑栓塞而恢复不全者；风湿性心脏病伴有房颤或心率快难以控制者；严重的二尖瓣狭窄伴有肺动脉高压的风湿性心脏病、心脏畸形较严重或有明显发绀的先天性心脏病而未行手术者都不宜怀孕。因为这类患者的妊娠、分娩和产褥期

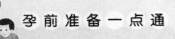 

心力衰竭的发生率超过 47％，同时也会增大胎儿流产、早产或死胎的风险。

不宜妊娠的心脏病女性一旦怀孕，应该在怀孕头 3 个月内做人工流产，这样安全度较高，如超过 3 个月就有一定的危险性。此时，应在心内科和产科共同密切观察下做引产。如果当时孕妈妈已出现心力衰竭，必须先控制心力衰竭，然后才能引产。

### 轻微心脏病患者怀孕须知

对于一些轻微心脏病的女性，如准备怀孕，那一定要做好防护，采取有力措施减轻心脏负担，防止心力衰竭发生。

❶ 饮食宜吃富含维生素、高蛋白、少脂肪的食物。从孕 4 月起，要限制食盐摄入量，每天不可超过 6 克；严格控制体重的增加，以整个孕期体重增加不得超过 10 千克为宜。

❷ 学会自我保护，避免受凉，积极预防感冒，降低心衰的发生率。

❸ 定期进行产前检查，以便早期发现异常情况。

❹ 要在预产期前 2 周住院待产，以便医生提早做好分娩以及抢救的准备。

 ## 高血压患者，谨慎对待怀孕

生活节奏快了，工作压力大了，女性结婚生子的年龄越来越晚，孕前得高血压、孕后患妊娠高血压综合征的人也越来越多，给孕育、分娩带来了许多隐忧。那么，患有高血压病的女性是否可以怀孕？这要根据患者病情的严重程度而定。

### 做好孕前咨询

患有高血压病的妇女在计划怀孕前，要经过认真检查与治疗，能否怀孕要征求医生的意见。

女性患有早期高血压病，妊娠后有 30％～40％ 在妊娠早期及中期血压降到正常，到妊娠晚期（7 个月以后）血压又渐升高。如果没有明显血管病变的早期高血压病的孕妇，只要在孕期认真检查监护，母婴健康状况一般都是良好的，此类妇女可以怀孕。

而眼底有血管明显痉挛或硬化的高血压病患者，妊娠晚期容易并发妊娠中毒症，这将加重血管痉挛，影响子宫血流量，导致胎盘绒毛缺血，使胎盘功能减退，胎儿在宫内缺氧，发育停滞，会使胎儿体重减低，严重者可出现死胎。另外，胎盘绒毛缺血严重时，可导致绒毛坏死、出血，引起胎盘早期剥离，这是一种严重的并发症，直接威胁母婴生命。所以，患这种高血压病的妇女不可怀孕。

### 高血压女性的孕前须知

❶ 患高血压的女性在怀孕前一定要做有关心脑血管的体检。包括：

（1）测定血液中的胆固醇及甘油三酯的高低，以便了解心血管的情况。从中发现动脉硬化、冠心病的易患因素；同时应做心电图、超声心动图检查，以了解心脏的情况，判断心肌是否缺血，左心室是否肥厚；拍 X 线胸部正位片，观察主动脉有无扩张、延长等，以了解心脏的血管情况。

（2）做脑血流图，以了解脑动脉硬化情况及血液供血情况，有助于防止脑血管并发症的发生。

（3）检查肾功能，通过查血液中的肌酐尿素氮，化验尿液，检查是否有蛋白，以了解肾功能。

（4）测定血糖、尿糖和糖耐量检验，以了解是否并发糖尿病和早期发现糖尿病。

（5）测定血中钙、尿酸的水平，以了解有降压作用和利尿药导致的高钙血及高尿酸血糖。

❷ 做好孕前保健。在医生指导下，提前半年把降压药换成对妊娠影响较小的类型。因为孕早期 3 个月是胎儿各器官分化形成的关键，某些药物可能导致胎儿畸形、流产或死胎。如果能停用降压药，通过运动、低盐饮食、放松心情就能将血压控制就更好了。此外，

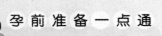

将血压长期控制在正常范围，即 140/90 毫米汞柱以内，才有条件考虑妊娠。如果血压忽高忽低，或短时间内才控制好，就别着急要孩子。

 ## 糖尿病患者，受孕前须"过三关"

糖尿病对怀孕的影响较大。如果孕前就患有心脏病，怀孕后常使病情加重，并且容易并发妊娠高血压综合征（比正常准妈妈高 4 倍）、脑血管意外和胎盘早期剥离，易致胎儿畸形，并威胁准妈妈的生命安全。此外，糖尿病孕妇分娩的胎儿比正常准妈妈分娩的胎儿要大，往往超过 4000 克，称为"巨大儿"。这样就容易发生难产。羊水过多的发生率较高，羊水量骤增可引起准妈妈心、肺功能失调。因此，内分泌科医生说，女性糖尿病患者要想生育须"过三关"。

### 第一关：做好相关体检

稳定血糖对要生育的糖尿病女性非常重要，因此其在孕前务必做一个全面体检，然后再考虑是否怀孕。

❶ 稳定血糖水平，血糖监测结果至少在 3 个月之内都显示波动不大，空腹血糖不超过 6 毫摩尔/升，饭后血糖不超过 8 毫摩尔/升。

❷ 糖化血红蛋白控制在 6.5%～7%，因为糖化血红蛋白代表了 3 个月的平均血糖水平，能够有效显示患者的血糖控制状况。

❸ 无严重并发症，如眼部病变、心肺功能异常、肝肾功能不全等。否则，在这种情况下，怀孕不仅会威胁准妈妈的生命，腹中的胎儿也多半会出问题。

### 第二关：控制饮食

糖尿病患者经体检后确认可以怀孕，在孕期也应适当控制饮食。原则上病情轻者，可适当控制糖类的低盐饮食，保持尿糖阴性或阳性，能从事日常活动而无饥饿感，并给予维生素、钙及铁剂。重症者尚需药物治疗。

第三关：学会正确使用胰岛素

怀孕期间饮食控制血糖不够理想者，可在医生指导下，进行胰岛素治疗。用药量应根据病情而定。一般来说，早晨用1次或早、晚各1次。怀孕前半期，由于胎儿能量的主要来源是葡萄糖，这要由准妈妈不断提供，往往使空腹血糖低于妊娠前水平，此时胰岛素用量应减少30％左右；后半期，由于胎盘胰岛素酶增加，促使胰岛素分解，加之胎盘雌激素、泌乳素对胰岛素的拮抗作用，胰岛素用量应较孕前增加约2/3。但在临产或产后，对胰岛素的需要量又显著下降。

 专家小贴士

　　孕期不宜口服降糖药。由于目前常用的碘脲类降糖药如甲碘丁脲等可通过胎盘进入胎儿体内，刺激胎儿胰岛增生，分泌过多胰岛素，致使胎儿出生后发生低血糖，有时还会危及生命。而且，这类药物还可引起胎儿肢体、骨骼畸形和唇腭裂。

 肾病患者，怀孕需视病情而定

怀孕需视病情而定

　　肾脏疾病患者要谨慎怀孕。如果孕妇患有肾脏疾病，通常会较早出现妊娠高血压综合征，不利于胎儿的发育，严重的还会引起流产、早产等。而且，这种疾病对妈妈的危害也不小，可导致肾衰竭和尿毒症。因此，若女性患有此病，不可贸然怀孕。不过，患了肾病的患者，是否能怀孕要视病情而定。

　　肾脏病仅仅是肾脏患有疾病的总称，有肾脏病的女性能否怀孕，关键要看患的究竟是什么类型的肾脏病，是否伴有高血压，以及有无肾功能减退和减退的程度等。

　　一般可以怀孕的患者包括：

❶ 肾结石患者。怀孕以后对疾病非但无不良影响，相反，还可因怀孕后肾盂、输尿管的扩张，而有利于结石的排出。

❷ 慢性肾炎病情较轻者。患慢性肾炎的女性，如果肾功能已基本正常，尿蛋白少量（微量或"＋"），且在一段时间的稳定期，可以怀孕。但应注意休息，增加营养，多吃含有蛋白质的食物，补充足量维生素，饮食宜淡，不宜过咸。注意增强身体抵抗力，避免各种感染，定期检查肾功能。仅有少量蛋白尿而不伴有血压增高者，孕期加强保健，精心监护，妊娠结局一般是良好的。

除以上两种情况外，其他肾病患者都不宜怀孕。怀孕会加重体内许多脏器（包括肾脏在内）功能的负担，这是因为怀孕以后血循环中的血容量增加，这就导致了流经肾脏的血液量和肾小球的滤过率也增加了，而且血清尿素氮和肌酐水平也有所降低，这就使得肾脏的体积比怀孕时要增大，长度也加长。孕后子宫膨大，压迫了输尿管，加上孕激素水平的增高，使平滑肌松弛，肾盂、肾盏和输尿管扩张，从而容纳大量的尿液而积水。所以，怀孕期间很容易得尿路感染，压迫肾静脉，产生蛋白尿，加重病情。

尤其是急性肾炎、慢性肾炎较重者，如果怀孕了，不仅不利于肾炎的治疗，而且还容易造成流产、早产。一般来讲，急性肾炎病愈至少 3 年后，方可受孕。

 专家小贴士

患有不宜怀孕的肾脏病女性，如果发现自己怀孕了，应及时去正规医院行人工流产，切勿因想留住孩子而选择保胎，这于己不利，对孩子更加不利。

 乙肝患者，要做好孕期保健

患有乙肝的女性能否怀孕不应一概而论。因为虽然乙肝病毒可通过胎盘垂直传播给宝宝，同时怀孕期间肝功能的负担增加，会加重肝功能的异常，甚至引起妊娠高血压综合征。但如果在医生的指导下，做好孕期保健，同样能够孕育健康的宝宝。

### 做好孕前咨询

如果患有乙肝，在孕前一定要去医院做好相关检查，如乙肝五项检查是否感染乙肝及感染的具体情况，区分大三阳、小三阳的指标。

一般患急性乙肝的女性经适当治疗、合理调养后，几个月即可痊愈。等所有指标正常后，再经过一段时间的休养，待体力完全恢复，就可考虑怀孕。对于慢性乙肝患者，首先应弄清自己病情的轻重程度，再决定是否怀孕。如果是乙肝病毒携带者，经长期随访检查肝功系列始终正常，B超检查不提示肝硬化，可以考虑怀孕。

但对于乙肝炎症正处于活动阶段，检查肝功异常，自觉疲乏、食欲不振、腹胀等，这时应该避免怀孕。处于活动期的乙肝患者，应该首先接受正规的治疗，包括抗病毒和免疫调节治疗等。待肝功能恢复正常、病毒复制指标转阴或复制能力降低时再怀孕，这样对母子均有利。如果B超检查发现肝炎已经发展到肝硬化程度，最好不要怀孕。对于活动性肝炎患者经治疗后，病情稳定，肝功能正常半年以上，怀孕较为安全。

### 做好孕期保健

❶ 孕期用药需谨慎。乙肝患者一旦怀孕，应该终止使用各种对肝有毒性的药物，如抗生素、抗结核药物、治疗糖尿病药物等。乙肝"大三阳"的准妈妈，应在怀孕的第7个月、第8个月、第9个月，分别注射1支高效价乙肝免疫球蛋白，以预防乙肝病毒的宫内感染，使新生儿健康出生。

❷ 增强保健意识。肝炎流行地区的准妈妈应注意加强营养，按孕期营养标准进食，增强体质，减少及杜绝对肝炎病毒的易患性。

❸ 加强围生期保健。重视孕期监护，怀孕早、中及晚期反复检查肝炎病毒抗原抗体系统，提高肝炎病毒的检出率，早发现，早

治疗。

❹ 胎儿出生后要加强免疫，按时注射疫苗。乙型肝炎表面抗原阳性准妈妈所生婴儿，于出生后 24 小时内或 7 天内、1 个月、6 个月各接种 1 次疫苗，每次 30 微克。

专家小贴士

> 分娩后，母婴应定期去医院体检，密切观察乙肝病的发展情况，做到早发现、早治疗。

## 贫血患者，先调养再怀孕

贫血是指人体外周血红细胞容量减少，低于正常范围下限的一种常见的临床症状。如果孕前患有贫血，孕后有可能会因早孕反应而影响营养的吸收；加上宝宝生长的需要而使贫血加重。重度贫血可致宝宝宫内发育迟缓，出现早产或死胎，可使准妈妈发生贫血性心脏病、产后出血、产后感染、心力衰竭等。因此，已婚女性决定担负做母亲的神圣使命前，应检查自己是否患有贫血疾病，以便及早发现和治疗。在贫血得到治疗、各种指标达到或接近正常值时，才可以怀孕。此外，怀孕后还要定期检查，继续注意防治。因为原来不贫血的女性怀孕后，也容易产生贫血症状。

### 做好孕前体检

一般女性贫血的症状较明显，备孕前可先自查，若有下列症状，最好去医院做相关检查。

软弱无力：疲乏、困倦，是因肌肉缺氧所致。

皮肤、黏膜苍白：皮肤、黏膜、结膜以及皮肤毛细血管的分布和舒缩状态等因素的影响。

心血管系统：心悸为最突出的症状之一。严重贫血或原有冠心病，可引起心绞痛、心脏扩大、心力衰竭。

呼吸系统：气急或呼吸困难。

中枢神经系统：头晕、头痛、耳鸣、眼花，注意力不集中、嗜睡等均为常见状态。

消化系统：食欲减退、腹部胀气、恶心、便秘等为最多见的症状。

生殖系统：女性患者中常有月经失调，如闭经或月经过多。

### 做好孕前日常调理

饮食疗法是治疗和预防缺铁性贫血的有效手段之一。若是轻度贫血，只需调理饮食，即可改善贫血状态。

① 多吃含铁量高的食物。如豆类、豆制品、猪肝、木耳、红枣、海带、黑芝麻、菠菜、紫菜、玉米、麦芽等，为身体补充充足的铁质，增加血红蛋白的生成量。

② 摄入足量的高蛋白食物。高蛋白食物可促进铁的吸收，也是合成血红蛋白的必需物质，如肉类、鱼类、禽蛋等。

③ 常吃富含维生素 C 的新鲜水果和绿色蔬菜。如橘子、山楂、西红柿、苦瓜、青柿子椒、青笋等。维生素 C 有参与造血、促进铁吸收利用的功能。

④ 不宜喝浓茶。茶叶中鞣酸会阻碍铁质的吸收。还应戒烟、禁酒，不偏食。

⑤ 提倡使用铁锅煎炒食物，因为炒菜时锅与铲之间的摩擦会产生许多微小碎屑，铁便溶于食物之中。所以铁锅是一种很好的补血器皿。

下面推荐两款补血食疗方。

#### 红枣木耳汤

红枣 30 枚，黑木耳 25 克，红糖适量。先将黑木耳择净，用冷水泡发，洗干净，撕成小朵状，放入沙锅，加水适量，武火煮沸，改用文火炖煮 30 分钟，待黑木耳煮烂时，放入红枣和红糖，煨煮至沸，红糖完全溶化即成。本品养血补血，主治血虚型贫血，主要表现为面色苍白或萎黄，口唇、指甲淡白，体虚无力，心悸失眠，头晕目眩。

❧ 杞果牛骨汤

生牛骨 250 克，枸杞子 15 克，黑豆 30 克，大枣 10 枚。以上材料加水适量，共煮炖为汤，空腹食用，连服 30 日。本品补气血，益肝肾。主治属气血亏虚型贫血，产后失血过多，面白唇淡，头晕目眩，神疲乏力，腰膝酸软，盗汗，午后发热等症。

除了在饮食中进行科学养血和补血外，在生活中，女性要学会自我保养，做到起居有时、娱乐有度、劳逸结合。保持心情舒畅，不仅可以增进机体的免疫力，同时还能促进骨髓造血功能旺盛起来。

**专家小贴士**

一般容易贫血的女性，多因偏食、挑食、不良习惯、疾病等因素引起，如长期喝咖啡、不爱吃水果、长期吃素、月经不调等。建议女性朋友应及早改正不良习惯、平衡膳食、治愈疾病，才能孕育出最棒的一胎。

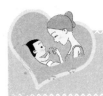

# 特别提醒：

# 怀孕需谨慎

 ## 人工流产术后至少半年再怀孕

怀孕是女人一生中最重要的事情，不能草率地开始，如果不做好避孕措施，一次欢娱之后，就会不小心怀孕了，但又不是最好的时机，那么只能选择人工流产了。人工流产作为一种人为的终止妊娠手段，可干扰正常妊娠带给母体的一系列生理变化，女性的身体和心理都会受到不同程度的损害，特别是生殖系统。

一个和子宫血肉相连的小生命被冰冷的手术刀刮掉，不仅损伤娇嫩的阴道、脆弱的子宫，而且会使未来的胚胎没有一个健康的温床，很容易造成终身不孕，还会诱发乳房疼痛，使女人最柔软的地方危机四伏，进而整个身体变得脆弱单薄，失去抵抗疾病的能力。而且，流产以后，子宫等生殖器官需要一定时间的恢复和调整，如在短时间内再怀孕，由于子宫恢复不良，则很容易出现自然流产、胎儿发育不良、早产、胎膜早破等并发症。可见，人工流产是导致宫内环境恶劣的罪魁祸首，尤其是当女性流产3次以上，会使孕育宝宝的"土壤"变得越来越"贫瘠"，就很容易变成习惯流产体质，也就是说小小的胚胎再也无法安稳地着陆了。

因此，人工流产后最好要等1年后再怀孕为好，但如果有特殊情况，至少也要等半年后再怀孕。另外，人工流产后的女性，要在医院内休息半个小时到 1 小时，无特殊不适，方可离开；术后由于子宫收缩出现腹痛，多于半小时至 1 小时缓解。如数小时或数日后出现腹痛剧烈、阴道出血有较多血块，伴发热，应及时到医院就诊。由于刮宫后子宫内膜留有创伤，手术后两周内会有阴道出血，一般血量少于月经量或相似月经量，均为正常。如超过两周出血仍未干净，或其间血量超过月经量者，应立即到医院就诊。禁止性生活 1 个月，禁止游泳、盆浴 1 个月。由于术后人体抵抗力低下，为避免病菌乘虚而入而发生阴道炎、盆腔炎，要保持会阴部清洁干净，勤换卫生巾、卫生纸。每晚用清水清洗外阴，用清洁干燥的毛巾擦干。切勿用手掏洗阴道，也不可自己用任何药物洗剂冲洗阴道。

 专家小贴士

　　人工流产后要采取有效的避孕措施，如不想再生育，可放置节育环，注射避孕针，皮下埋药、口服避孕药、工具避孕或行绝育手术。如想生育，应在术后 3 个月至半年做好避孕措施，同时注意身体、精神各方面的调养，为再次受孕做好准备。

 **剖宫产后要相隔 2 年再怀孕**

　　剖宫产分娩手术从医学上来讲，是救急手术，但现在很多人却把这种救急手术当成"创可贴"，认为生宝宝就应该行剖宫产才是最安全的。其实，选择剖宫产，从长远角度来说，很可能损害女性的健康。剖宫产手术必然造成子宫内膜暴露在盆腔中，容易导致以后的慢性妇科疾病，也会增加子宫内膜异位的风险。手术的另一个风险是破坏了盆腔里腹膜的完整性，容易造成慢性肠粘连，导致盆腔酸痛胀、下坠感或排便不适。不少剖宫产妈妈以为这是生宝宝的不良反应，却不知道其实是剖宫产的后遗症。

　　如果第一次剖宫产做的是子宫横切口，且无手术并发症，术后恢复良好，想要再次怀孕，医生建议最好相隔 2 年以上。如果剖宫产后 1 年内再次妊娠，其子宫瘢痕破裂可能性很大，即使不足月分娩，或在怀孕早期做人工流产术，都存在着子宫瘢痕破裂的危险性。因此，在剖宫产手术后 1 年内应坚持避孕，切忌再次怀孕以防不测。

　　如果再次怀孕没有新的产科指征出现，在具备良好的医疗设备，且有专职医师的密切观察和连续监护时，可以试行自然分娩。但危险性依然存在，因为孕期内原有子宫瘢痕可能自发破裂或因分娩时产力过强而破裂。因此，通常情况下，第一次采用剖宫产的女性，第二次怀孕一般必须行剖宫产。

## 宫外孕治愈半年后可受孕

　　正常情况下，受精卵会由输卵管迁移到子宫腔，然后安家落户，慢慢发育成胎宝宝。但是，由于种种原因，受精卵在迁移的过程中出了岔子，没有到达子宫，而是在别的地方停留下来，这就成了宫外孕，医学术语又叫异位妊娠。90％以上的宫外孕发生在输卵管。这样的受精卵不但不能发育成正常胎宝宝，还会像定时炸弹一样给孕妇带来危险。

　　医学专家认为，尽管宫外孕在发病时十分危急，但在进行及时有效的治疗后，很多女性仍可以再次怀孕。但有些夫妻求子心切，妻子常常会在宫外孕治愈后不久便又匆匆地怀孕。然而，这样会很危险，如果输卵管没有完全疏通，则有可能再次引发宫外孕。资料显示，重复宫外孕发生率可达到 15％左右。

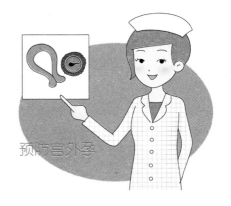

预防宫外孕

所以发生过宫外孕的女性，在彻底治愈后一定要坚持避孕一段时间，不要急于怀孕，最好在治愈后半年再怀孕。但要注意受孕前要经过医生检查，待确认一切正常后方可取消避孕措施，考虑再次怀孕。

 **女性摘掉避孕环不宜立即怀孕**

有些育龄女性采用子宫内置避孕环的措施进行避孕，准备怀孕时，需要摘掉避孕环，那么摘取避孕环后可以马上怀孕吗？

专家认为，如果去掉避孕环后立即受孕，原则上不利于优生。避孕环作为异物放在子宫内，以干扰受精卵着床，从而达到避孕目的。但是，无论放环时间是长还是短，作为异物，避孕环都会或多或少地对子宫内膜等组织有一定损害和影响，这对于胚胎或胎儿的生长发育是不利的，会给新生儿造成缺陷。因此，曾经戴过避孕环的女性，在准备怀孕时，应在摘掉避孕环 3 个月后再怀孕为宜。其间可采用男用避孕套的方法避孕。

孕前摘掉避孕环应注意以下几个方面：

❶ 做完女性取环后服用适量抗感染及止血药物。

❷ 取环后当天，可能有轻微下腹不适、腰痛或少量阴道出血或血性白带，一两天就会自然消失，这是由于取环刺激子宫内膜和子宫颈所引起的，是正常现象，如取环后阴道出血量超过月经量，或半月后出血持续不净，或腹痛严重等，应立即去医院复诊。

❸ 取环后休息 1 天，2 周内禁止房事和坐盆洗澡，以防感染。注意少沾冷水，注意外阴清洁，不做重体力活动，进食富有营养的食物。

 **高龄女性要孩子别"等等再说"**

想要宝宝吗？"等等再说"是很多现代女性的一个观念。著名演员李媛媛因患宫颈癌英年早逝，让很多喜欢她的观众痛心不已。原因之一就是高龄生育后导致了她的身体出现癌变。调查资料同时还表明，35 岁以上初次生育的女性，乳腺癌的发生率比 30 岁以前首次生育者大大增加，首次生育年龄越大，乳腺癌的发生率就越高。

另外，现代医学亦认为高龄准妈妈（女35岁以上或男方40岁以上）还要面临更多的孕期问题和风险。首先就表现在受孕上。女性卵子数目随着年龄的增长而逐月递减，直至绝经期完全消失。随着卵子数目的逐渐减少，卵子质量虽可不断更新，但活力却有所下降。这是高龄女性难以受孕的原因。根据统计，30岁的女性平均要在7个月经周期后怀孕，比25岁的女性多两个周期。而35岁以后的女性，则要经历更长的月经周期后才能怀孕。因此，在受孕这个问题上不要操之过急。

而且，高龄孕妇产下的胎儿出现问题的概率比年轻的准妈妈大，而且高龄孕妇在整个孕期更易发生妊娠并发症（如妊娠高血压综合征、妊娠糖尿病等），容易造成复杂的高危妊娠状况。同时，由于女性随着年龄的增长，子宫的收缩力和阴道的伸张力变差，高龄产妇还容易发生大出血和难产的状况。这些潜在的风险可能造成高龄孕妇更多的紧张和焦虑。

因此，妇产科专家指出，在生育大事上，女性不应该错过最佳年龄。在这里提醒那些晚育的女性：不管你什么时候生孩子，事业都会有所停顿，而为了你以后的孩子更健康，建议您在最佳年龄生育一个最棒的宝宝。

 ## 夫妻血型不合要谨慎怀孕

据研究，血型系统有数种，在孕期造成母儿血型不合，发生新生儿溶血的主要原因是由于ABO及Rh血型系统不合所引起。

所谓ABO血型不合，是指准妈妈的血型为"O"型，丈夫为"A"或"B"或"AB"型血型，所怀的胎儿是"A"或"AB"或"B"型，当孕妇体内有抗"A"或抗"B"抗体存在时，抗体可以通过胎盘进入胎儿，使胎儿的"A"或"B"或"AB"型的血细胞受到破坏，发生新生儿溶血。ABO血型不合的发生率仅为20%，而真正发生新生儿溶血的仅在5%以下，即使发生也较轻。

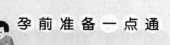
　　Rh 血型系统是指准妈妈血型为 Rh（－），而丈夫及孩子均为 Rh（＋），这样准妈妈体内抗 Rh 的抗体进入胎儿体内可引起 Rh 血型不合的溶血。这种血型不合的溶血，一旦发生，情况比较严重，但第一次怀孕不会发生溶血。

　　因此，有 ABO 血型不合可能者，孕前要查女方体内抗"A"、抗"B"抗体的情况，如果没有抗体，或抗体效价不高，可以妊娠。而 Rh 血型不同者，第一次妊娠可以，如果既往有过流产或生过孩子，一定要查女方体内 Rh 抗体，如果抗体（＋）且效价较高，就不应该妊娠，否则容易导致死胎，而且发生新生儿严重溶血的可能性比较大。

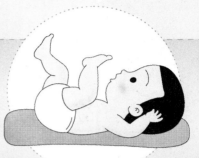

# 第三章

# 孕前6个月：建立适合怀孕的生活方式

夫妻至少从孕前6个月开始学会善待自己，因为这不仅直接影响夫妻双方的生育能力和生殖系统，同时也会在很大程度上影响宝宝的健康。细细想来，小夫妻们在孕前还是有许多事情要做的，如饮食营养、生活习惯、运动健身、远离不安全环境、一些需要特别关注的问题等，都需要适当地调适和准备，哪一项也不能少。那么，从本月开始，如何做好这了不起的孕前准备工作，为孕育出聪明健康的宝宝奠定坚实的基础呢？

# 备孕必读：
# 做好饮食调整助"孕"力

 **自测，缺乏营养要及时补**

一般人不能对每天所食用的食物进行营养分析，以计算自己摄取了多少营养，又缺乏多少营养。因此，营养不均衡是普遍存在的问题。为确保孕前身体健康，夫妻有必要补充各种营养素，为自己购买一份营养保险。那么，身体缺乏营养会有哪些表现呢？

### 头发信号

脱发，头发干燥、易断，发丝易缠卷，可能缺乏蛋白质、热量、脂肪酸、微量元素锌。而头发色泽变浅、变淡，是维生素 $B_{12}$ 偏低的信号。因此，孕前每周应摄入 2~3 次海鱼，可适量多吃些牡蛎，以保证微量元素锌的供给。每天保证主食的摄入量，如馒头、面条、米饭等主食不能少。另外，还要补充充足的优质蛋白质，可适量多吃些肉、鸡蛋、牛奶，同时要增加必需脂肪酸的摄入量。

### 口部信号

若发现口角发红，长期干裂，而且口唇和舌头疼痛，可能是因营养不良而患上口角炎。多为缺乏铁质和维生素 $B_2$、维生素 $B_6$ 造成的。含维生素 $B_2$ 的食物包括动物肝脏、鸡蛋、牛奶、豆类及某些蔬菜，如雪里蕻、油菜、菠菜、青蒜等。含维生素 $B_6$ 的食物来源很广泛，动植物中均含有，但一般含量不高，含量最高的为白色肉类

(如鸡肉和鱼肉)；其次为动物肝脏、豆类和蛋黄等。因此，具有上述症状的男性、女性要多吃含 B 族维生素的食物。

### 视力信号

如果一到晚上视力就下降，可能缺乏维生素 A。因此，具有这种症状的男性、女性在孕前要多吃含维生素 A 丰富的动植物类食物，如胡萝卜、油菜、橘子、动物肝脏、蛋黄、番茄及其他黄绿色蔬菜和水果。

### 指甲信号

指甲上有白点，表示缺锌；指甲容易断裂，说明缺铁。缺锌、缺铁有时可能会同时出现。出现这种症状，要多吃贝壳类食物，如牡蛎、扇贝等。此外，每日确保 1 个鸡蛋，150 克红肉和 50 克豆类也是补充微量元素锌所必需的。

### 牙部信号

如果牙龈经常出血，则提示可能缺乏维生素 C。具有这种症状的男性、女性，平时要多吃含维生素丰富的食物，如番茄、菠菜、橙子、橘子等。

## 孕前加强营养有原则

人们通常比较重视孕期营养，而对孕前的营养却往往容易忽视。实际上，孕前的营养对于优生也是相当重要的。研究发现，女性孕前体重与新生儿的出生体重相关，如有的女性生出巨大婴儿，常与孕前或孕后营养不合理有关，许多出生体重低的婴儿，往往是母亲孕前体重较轻，或孕后体重增加较少造成的。因此，女性孕前的合理营养不可忽视。孕前的饮食原则应参照平衡膳食的原则，结合受孕的生理特点进行饮食安排，多吃一些含有丰富蛋白质、较高热量的食物，多吃一些蔬菜和水果，适当提高脂肪、糖类的摄入量，增加肉类、鱼虾类、蛋类及豆制品的食物供给。孕前加强营养，建议应把握以下科学原则：

### 保证充足优质蛋白质的供给

优质蛋白质主要是通过增加肉、蛋、鱼虾、豆制品的摄入来实现。孕前男性、女性应每天在饮食中摄取优质蛋白质40～60克，以保证受精卵的正常发育。

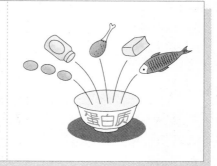

### 保证热能的供给

保证身体能够摄入较高的热量主要是通过提高主食的质量来达到的。夫妻双方最好在每天供给正常成人需要的9204.8千焦（2200千卡）热量的基础上，再加上1673.6千焦（400千卡），以供给身体对热量的消耗，同时为受孕积蓄一部分能量，这样才能使"精强卵壮"，为受孕和优生创造必要条件。

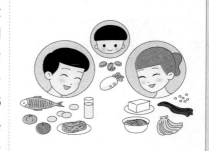

### 供给适量的维生素

适量的维生素能够有助于精子、卵细胞及受精卵的发育与成长。妇产科专家建议孕前夫妻双方每天摄入牛奶500毫升，鸡蛋1～2个，肉类150～200克，豆制品50～150克，水果100～150克，蔬菜500克，主食400～600克，植物油40～50毫升，坚果类食物20～50克。

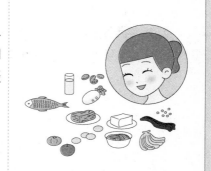

此外，要补充充足的矿物质和微量元素。钙、铁、锌、铜等对构成骨骼、造血、提高智力、维持体内代谢的平衡有重要作用。而且，脂肪所含必需脂肪酸是构成机体细胞组织不可缺少的物质，增加优质脂肪的摄入对怀孕非常有益。

 ## 改掉不吃早餐的习惯

如今，许多人都在忙，尤其是年轻人，忙什么呢？追梦！用上班族的话说就是要实现自己的人生价值，证明自己的能力！但一个简单的事实是：忙碌在填充我们生活的同时，也挤兑了我们的健康！试看那些上班族、夜猫族、开车族、慵懒族、减肥族，有几个能正常地吃顿早餐。即使有一部分人有早餐意识，多数也是在公交车进站的时候还在倒那最后几滴奶，抑或是把头埋在塑料袋里狠吃那几口烧饼或包子。殊不知，长期不吃早餐，对身体的危害极大。对于准备要宝宝的夫妻来说，一定要改掉不吃早餐的习惯。

营养专家告诉我们，长期不吃早餐，我们的脾胃就会受到伤害。经过一夜的睡眠，人体内储存的葡萄糖已消耗殆尽，这时最需要补充能量与营养。如果夜间分泌的胃酸没有食物去中和，多余的胃酸就会刺激胃部的黏膜，导致胃部不适，久而久之会引发胃部炎症以及溃疡。此外，夜间分泌的胆汁积聚在胆囊中，如果早上不进食，会造成胆汁浓缩，胆固醇结晶析出，长此以往容易诱发胆结石。同时，不吃

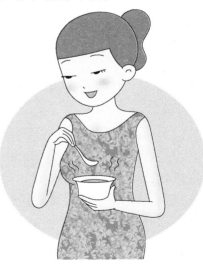

早餐，就不能及时弥补机体在夜间消耗的水分和营养物质，容易造成血液黏度增加，对排出体外的废物十分不利，还会增加罹患脑卒

中、心肌梗死的风险。这显然对孕育是不利的。

要知道，人体就全天的热量和营养素需求而言，早餐提供的热量应在 30％左右。由于饮食结构、居住环境以及工作环境等多种因素的影响，人们的早餐达标率离此标准相去甚远。其结果可想而知，经常不吃早餐的人们，大多是什么病也查不出来，但总是感觉身体困倦、提不起精神、常常感到胃部不适、心神不宁、注意力分散。在分工日益细密的今天，我们忽视的不仅是健康，还有生命，这无异于在高速路上疲劳驾驶，我们不仅是在透支健康，更是在借高利贷买口粮。这或许有些危言耸听，但实际上很多人都循环在与健康做交易的轨道上，做着拿健康换钱，又拿钱买健康的游戏。

如何才能脱离这种健康陷阱呢？说起来，还得在生活习惯上下工夫，你需要做的就是合理安排时间，早睡早起，从时间上先给早餐予以合理的保证，在此基础上，再根据营养均衡等原则，好好善待自己就可以了。对于一向不习惯吃早餐的人，恐怕无法马上适应过来而冲进厨房去为自己准备丰盛的早餐，那么就从煎饼加乳酪、牛奶、香蕉之类简单的早餐开始！等养成吃早餐的习惯之后，再慢慢开始设计属于你自己的营养均衡的早餐吧！

 ## 不要常吃精米精面

日常生活中，我们习惯将大米、白面等称为"细粮"，而将玉米面、小米、荞麦等称为"粗粮"或"杂粮"。并且，多数人还是认为吃细粮比吃粗粮、杂粮好。而且，有些人一看到粗粮就没胃口，因此长期只吃精米、精面。殊不知，这样会造成人体微量元素和维生素 $B_1$ 的缺乏，还容易造成便秘，显然对孕育不利。

人体必需的微量元素对人体十分重要，孕前女性缺乏微量元素，怀孕后很可能会引起严重的后果，如流产、早产、死胎、畸胎等。因此，准妈妈要常吃"完整食品"。"完整食品"是指没有经过细加工的食品或经过部分加工的食品，其所含营养尤其是微量元素更丰富，多吃这些食物可保证准妈妈和胎宝宝的营养供应。否则，经过细加工的精米、精面，所富含的微量元素和维生素常常已经流失。鉴于此，准妈妈应多吃一些普通的谷类和面食类食物。

## 巧吃妙喝，孕前要排毒

中医学认为，一些婴幼儿疾病，比如新生儿黄疸、鹅口疮等，是从母体带来的，因为母体"藏毒"，所以婴幼儿才会生病。备孕女性只有先行清除掉体内毒素，才能为胎儿创造更好的成长环境。那么，备孕女性如何自查身体毒素呢？方法很简单，比如便秘、过胖、黄褐斑、痤疮、口臭、皮肤瘙痒、湿疹等，都是身体"藏毒"的表征，只要我们平时稍加留意就行了。

比如，排便次数明显减少，每2～3天或更长时间一次，自然毒素淤积；如果长期过量食用高脂、高热量食品，体重超过标准体重的20%，体内毒素就会滋生；肺、脾、胃积热或食积不化引起的口臭病，这些东西长期淤积在体内排不出去就会产生毒素；不好的生活习惯、不良的情绪都会使皮肤排毒功能减弱从而引发瘙痒；等等。如此，自测一下，自己有没有上述症状中的一种或者几种呢？这都是说明体内有毒素没有排出。

如何才能清除体内的这些有害物质呢？现介绍几类食物，可以帮助排出人体内的毒素，夫妻二人应在计划怀孕前至少6个月的时候，从日常饮食中注意摄取以下食物。

| 1 畜禽血 | 猪、鸭、鸡、鹅等动物血液中的血蛋白被胃液分解后，可与侵入人体的烟尘发生反应，以促进巨噬细胞的吞噬功能。猪血中富含氨基酸、铁、铜、锌、铬、钴、钙、磷、钾、硅等人体必需的营养素，尤其适宜体弱及贫血者食用。每周应该安排吃1～2次畜禽血。 |
| --- | --- |

| ② 春韭 | 春韭又称起阳草，富含挥发油、硫化物、蛋白质、纤维素等营养素。韭菜温中益脾、壮阳固精，其粗纤维可助吸烟饮酒者排出体内的毒物；但孕妇应慎用韭菜。 |
|---|---|
| ③ 豆芽 | 贵在"发芽"。无论黄豆、绿豆，发芽时产生的多种维生素都能够消除体内的致畸物质，并且促进性激素生成。 |
| ④ 海鱼 | 含多种不饱和脂肪酸，能阻断人体对香烟的反应，增强身体的免疫力。海鱼另有"脑黄金"之称。 |
| ⑤ 鲜蔬果汁 | 它们所含的生物活性物质能阻断亚硝胺对有机体的危害，还能改变血液的酸碱度，有利于防病排毒。 |

　　此外，日常生活中有一些食物能够帮助人体排出体内毒素，孕前女性要有意识地多吃一些。同时在生活习惯上，一定要戒烟、戒酒、戒甜食，适当吃些苦味的茶或蔬菜是很有好处的。比如，柠檬清肺净血，荔枝补肾排毒，大白菜稀释肠道毒素，苦瓜可以激发免疫力。其他的排毒食物还有海带、紫菜、红薯、糙米等。

 ## 贫血女性的饮食

　　铁是血红蛋白、肌红蛋白、细胞色素酶类以及多种氧化酶的组成成分，它与血液中氧的运输和细胞内生物氧化过程有着密切的关系。因此，铁是造血原料之一。对于准备怀孕的女性来说，补充铁元素不容忽视。有些女性在性生活时会感到疲乏无力或气喘，甚至有面色苍白等现象，这是体内铁元素消耗过多所致。如果女性孕前不补铁，孕期更容易造成铁元素的严重不足，从而导致自身头晕、乏力、疲劳等，对胎儿和出生后的宝宝的生长发育也有直接影响，会造成胎儿和未来宝宝营养不良和发育迟缓，甚至影响智力及引发早产。因此，女性从确定要宝宝起就要注意补铁。

专家建议，女性要多吃一些含铁丰富的食物。比如，动物的肝、心、肾及蛋黄、瘦肉、黑鲤鱼、虾、海带、紫菜、黑木耳、南瓜子、芝麻、黄豆、绿叶蔬菜等。如果孕前单吃植物性食物，铁的需求量可能得不到满足。单吃动物性食物，吸收铁较多一些。如果将动、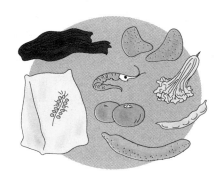植物食物混合吃，铁的吸收率可以增加1倍。因为富含维生素 C 的食物能促进铁的吸收。这里为您推荐 5 款补铁补血的营养食谱。

### 火爆腰花

【原料】猪肾 100 克，黄瓜 1 根，红泡椒 15 克，油、姜、葱、蒜、调料各适量。

【做法】猪肾用刀切成腰花；将精盐、糖、酱油、醋、料酒和水淀粉倒入碗中调成汁；中火加热油锅，放入葱、姜、蒜和红泡椒爆香，再用武火爆炒猪肾 1 分钟，放入准备好的调味汁和黄瓜片，待汤汁收稠后装盘。

【功效】猪肾中含有丰富的铁质，且人体的吸收、利用程度高，是补铁的好食物。

### 花生枸杞蛋

【原料】鸡蛋、花生仁、枸杞子、大枣、红糖各适量。

【做法】先将花生仁、枸杞子煮熟，然后放入红糖、大枣、鸡蛋一起煮，每日 1 次，连服 10～15 日。

【功效】补血补铁。

### 枸杞大枣粥

【原料】枸杞子、大枣、粳

米各适量。

【做法】将这3种原料一起熬成粥，每日3~4次，连服30天。

【功效】滋阴，补血益气。

### 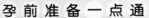 咖喱牛肉土豆丝

【原料】牛肉500克，马铃薯（土豆）150克，咖喱、精盐各5克，食用油10毫升，酱油15毫升，葱、姜各1克，团粉、料酒各适量。

【做法】将牛肉自横断面切成丝，将团粉、酱油、料酒调汁浸泡牛肉丝，土豆洗净去皮，切成丝；将油热好，先干炒葱、姜，再将牛肉丝下锅干炒后，放入土豆丝，再加入酱油、精盐及咖喱粉，用武火炒几下即成。

【功效】富含铁、维生素$B_2$、烟酸等，适合孕前女性食用。

### 猪肝绿豆粥

【原料】陈粳米、猪肝各100克，料酒15毫升，绿豆5克。

【做法】将猪肝冲洗干净，切片，用料酒略腌备用；绿豆淘洗干净，用清水浸泡1~2小时；陈粳米淘洗干净，放入锅中，加清水6杯和浸泡过的绿豆，先用武火煮沸，再用文火熬煮；煮至粥将成时，再加猪肝煮熟即成。

【功效】以猪肝和绿豆为主，猪肝补肝养血，绿豆利水消肿；陈粳米为辅佐，补脾、利小便，以增强补虚消肿之力；诸料合用，共助补肝养血、利水消肿之功效。

##  素食型女性的饮食

所谓的素食者，是指拒绝动物性食物而只吃植物性食物，但并不等同于只吃蔬菜、水果。有些女性怀孕前就吃素，怀孕后想增加点营养，但一见到荤菜就恶心，依旧吃素食。专家指出，女性孕前及孕中吃素食可以，但一定要仔细选择搭配合理、营养丰富的食物。

### 蛋白质摄取很关键

女性在孕前应摄取足够的蛋白质，以供应孕后胎宝宝成长发育，因为蛋白质是构成生物体的主要原料，具有建造组织的功能。蛋白质的主要来源包括肉、蛋、奶、豆类食品。一般来说，动物性蛋白质是比较理想的蛋白质来源，而素食准妈妈因为饮食习惯的不同，蛋白质的来源则以植物性蛋白质为主。

### 海藻类的食物要多吃

素食女性较容易缺乏维生素 $B_{12}$，尤其是全素者。而维生素 $B_{12}$ 的主要功能，在于促进红细胞再生、维护神经系统健康，以及帮助脂肪、糖类、蛋白质的吸收，女性孕前及孕中如果摄取不足，容易出现恶性贫血、倦怠等问题。由于维生素 $B_{12}$ 主要存在于动物性食物中，蔬菜类食物中仅有海藻类和紫菜含维生素 $B_{12}$，因此建议素食女性孕前要多吃海藻类、蛋、牛奶、紫菜等食物。如果素食女性（尤其是全素者）担心维生素 $B_{12}$ 的摄取量不足，建议可适度补充复合维生素。

### 食物巧搭配补充铁质

一般来说，从植物性食物中所摄取的铁质比较不容易被人体吸收，这也就是素食女性有时会出现铁质摄取略显不足的原因。为了确保补充铁质，素食女性除了要多吃富含铁质的食物，如紫菜、葡萄干、苋菜、樱桃、葡萄、红枣、红凤菜、苹果等，也别忘记搭配食用维生素 C 含量高的水果，如番茄、番石榴、猕猴桃等，以帮助铁质的吸收。另外，茶和咖啡会影响铁质吸收，素食女性最好少喝。

### 均衡营养

均衡营养是孕前及孕期健康饮食的关键，对素食女性来说当然也不例外。素食女性也应该均衡摄取五谷根茎类、奶类、豆蛋及面制品类、蔬菜类、水果类、油脂类六大类食物，才能获得孕期所需的均衡营养。

 肥胖型女性的饮食

体重是衡量人体营养的一个指标。一个人可以根据自身体重是否达到理想标准来调节自己的饮食。对于育龄女性来说，肥胖不仅会引发高血压、高脂血症、糖尿病等疾病，还会引起卵巢功能不全、子宫发育不良。由于肥胖破坏了体内激素的平衡，肥胖女性一般都是月经少甚至闭经。那是因为肥胖女性雌激素储存过多，影响神经系统、内分泌系统，可造成排卵障碍，导致不孕症。有统计显示，在育龄肥胖女性中，不怀孕的比例可以占到 1/4，此结果真是触目惊心。那么，肥胖女性如何在孕前通过饮食来调节自己的体重呢？

肥胖女性的饮食应在膳食营养素平衡的基础上减少每日摄入的总热量，原则是低热量，低脂肪，适宜优质蛋白（如鱼、鸡蛋、豆制品、鸡肉、牛奶等）和碳水化合物、蛋白质和脂肪所提供热量的比例分别为 60％～65％、15％～20％ 和 25％，以减少脂肪（如肥肉、内脏、蛋黄、坚果、植物油等）为主。

此外，每餐不要吃得过饱，吃七八成即可，不暴饮暴食，细嚼慢咽，延长进食时间，特别挑选低脂食品，用小餐具进食，增加满足感，按进食计划把每餐食物计划好，可少食多餐完成每日计划，可减少饥饿感，怀孕后不主张减肥。

下面介绍 2 款肥胖女性的食谱。

### 🌿 双菇苦瓜丝

【原料】苦瓜 150 克，香菇、金针菇各 100 克，精盐、酱油、姜、糖、香油各适量。

【做法】将苦瓜顺丝切成细丝，姜片切成细丝；香菇浸软切丝，金针菇切去尾端洗净；油爆姜丝后，加入苦瓜丝、冬菇丝及精盐，同炒片刻；将金针菇加入同炒，加入调味料炒匀即可食用。

【功效】香菇、金针菇能降低胆固醇；苦瓜富含纤维素，可减少脂肪吸收。

**枸杞烧鲫鱼**

【原料】鲫鱼1条，枸杞子12克，豆油、葱、姜、精盐、胡椒面、味精各适量。

【做法】将鲫鱼去内脏、鳞，洗净，葱切丝，姜切末；将油锅烧热，鲫鱼下锅炸至微黄，加入葱、姜、精盐、胡椒面及水，稍焖片刻；投入枸杞子再焖烧10分钟，加味精即可。

【功效】枸杞子可防治动脉硬化，鲫鱼含脂肪少，有利于减肥。

**专家小贴士**

肥胖女性要加强运动锻炼。运动锻炼以中等或低等强度运动为宜，因为机体氧耗增加，运动后数小时氧耗量仍比静息时大，而且比剧烈运动容易坚持，如快步走、慢跑、打羽毛球、打乒乓球、跳舞、游泳等。

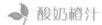 **本月营养食谱推荐**

 **酸奶橙汁**

【原料】鲜橙1个，蜂蜜适量，酸奶200毫升。

【做法】将鲜橙去皮、核，取肉，搅打成汁，与酸奶、蜂蜜搅匀即成。

【功效】本品酸甜爽滑、宽膈和中、健脾开胃、降气除烦，同时还能防止细胞老化，使皮肤白皙健康。

 **草莓绿豆粥**

【原料】糯米、草莓各250克，绿豆100克，白糖适量。

【做法】将绿豆淘洗干净，用清水浸泡4小时；草莓择洗干净；糯米淘洗后与泡好的绿豆一并放入锅内，加入适量清水，用武火烧沸后，转文火煮至米粒开花、绿豆酥烂时，加入草莓、白糖搅匀，稍煮一会儿即成。

【功效】此粥含有丰富的蛋

白质、糖类、钙、磷、铁、锌、维生素C、维生素E等多种营养素。中医学认为，酸甜化阴养胃，适于孕前女性食用，特别适合在夏季、初秋食用，还具有清热解毒、消暑利水等作用。

### 🍃 西红柿鱼片

【原料】鱼肉150克，黄瓜1根，番茄酱50克，油、味精、鸡蛋、精盐、白糖、淀粉各适量。

【做法】先将鱼肉洗净，切成片，用精盐、味精、蛋清和淀粉调匀码味；黄瓜切片；锅内放油烧热，放入鱼片滑散，至鱼片呈白色时捞出，控干油；锅内留底油，加番茄酱炒出红色后，加入清汤烧沸，加精盐和白糖，再放入鱼片和黄瓜片，最后用湿淀粉勾芡收汁即可。

【功效】番茄有菜蔬中的"维生素仓库"之美称，所含维生素量多且质高，与鱼片成菜，营养十分丰富，孕前女性可适量多食用。

### 🍃 拌茄泥

【原料】茄子、酱油、香油、蒜泥、精盐各适量。

【做法】将茄子洗净，削皮，切成两半，装在盆中上笼蒸烂，略凉后，放上酱油、香油、蒜泥、精盐，拌匀即可。

【功效】本品清暑热，补铁，补钙。适宜于孕前女性夏、秋季食用。

# 备孕必读：

# 养成良好习惯，消除健康隐患

 ## 停服避孕药，改用避孕套避孕

避孕药一般是指口服避孕药，有女性口服避孕药和男性口服避孕药。它的避孕原理主要是通过抑制排卵，并改变子宫颈黏液，使精子不易穿透，或使子宫腺体减少肝糖的制造，让囊胚不易存活，或是改变子宫和输卵管的活动方式，阻碍受精卵的运送，使精卵无法结合形成受精卵，从而达到避孕目的的一种药物。实际生活中，以女性采用口服避孕药的方法进行避孕的情况比较多。

如果停服避孕药后不久就怀孕，避孕药中的雌激素和孕激素可能会引起胎宝宝生殖器异常，出现男性胎儿女性化或女性胎儿男性化的现象，并可能发生腭裂及脊椎、肛门和心脏畸形等。因此，长期有服用避孕药习惯的准妈妈应在受孕前6个月就停服。这是因为口服避孕药的吸收代谢时间较长，6个月后才能完全排出体外。

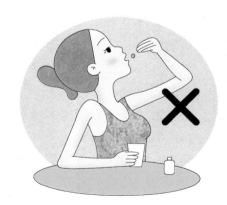

停服避孕药后，应改用避孕套方式暂时避孕。避孕套避孕效果

好，适用范围广，尤其适合不宜采用药物和节育器避孕的女性，还可防止病菌传播，对身体基本无害。但使用避孕套前后，一定要检查避孕套是否有破裂，如有破裂应及时采取相应措施。

##  将体重调整到理想状态

对于想要怀孕的女性来说，过胖或过瘦都会影响体内内分泌功能，不利于受孕，即使怀孕后也易并发高血压综合征、妊娠糖尿病等，同时还会增加宝宝出生后第一年患呼吸道疾病和腹泻的概率。因此，把体重尽量控制在理想范围之内，这不仅是美的需要，更是当好一个准妈妈的需要。那么，如何才是孕前的理想体重呢？

计算妇女标准体重最简单的公式：自己的身高减去 100 后再乘以 0.9，所得的数字即为自己的体重（千克）。例如，身高 165 厘米的妇女的标准体重为：（165－100）×0.9＝58.5（千克）。也就是说，身高 165 厘米的女性，体重在 45 千克以下为消瘦，45～50 千克为中下等，50～60 千克为中等，60～65 千克为中上等，超过 65 千克是过重，达到 70 千克则已超出标准体重的 20%，可谓肥胖了。

所以，体重过胖的女性，平日里除应积极进行运动外，还应请教营养师制定合理食谱，控制热量摄取，少吃油腻及甜腻食品，争取将饮食量调节至正常状态。体重过瘦的女性应加强营养，适度运动，充分休息，争取孕前把体重调整到理想状态。

对于男性来说，准备当爸爸，肥胖和营养不良也是"不合格"的，尤其是肥胖，会影响男性体内性激素的正常分泌，造成精子异常，使胚胎的物质基础受到影响。而营养不良则会直接影响男性的生殖功能和生育能力。

因此，如果准爸爸体重超重，应制订一个科学合理的减肥计划，并持之以恒地去执行；如果准爸爸体重低于标准体重，就应增加进食量，多摄取优质蛋白质和富含脂肪的食物，如蛋类、肉类、鱼类及大豆制品等。

## 谨慎使用家用清洁剂

近几十年来，洗衣粉、消毒剂、漂白剂、洗洁精、空气清新剂、洁厕灵、卫生间清洁剂、杀虫剂等千百种家庭清洁用品陆续走进千家万户。因传统模式的沿袭，在每个家庭中，女性操持家务的机会比男性要多，每天的衣物洗涤、锅碗的洗刷和消毒、室内的驱虫和除秽等家务，多数女性总视其为己任，一手包揽下来，殊不知，她们的肌肤和身心健康有可能正遭受这些化学用品潜移默化的侵害。对于准备怀孕的女性来说，尤其要谨慎使用家用清洁剂。

清洁剂中的烃类物质，有可能导致女性卵巢丧失功能；烷基磺酸盐等化学成分可通过皮肤黏膜吸收。若女性经常使用，可致卵细胞变性，卵子死亡。科学家在研究不孕症过程中，发现不少女性的不孕与长期使用洗涤剂关系密切。如果在怀孕早期，洗涤剂中的某些化学物质还有致胎儿畸形的风险。

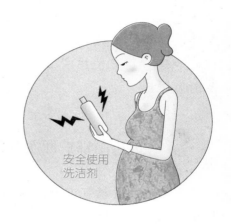

安全使用洗洁剂

家用清洁剂还可以致人的皮肤受损，如洗衣粉、洗涤剂、杀虫剂、洁厕灵等家庭用清洁化学品含有碱、发泡剂、脂肪酸、蛋白酶等有机物，其中的酸性物质能从皮肤组织中吸出水分，使蛋白凝固；而碱性物质除吸出水分外，还能使组织蛋白变性并破坏细胞膜，损害比酸性物质更加严重。洗涤用品中所含的阳离子、阴离子表面活性剂，能除去皮肤表面的油性保护层，进而腐蚀皮肤，对皮肤的伤害也很大。常使用洗涤剂还可导致面部出现蝴蝶斑、免疫功能下降、阻碍伤口的愈合、使白血病的风险增高等。

家用清洁剂还可以使人的免疫功能下降，如各种清洁剂中的化学物质都可能导致人体发生过敏性反应。有些化学物质侵入人体后会损害淋巴系统，引起人体抵抗力下降；一些漂白剂、洗涤剂、清洁剂中所含的荧光剂、增白剂成分，侵入人体后，不像一般化学成分那样容易被分解，而是在人体内蓄积，大大削减人体免疫力；使用清除白蚁、臭虫和蟑螂的药剂，会致人体患淋巴癌的风险增大。

不少含天然生物精华物的沐浴液，常含有防腐剂等化学物质，也是血液污染之源。用于防衣物虫蛀的"卫生球"，主要成分为煤焦油中分离出来的精萘。长期吸入卫生球的萘气，会造成机体慢性中毒，抑制骨髓造血功能，使人出现贫血、肝功能下降等现象。

此外，各种清洁剂还阻碍伤口的愈合、使白血病的风险增高等。鉴于家用清洁剂对女性健康危害甚多，女性平时及怀孕准备期，应注意自我保护，平时应尽量减少接触化学物质的机会。使用清洁用品时，应采取相应的保护措施，如戴上橡胶手套用洗衣粉洗衣物；身体接触了化学品，要多用清水冲洗干净；居室多开窗通风等。若在使用清洁用品时出现头晕、过敏等不良反应，应及时就医。

 ## 选用阴部护理液要谨慎

大多数女性都有用护理液清洗阴处的习惯，认为这样才能很好地预防滋生病菌进入阴道，是一种良好的卫生习惯。其实这种想法及做法是不正确的，尤其是对于准备怀孕的女性来说，常用护理液会适得其反。

通常情况下，女性阴道内有一些正常菌群，它起到保护女性外生殖器官的作用，这也是女性本能的自洁作用。这种自洁作用，是女性与生俱来的自然防御功能。如果女性经常用洗液清洗阴道，就会人为地破坏阴道酸碱度（pH值），破坏阴道内微生态环境，加快病菌繁殖生长，导致疾病发生。严重的会造成女性不孕或不育。据《美国公共卫生杂志》报道，用阴道冲洗液的妇女比不用阴道冲洗液的妇女盆腔感染风险率增高了73%。这是由于冲洗液破坏了阴道的自洁功能，导致病原菌乘虚而入，沿宫颈上行至子宫和输卵管，引发盆腔感染，降低生育率。美国学者观察848位已婚妇女发现，用阴道冲洗液冲洗阴道的妇女，预期妊娠每月降低了30％，年轻者较年长者降低更明显。其原因可能是阴道的酸碱度和微生态环境发生改变，病原菌繁殖生长，导致某种疾病的发生，最终导致不育症。

当然，患有各种妇科疾病的患者出于治疗目的，在医生指导下选用治疗冲洗剂是必要的，但绝不能长期使用。因此，选择适合自己的护理液很有必要。女性洗液大体分为两类：一类是治疗型药物洗液，一类是普通保健用的外阴洗液。药物洗液是给有炎症的女性使用的，卫生许可证是"消"和"药"字号。因为是药物，它不可避免地含

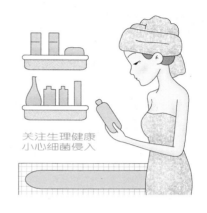

关注生理健康
小心细菌侵入

有一些抗生素成分，因此其强杀菌成分会将有益菌和有害菌一同消灭，使弱酸环境发生变化，破坏阴道的自洁作用。外阴用的保健洗液一般是"妆"字号，供健康女性健康清洁使用，其酸碱度（pH值）接近阴道的弱酸环境。如果你正处于亚健康状态，可选择有医学保障的弱酸性护理液来加强自身的防御能力。

对于准备怀孕的女性来说，应尽量少用或不用阴部清洗液，也不要进行阴道内清洗，否则会带来麻烦。每天用温水淋浴冲洗是最好的方式，如果无淋浴条件用盆洗时，必须专盆专用。而且，清洗阴部前应先洗净双手，然后从前向后清洗外阴，再洗大、小阴唇，最后洗肛门周围及肛门。

## 尽早戒烟禁酒

吸烟和饮酒对生育能力的影响是不可逆转的。烟草中的有害成分通过血液循环可以进入生殖系统而直接或间接发生毒性作用。对男性而言，吸烟不仅会影响到受孕的成功率，而且也会严重地影响

受精卵和胚胎的质量。另外，长期大量地吸烟者更容易发生性功能障碍，也间接地降低了生育能力。如果说禁烟对人们来说只是一种号召，那么对准备要孩子的男性来说则是一道命令。而酗酒可造成机体酒精中毒，影响生殖系统，使精子数量减少，活力降低，畸形精子、死精子的比率升高，从而会影响受孕和胚胎发育。故孕前男性不要铤而走险，还是少碰酒为好。

吸烟对女性而言，危害更为明显。无论是主动还是被动吸烟，都会影响女性进行正常的孕育。有研究表明，吸烟会增加不孕或宫外孕的风险。吸烟女性比不吸烟女性患不孕症的可能性高 2.7 倍；而吸烟女性发生宫外孕的风险也比不吸烟女性高 40%。这是因为烟叶中的尼古丁能抑制卵子的输送和受精卵的着床，或使受精卵的着床部位发生异常，从而造成不孕或宫外孕。另外，吸烟的女性绝经的年龄普遍比不吸烟女性提前了 2 年，这就意味着尼古丁将缩短你的生育期限。而孕前饮酒则可损害卵巢功能，使女性激素分泌异常，导致不排卵和无月经。

有资料显示，经常酗酒的夫妇怀孕后的自然流产、早产、胎儿发育不良、死胎、死产的发生率较常人明显升高，能够幸存而出生的婴儿以后可能更不幸！因为有 32% 的婴儿先天性智力低下。有人不免要问，白酒不能喝，那么孕前夫妻能不能喝红酒呢？红酒是葡萄酒的通称，红酒中含有人体维持生命活动所需的三大营养素，即维生素、糖类及蛋白质。根据科学家们的实验总结我们可以知道：红酒具有增进食欲、滋补、助消化、减肥、利尿、杀菌等作用，而且对防治脑血栓、肾结石、预防乳腺癌、抑制脂肪吸收、视网膜变性、防治感冒等也具有一定作用。孕前夫妻喝红酒也同样可以起到这些作用，但是红酒毕竟是酒类，其乙醇含量大多在 8%～15%，虽然乙醇含量不高但是过多或不适当地饮用还是会对精子、卵子产生负面影响，不利于优生。

因此，想要宝宝的年轻夫妻至少应从孕前 6 个月开始戒烟、禁酒，当然也包括红酒。

## 远离猫狗等宠物

有一对年轻夫妇养了两只猫，一黑一白，它们很乖，很可爱，也很讲卫生，知道自己去何处大小便，同事和朋友也经常来看它们并带吃的给它们。夫妻俩经常带它们出去玩，遛一遛。但这两只猫却给他们的一生带来了一个终身的遗憾。

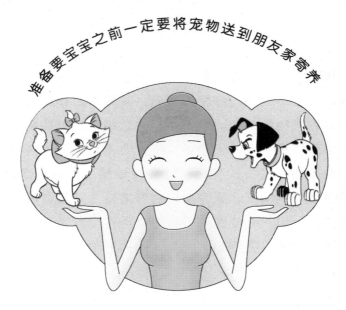

准备要宝宝之前一定要将宠物送到朋友家寄养

2008 年秋天，妻子 1 个月没有来月经，一开始他们以为月经经常不准时，而且一般都采取避孕措施，只是有两三次在安全期时没有使用安全套，所以并没有引起他们注意。但后来 2 个月过去了，他们才想起可能是怀孕了，经医院检查，也证实了这一点，医生告诉他们已经怀孕 2 个月了。前 3 个月对于胎宝宝来说十分重要，他们的胎宝宝 2 个多月了，所以他们生活上很注意。回想他们两个都结婚5年了，虽然没有计划怀孕，但现在有了，他们也十分想要孩子。从医院检查回家，他们一路上买了许多东西，包括孕妇装、奶瓶、胎教音乐碟等。

怀孕进入第3个月，他们上医院做例行检查，做了B超检查和一些常规的检查。这时他们想起问医生养宠物有没有什么需要注意的，医生详细问了他们的情况后，告诉说，妊娠4周左右是致畸的高度敏感期，第55天以后，敏感性很快下降。若胚胎在8周前受到致畸因素作用，容易发生中枢神经系统缺陷（大脑发育不全、小儿畸形、脊柱裂、脑积水等）、心脏畸形、肢体畸形、眼部畸形、唇裂等；如果在孕8～12周受损害，则易发生耳畸形、腭裂、腹部畸形等。而宠物身上带有高度影响胎宝宝的弓形虫以及其他细菌，弓形虫是一种人畜共患的寄生虫，因此它可以通过动物传染给人。猫科动物是弓形虫的终末宿主，它们排泄的大便中有可以使人直接感染的卵囊。因此，养猫造成感染的机会更多。弓形虫进入人体后，即进入血液，在有细胞核的细胞内繁殖，并可引起细胞死亡，其病原体还会导致内脏组织病变。弓形虫能通过胎盘，对准妈妈造成很大危害，后果可能是早产、流产等；先天性感染胎宝宝有可能产生严重后果，比如胎宝宝小头等症，也会导致精神障碍、运动障碍等。医生说按照他们的情况，因为与宠物有高度的接触，所以感染的概率还是有的。他们一听就愣了，问医生现在应该怎么办。医生说影响胎宝宝畸形的后果要到怀孕七八个月的时候才能显现出来，所以需要进一步观察才能确定。

回到家，他们沉默了好久，妻子最后提出来要打掉胎宝宝，下次再注意，好好怀一个。但丈夫想了很久，没有同意。他想他们平时那么注意卫生，两只猫也一直没生什么病，应该没有太大的问题。想了一晚上，他们第二天决定将两只猫送到朋友家寄养，同时更加注意避免其他因素的影响。到了胎宝宝七八个月的时候，他们去检查发现胎宝宝身体情况良好，后来，妻子生了一个3.75千克（7斤半）的胖小子，夫妻俩很高兴。宝宝出生后一直没有什么问题，顺顺利利的，小病都很少。到了7个月的时候，他们发现宝宝的口水总是流不停，又想起了当初医生说的话，赶紧将宝宝带去医院。经过医生的详细检查，证实他们的宝宝是先天性精神障碍，就是说宝宝将会是一个智力低下儿。

他们看到外形看起来十分健康的宝宝，怎么也不相信医生的话，妻子的眼都哭肿了。但事实就是事实，当宝宝2岁多时，还不会说话，口水流不停，真的是先天性精神障碍。

因此，在这里需要提醒大家的是：如果有选择的话，请准备怀孕的年轻夫妇们千万不要存在侥幸心理，无视猫狗等宠物对宝宝的危害，毕竟这关系到小孩一生！而真正痛苦一生的，不光是父母，还有将要面对整个社会的孩子！

 ## 应学会缓解工作压力

妇产科专家提示，当人体处于良好的精神状态时，其体力、精力、智力、性功能都处于高峰期，精子和卵子的质量也高，此时受精胎儿素质也好，对优生是十分有利的。

然而现代人最大的压力莫过于工作，要生存必须工作，要发展必须工作。工作是衡量个人社会价值的一个重要标准。准备生育的男女为了稳定的生活，为了实现自身的价值，不得不努力工作，但工作当中会遇到很多的问题与矛盾，如一些事业发展前景良好的育龄女性，生怕生育会使

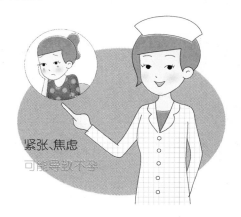

紧张、焦虑可能导致不孕

自己失去目前来之不易的职位，不敢怀孕。即使用人单位不会因生育辞掉员工，不少女性仍担心在孩子成长的过程中，必须花费大量的精力，从而无法实现自己事业上的更好发展。这使得很多女性精

神非常紧张，压力非常大，很容易导致生殖内分泌系统失调，使卵巢不再分泌女性激素（荷尔蒙）及不排卵，月经也就开始紊乱甚至闭经。在这种情况下，也可能出现不易怀孕的情况。

男性工作压力大，就会在心理上排斥性生活，使得夫妻生活不和谐，久而久之，就可能产生心理上的障碍，可能造成性功能障碍影响到性生活。而且，工作中的情绪还会不自然地带到生活中，影响夫妻之间的和谐相处，因此孕前夫妻要学会自我调节工作压力，合理安排生活，培养多种兴趣，使生活更加丰富多彩，消除不健康的情绪。

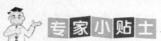

有些年轻女性对怀孕有畏惧心理：一是怕怀孕后影响自己优美的体形；二是难以忍受分娩时产生的疼痛；三是怕自己没有能力带孩子，又没有时间照顾孩子。其实这些顾虑都是没有必要的。孩子是夫妻爱情的结晶，是夫妻共同生命的延续，为了夫妻间诚挚的爱，为了人类的不断繁衍，做妻子的应当有勇气去承担孕育、生育的重担。同时做丈夫的也要理解和体谅妻子，多帮助妻子做家务。

## 良好习惯助你远离便秘

便秘成为当今大多女性的"难解"，多由于工作压力大，喝水少，饮食过于精细所致。而长期慢性便秘，会造成粪便在肠道内长时间大量堆积，使粪便中的各种病菌通过毛细血管、淋巴管侵入到左侧的输卵管和卵巢，引起炎症，导致输卵管功能受损，造成不孕或异位妊娠。

所以，建议准备要宝宝的女性，在孕前一定要先解决便秘的问题，要养成良好的生活习惯，如加强运动，晚餐后出门散步，并常做腰部运动，增强胃肠蠕动，帮助食物消化；养成定时排便的习惯，每天早晨或晚上排便一次；并在饮食上注意以下三点：

### 三餐饮食正常

早餐一定要吃，避免空腹，并多吃含纤维素多的食物，比如糙米、麦芽、全麦面包、牛奶，还有新鲜蔬菜、新鲜水果，尽量少吃辛辣刺激性食物，少喝碳酸饮料。

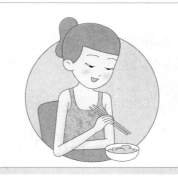

### 多吃蔬果

多吃点含维生素的食物，如新鲜水果、蔬菜、豆类以及脱水水果（葡萄干、梅干、杏干、无花果）等，以防止便秘。倘若平素吃纤维素的食物很少，则要逐渐增加这类高纤维食物，否则胃难以适应。亦可将每天的纤维摄取量分散在所吃的每餐上。

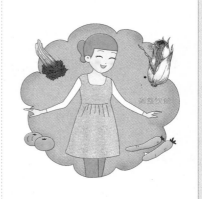

### 早上一杯水

如果体内水分补充不足，便秘就会加重，所以建议便秘女性每天早饭前多喝点温开水，可以温润肠胃，使消化液得到充分的分泌，以促进食欲，刺激肠胃蠕动，以利于定时排便，防止痔疮和便秘，使血液稀释，血管扩张，从而加快血液循环，补充细胞夜间丢失的水分。

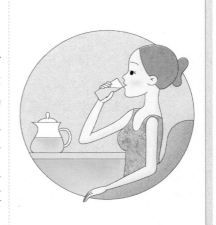

# 备孕必读：

# 孕前要常做运动

 **孕前运动男女有别**

　　孕前夫妻通过体育锻炼保持身体健康，能为下一代提供较好的遗传素质，特别是对下一代加强心肺功能的摄氧能力、减少单纯性肥胖等遗传因素能产生明显的影响。在运动之前，男女双方都要对自己的体能有所了解。简单的方法是看看自己是否能轻快步行 15 分钟而不气喘吁吁。或者是早晨睡醒时测试一下休息时的脉搏。用食指或中指轻轻按压，感受脉搏跳动，如果每分钟不超过 70 次说明你的体质状况良好，如果在 80～100 次表明体质下滑，超过 100 次表明体质较差。由于两性存在着生理上的差异，因此在选择锻炼方式时，应选择适当的健身方式。

　　而且，在选择锻炼的方法时，应注意由于男女生理结构的不同，选择不同的项目。对女性而言，力量小、耐力相对差，但柔韧性及灵活性较强，因此可以选择有利于提高女性身体功能的运动项目，如舞蹈、瑜伽、健美操、游泳、慢跑等，这类活动使其全身及腰背部和盆底部肌肉协调均匀地发展，保持女性健美的体形，维持子宫的正常位置。如健美操把适宜的体育活动与音乐结合起来，使单调、乏味的肢体运动更生动活泼，运动者不易失去兴趣。同时，健美操的运动是全身性的，并有相当的运动强度，能消耗体内过多的脂肪。

对男性而言，孕前最好避免经常从事篮球、足球、长跑等剧烈运动，可以适当从事散步、打乒乓球、羽毛球、慢跑等运动，以运动后不感觉腿酸、疲劳为宜，并注意休息好。因为剧烈运动会导致精子质量下降。剧烈运动时，由于能量消耗巨大，呼吸加深、加快，在无法满足机体对氧的需求时，葡萄糖会在缺氧的状态下发生无氧酵解，同时产生大量乳酸等酸性代谢产物。这些酸性代谢产物随血液循环进入睾丸后，会导致氧化应激的发生，使精液中产生大量活性氧成分。正常情况下，精液具有一定的抗氧化能力，但当精液中的活性氧超出了精液自身的抗氧化能力后，会对精子产生不良影响。研究表明，活性氧可降低精子活力及精子的反应能力，使生精细胞凋亡增加，降低精子密度，精子质量受到影响后，会使受孕的概率降低，严重者可表现为不育。

总之，不管选择什么样的锻炼方式，都应该循序渐进，并应坚持不懈，由于机体的变化是缓慢的，也只有不断地锻炼，才能使身体素质得到提高，使机体对于外界的防御力增强。

 **夫妻孕前运动注意事项**

### 把握运动的原则

孕前健身的项目不能太剧烈，不当的锻炼可能会使机体受到损伤。为了避免不应有的伤害，运动时要遵循因人而异、量力而行的运动原则。散步、慢跑、游泳、

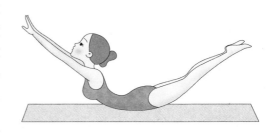

健美操、太极拳、舞蹈、瑜伽等舒缓的有氧运动都是孕前运动的不错选择。要想保证运动的实际效果，每周至少锻炼3～4次，每次半个小时左右。注意把握运动量，届时应注意锻炼过程中要遵守循序

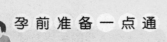

渐进、持之以恒、全面锻炼的原则，不能三天打鱼，两天晒网，更不能选择爆发力强且易致人疲劳的运动等。

### 运动时穿着要舒适

选择合适运动鞋和运动服装是做好运动的前提，这一点轻视不得。运动鞋直接影响着足部及下肢关节的健康。因此，一定要根据运动项目来选择。如慢跑的鞋一定要合脚、透气、舒适等。鞋要轻、结实耐用，鞋底落地时稳定性好；鞋底还要有一定的厚度，有较好的弹性，无弹性的运动鞋容易造成下肢关节疼痛。另外，有脚气、脚癣的人还要注意穿棉质袜子，鞋垫要保持干净，经常翻晒。

### 运动前要热身

每次运动前都要进行几分钟的热身运动，这对身体和注意力都是很好的准备过程。热身运动可给大脑以刺激，让你的身体为更强的运动做好准备。热身还可以避免运动中突然用力过猛而拉伤肌肉。

### 注意补充水分

运动前、运动中和运动后都需要补充水分，以保证体内的水分平衡。不能到感到口渴时才补充。补水不应过量暴饮，那样虽然能解一时的口渴感，但尿量和汗量的增加，会加重体内电解质的进一步丢失。因此，饮水应以少量多次为原则。

### 运动后要适时进行放松

运动结束后，尤其是稍微剧烈一点的运动结束后，应进行有效的放松运动。因为人在剧烈运动时，心跳加快，肌肉、毛细血管扩张，血液流动加快，此时如果立即停下来休息，容易造成血压降低，出现脑部暂时缺血，引发心慌气短、头晕眼花、面色苍白甚至休克昏倒等症状。因此，未准爸妈运动后要适时进行有效的放松运动，待呼吸和心跳基本恢复正常后再停下来休息。

## 女性经期健身注意事项

月经又称为月事，是女性正常的生理现象。因运动锻炼可提高人体的功能水平，改善血液循环系统功能，以及腹肌和盆底肌的收缩和放松，有利于子宫经血的排出。所以女性经期健身是完全可以的，但也不能忽视月经期的特殊性，需要采取一些特殊措施。由于经期子宫内膜脱落出血，盆腔充血，生殖器官抗感染力下降，此时健身应注意以下几点要求：

① 经期不要做腹部按摩，否则会增加月经量。

② 经期不要做腿位抬得过高的运动，以免引起不适。

③ 经期的第1～2天应减少运动量及强度，运动时间不宜过长。

④ 经期不宜做剧烈运动，尤其是震动强烈、增加腹压的动作，如疾跑、跳跃、负荷过大的力量练习等，以免造成经血量过多或影响子宫的正常位置。

⑤ 经期应避免过冷、过热的刺激，如冷水淋浴或桑拿浴，特别是下腹部不要受凉，以免痛经或月经失调。

⑥ 经期一般不宜游泳，以免在生殖器官自洁作用降低时病菌侵入造成感染。

⑦ 有痛经、月经过多或月经失调者，经期应减少运动量、运动强度及练习时间，甚至停止运动。

⑧ 经期到来前3天，运动锻炼应以轻柔、舒缓、放松、拉伸的运动为主，如初级的形体操、冥想型瑜伽，或只是做一些简单的伸展动作。通过这些轻运动帮助身体血液顺利流通，缓解压力。

以上是针对正常情况进行的分析，个别有特殊情况的女性不在此列。

## 前列腺患者运动注意事项

前列腺患者适量运动可促进前列腺的血液和淋巴循环,有利于局部炎症的消退和吸收。前列腺患者的运动项目除了根据自己的兴趣和爱好选择以外,还要考虑到是否会加重疾病。因此,前列腺患者在进行体育锻炼时,有一些事项应特别注意:

❶ 尽量选择温和的运动,如散步、慢跑、做体操等,通过腹部、会阴和臀部肌肉的运动,可以促进前列腺的血液和淋巴循环,有利于局部炎症的消退和吸收。

❷ 尽量不做蹬健身车锻炼,因为车座会压迫前列腺,容易导致病情复发。

❸ 如果感到疲倦,当天可不做运动。

❹ 锻炼过程中及锻炼后,不要喝太凉的水,尤其是冰镇冷饮和雪糕。

❺ 运动后要及时把汗水擦干,以免着凉,休息一会儿后再洗热水澡,尽量避免冷水浴。

## 孕前要常做养肾操

肾是人的先天之本。中医学认为,肾具有藏精、主生殖的功能。人的生殖器官的发育和生殖能力的强弱,都依赖于肾。肾精是胚胎发育的原始物质,并且能够促进生殖功能的成熟,所以肾精的生成、储藏、排泄对繁衍后代起着重要的作用。人出生以后,从幼年开始,随着肾精的不断充盛,生殖器官发育成熟,男子便能产生精液,女子则能按时来月经,于是便具备了生殖能力。如果肾功能失常,就会导致性功能异常,生殖功能下降。生活中常见的流产、不孕、不育、闭经、痛经等问题均与肾功能异常有关。另外,肾不好,就会出现腰疼、尿频、便秘、失眠健忘、神疲乏力、畏寒肢冷等症状。

因此，要生一个优生宝宝，孕前夫妻一定要把肾养好。对于肾虚的男女来说，孕前经常做做养肾操，不失为一种理智选择。

| | |
|---|---|
| **①**<br>**抛空** | 端坐，左臂自然屈肘，放腿上，右臂屈肘，手掌向上，做抛物动作3～5遍，然后右臂放在腿上，左手做抛物动作，与右手动作相同，可做5遍。做抛物动作时，手向上空抛，动作可略快，手上抛时吸气，复原时呼气。 |
| **②**<br>**荡腿** | 端坐，两腿自然下垂，先缓缓左右转动身体3～5次，然后两脚悬空，向前摆动10余次，可根据个人体力，酌情增减。做动作时全身放松，动作要自然缓和，转动身体时，躯干要保持正直，不宜俯仰。此动作可活动腰膝，益肾强腰。 |
| **③**<br>**摩腰** | 端坐，松开腰带，宽衣，将双手搓热，置于腰间，上下搓摩，直至腰部感觉发热为止。腰部有督脉之命门穴，以及足太阳膀胱经的肾俞、气海、大肠俞等穴，搓后感觉全身发热，具有温肾强腰、舒筋活血等作用。 |
| **④**<br>**弯腰** | 直立，双脚并拢，两手交叉上举过头，然后弯腰，双手触地，继而下蹲，双手抱膝，默念"吹"但不发出声音。如此，可连续做10余遍。常做此动作可固肾气。 |

| 5 |
| :---: |
| 侧举 |

端坐，两腿自然分开，与肩同宽，双手屈肘侧举，手指伸向上，与两耳平，然后双手上举，以两肋部感觉有所牵动为度，随后复原。可连续做 3～5 次为一遍，每日可酌情做 3～5 遍。做动作前，全身宜放松，双手上举时吸气，复原时呼气，且力不宜过大过猛。此动作可活动筋骨、畅达经脉，同时使气归于丹田。

# 特别提醒：

# 避免意外妊娠要讲究方法

 ## 根据自身情况选择避孕方法

在准备要孩子前，女性要根据自己的年龄、生育状况、身体情况等，自我选择和确定适合自己的、科学的、安全有效的避孕方法，避免意外妊娠。如果你不知道自己应该采用哪种避孕方法，可以到医院的妇科或计划生育门诊咨询。一般避孕的方法有以下几种：

❶ 避孕工具，最常用的是避孕套，也称阴茎套、安全套。它简便、安全、有效，避孕效果可靠。另一种是宫内节育器，又称节育环。它的特点是长效、安全、经济，想怀孕时还可以取下，并不影响生育。

❷ 避孕药物，最常用的是口服避孕药，身体健康的女性都可服用。避孕针也是一种简单、安全的方法，注射一次可避免1个月或3个月。还有一种是外用避孕药，无口服避孕药的不良反应，但常因使用方法不正确而影响避孕效果。

❸ 皮下埋植避孕，就是用手术方法将避孕药埋植于上臂皮下，通过药物缓慢释放达到避孕目的。

## 孕前不宜采用的 3 种避孕方法

停服避孕药后，由于准备工作还没做好，孕前的这几个月内就需要暂时避孕。有的夫妻采用避孕套进行避孕，有的采取其他方法。下面介绍 3 种最不靠谱的避孕方法。

### 安全期避孕法

安全期避孕法是指根据女性排卵期和精子、卵子在女性生殖道里存活时间，推算出女性不易受孕的一段时期，并选择在这段时间里进行无保护措施的性交，从而达到避孕目的。通常情况下，卵子排出后可存活 1～2 天，精子在女性生殖道里可存活 2～3 天。因此，在排卵前 2～3 天，和排卵后 1～2 天性交，就有可

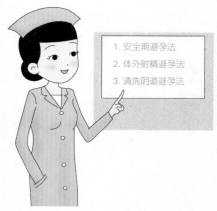

1. 安全期避孕法
2. 体外射精避孕法
3. 清洗阴道避孕法

能受孕，这个时期叫易孕期。而卵巢排卵一般在月经结束后 14 天的前后 2 天内，所以安全期大约为月经前 10 天内，和月经后第 20 天之后到下次月经来潮，距离行经期越近，避孕的可能性就越大。然而，这种推算法并不是每次都很准确，因为女性排卵的时间，受外界环境、气候、本人的情绪，以及健康状态等因素影响，从而出现排卵期延后或提前的情况，并且还有可能发生额外排卵。

此外，精子和卵子在女性生殖道里的最长存活时间也无法最后定论。因此，安全期无法算得准确，所以说安全期避孕并不安全。

### 体外射精避孕法

体外射精避孕法是指在性交达到高潮，即将射精的瞬间，立即中断性交，使精液排在外面，使精子不能与卵子相遇，从而达到避孕的目的。这种自然避孕方法却常达不到避孕目的，因为男女双方

性交过程中，当性兴奋处于高潮时，会有一小部分精液伴随输精管的收缩而溢出流入阴道，这些精液量虽少但精子数目最多，因此容易受孕。此外，及时将阴茎从阴道抽出需要男方"恰到好处"地掌握"火候"，这使得男女双方因过分注意射精时间而精神紧张，使性交过程不圆满，久而久之甚至会引起性神经衰弱。

### 清洗阴道避孕法

清洗阴道避孕法是指在性交后女性立即用清水或其他液体洗涤阴道，以把体内的精液冲走，从而避免怀孕。实际上这种方法并不可靠，因为洗涤的范围只为阴道，但在冲洗前很多精子可能已到达了子宫颈和子宫内，因而往往很容易受孕。更有甚者，有些女性在性交之后使用诸如消毒药等高腐蚀性的洗液洗涤阴道，以为可以"杀死"精子，从而达到避孕的目的。实际上这种方法没有任何科学依据，更重要的是这种方法危险，如果洗液浓度调配不佳，不但可能无法避孕还可能导致阴道灼伤或发炎。

因此，停服避孕药后，最好的方法就是采用避孕套进行避孕，而不要采取以上3种不太可靠的避孕方法。

## 避孕套的使用及异常情况处理

避孕套是以非药物的形式阻止受孕，主要用于在性交中阻止人类的精子和卵子结合，防止怀孕。它犹如一道屏障，能阻断精子进入阴道，不影响女性排卵及月经，也不影响男性的生精、输精与射精，停止避孕即可受孕，对胎儿没有影响，如果用法得当，是孕前非常安全有效的避孕措施。

其使用范围较广，尤其适用孕前暂时还没做好要宝宝的年轻夫妻，以及不宜采用绝育措施的夫妻。当然，对一些因患病不宜使用宫内节育器、患有妇科疾病的女性同样适用。

避孕套常见的种类可归为几大类。

❶ 厚度：厚壁型（壁厚 0.05～0.07 毫米）；薄型（壁厚 0.04

毫米）；超薄型（壁厚 0.03 毫米）。

②性能：干燥型（无外涂硅油或润滑剂）；湿润型（外涂硅油润滑剂，性交时起润滑阴道的作用）。

③形态大小：分大、中、小和特效 4 种型号，开口部直径 35 毫米为大号，33 毫米为中号，31 毫米为小号，29 毫米为特小号。一般避孕套表面是光滑的，但也有表面呈胶粒状或螺纹状麻点，后者在性交时可以增加女性的快感。

通常使用避孕套时，首要选择型号合适的避孕套，避免过大或过小。避孕套过大，性交时容易脱落在阴道内，导致避孕失败；避孕套过小会有不适感，还容易撑破。使用前，检查避孕套有无破损，如吹气时发现漏气则不能使用。使用时，先将前端的小囊捏瘪，把囊内的空气挤掉，然后把它放在已经勃起的阴茎头上，切不可将阴茎头套进小囊内，这样容易涨破。性交结束后还需检查避孕套有无破裂，如有破裂应及时采用补救措施。

一般出现下面几类异常情况时，应注意处理方法。

### 避孕套脱落在阴道内

若开始时，发现避孕套脱落在阴道内，应立即停止，将避孕套从阴道内取出，再换小一号的避孕套方能继续。若避孕套在射精时或射精后脱落，则立即从阴道内取出避孕套，然后在 72 小时内口服紧急避孕药。此类情况对避孕套破裂导致的避孕失败同样适用。

### 使用避孕套发生过敏反应

有些人使用避孕套后会发生过敏反应，男性表现为阴茎头部潮红、瘙痒和刺痛；女性则表现为外阴及阴道有瘙痒及烧灼感，阴道黏膜充血、水肿等。发生过敏反应，应停止使用避孕套，改用其他避孕措施，待恢复正常后两周方可有性生活。若局部瘙痒，切忌用手不要搔抓，也不要用热水烫洗或肥皂清洗，防止病变加重，可外涂金霉素或四环素软膏，症状严重者服抗过敏药物，如氯苯那敏、赛庚啶、阿司咪唑等，切勿乱用药，用药 1～2 天症状无改善者，应尽快去医院遵医嘱用药治疗。

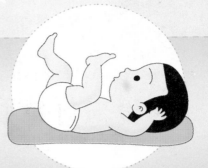

# 第四章

# 孕前5个月：生活规律
# 助好"孕"

孕前5个月，备孕要坚持执行，饮食上夫妻要有所忌口，不盲目进补，全面调整偏食，谨防过量服用维生素等，女性在生活习惯上要远离烫发、染发、浓妆艳抹等。此外，准妈妈还要常慢跑，常做有助保持乳房健美的运动，常做加强腹部肌肉的锻炼，远离新房，远离噪声环境，远离辐射等。男性也要经常清洗自己的"下身"。不难看出，日常小动作中有大道理、大健康。

# 备孕必读：
# 做好饮食调整助"孕"力

 夫妻偏食要不得

有些男女平时就有偏食的不良饮食习惯，遇到自己喜欢吃的食物就大吃一顿，遇到不喜欢吃的食物却一口也不尝。其实，这种做法是不科学的。如果长期存在这种情况，就会导致不同程度的营养失衡，而营养失衡有可能会引起不孕，即使怀孕，如果这种情况还是得不到纠正，也会影响胎宝宝的生长发育。

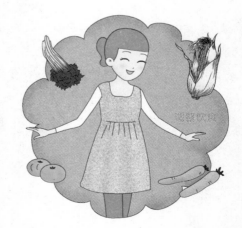

对于女性来说，有些人为了保持身材，不吃含有脂肪的食物，只吃蔬菜和水果，长期这样会导致营养不良，会影响卵子的活动能力，严重的还可能导致不孕。

精子的产生与饮食密切相关，如果男性有偏食习惯，体内容易缺乏锌、硒。国外研究显示，男性体内缺乏锌、硒等微量元素，对正常受孕也会有一定的影响。锌具有影响脑垂体分泌促进性腺激素、促进性腺发育及维持正常功能的作用，还可以提高精子的活动力，能够防止精子过早地解体，有利于与卵子结合，形成正常的受精卵；硒也是一种微量元素，一旦缺乏对精子的生成及活力也会产生较大的影响。锌元素主要存在于海产品、动物内脏中，其他食物里含锌量很少，因此孕前男性要多吃一些海鱼、海虾、猪肝等。自然界中含硒食物是非常多的，含量较高的有鱼类、虾类等水产品，其次为动物的心、肾、肝。蔬菜中含量最高的为金花菜、荠菜、大蒜、蘑菇，其次为豌豆、大白菜、南瓜、萝卜、韭菜、洋葱、番茄、莴苣等。

因此，孕前夫妻一定要调整这个不良饮食习惯，要做到饮食营养均衡，有目的地调整饮食，在平时多储存一些自身体内含量低的营养素。孕前建议夫妻双方每天摄入畜禽鱼肉 150～200 克、鸡蛋 1～2 个、豆制品 50～150 克、蔬菜 500 克、水果 100～150 克、主食 400～600 克、植物油 40～50 毫升、硬果类食物 20～50 克、牛奶 500 毫升。

## 盲目进补不可取

很多女性在准备怀孕前，喜欢吃一些保健品、补品，以养好身子有利受孕，却有不少人因此埋下不孕的祸根，小霞夫妻就是这样。小霞和丈夫两年前就开始规划要宝宝。公公和婆婆非常支持要孩子，于是三天两头就炖补汤给小两口进补。然而，两年过去了，小霞肚子没有动静却变得越来越富态，脸上二度发育长起小痘痘，月经也不正常。着急的小霞和丈夫到家附近的医院检查，丈夫没有问题，小霞的检查报告单却显示：体内雄激素过高，黄体生成素偏高；B超检查发现卵巢呈多囊泡改变；腹腔镜检查见到双侧卵巢增大，包膜下见许多大小不等的囊性卵泡。最后诊断为：多囊卵巢综合征。多囊卵巢综合征就是小霞婚后两年不孕的原因。医生指出，她患上多囊卵巢综合征与大量进补导致体内激素失衡有关。

体重过低可能影响胎儿发育和产后泌乳，并且不耐受分娩所带来的体力消耗，导致分娩不利，因此应加强营养，尤其是优质蛋白质和脂肪的食物，使体重接近正常水平后再受孕。但体重过高也不利于分娩，体重超重或肥胖的妇女也成为妊娠、分娩的不利因素，并成为妊娠、分娩等的危险因素。

因此，孕前补充营养也要因人而异，盲目进补是不可取的。身体瘦弱、贫血的女性可以多补充些营养，以便增强体质。但是如果原本就比较胖，这个时候就应该注意避免体重增加过快、营养过剩了。通常情况下，孕前女性只要正常吃饭，不挑食，不偏食，注意菜肴品种多样，保持饮食均衡。多吃新鲜水果、蔬菜，适量吃一些高蛋白的肉类、蛋类、奶类等，不能过量。应以高蛋白类食物为辅，新鲜蔬菜为主。此外，在主食中加入五谷杂粮，遵守这个原则就足够满足营养需求、足够孕育宝宝的身体需要了。

## 营养全面，调整偏食

偏食会造成营养单一，对身体健康不利，特别是准备要宝宝的夫妻，夫妻任何一方营养不良都会妨碍受孕。如：缺乏维生素 A，会使受孕率大幅度降低，使精子受到损害；轻微缺乏维生素 E，精子的数目也会减少，严重者则导致男性不育；维生素 B、蛋白质不足时，会导致精子的活动能力降低，使精子的数目减少，还会影响女性排卵；如果缺乏维生素 B 族中的叶酸及维生素 $B_{12}$，会使男性睾丸受损导致不育，还会使精子的数目及活动力降低。因此，有偏食习惯的夫妻，一定要调理自己的饮食结构和习惯，做到营养全面不挑食。具体来说，要补充的营养素有以下几种：

### 蛋白质

蛋白质是生命的基础，是构成人的内脏与肌肉以及健脑的基本营养素。如果妇女在孕前摄取蛋白质不足，就不容易怀孕，或者怀孕后由于蛋白质供给不足，胚胎不但发育迟缓，而且容易流产，或者发育不良，造成先天性疾病及畸形。此外，产后母体也不容易恢复，有的妇女就是因为产前蛋白质摄取不足，分娩后身体一直衰弱，还有多种并发症发生。含有丰富蛋白质的动物性食物有牛肉、猪肉、鸡肉、肝类、鱼、蛋、牛奶、乳酪等；植物性食物有豆腐、黄豆粉等豆类及豆制品。

### 铁

铁质是血红蛋白的主要成分，在人体内最主要的功能是组成血红蛋白，从而进一步形成血细胞。人体如果缺铁，就会产生贫血，容易倦怠。妇女在怀孕中期之后，容易发生贫血，这是因为胎宝宝迅速成长，每天都要吸收约 5 毫克的铁质，因而使母体血液中的铁质减少。贫血，不但不利于胎宝宝的生长，而且生产时会出

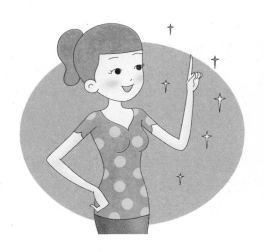

现低热或迟缓出血等并发症，出血量也会增加，使产后母体恢复较慢，甚至可能造成致命的伤害。为了防止妇女怀孕中期贫血，除了在孕期注意补充铁质外，在孕前就要开始多摄取铁质。含有铁的食物有猪肝、猪血、牛肉、鸡蛋、大豆、海藻类、芝麻酱、黑木耳、香菇、绿黄蔬菜等。

### 维生素

维生素是人体生长最基本的要素，它是维持人体正常生理功能所必需的一类化合物，也是需要量大的一类物质。如果妇女缺乏维生素，其受孕概率就会低得多。此外，如果缺少了维生素，即使其他营养素进入体内，也无法充分发挥作用，比如人体对钙的吸收，就少不了维生素 D 的作用。

（1）维生素 A：可以保护皮肤和黏膜的健康，增强对细菌的抵

抗力。当妇女维生素 A 缺乏时就难以受孕，即便怀孕也容易流产和造成胎宝宝骨骼发育不好、抵抗力弱等现象。从鱼肝油、奶油、乳酪、牛奶、鳗鱼、肝、绿黄蔬菜等食物中可以吸收到维生素 A。

（2）维生素 $B_1$：如果缺乏维生素 $B_1$，准妈妈就会发生脚部水肿、便秘、食欲不振、心室肥大、神经炎等疾病，可能造成早产或死胎，也容易生出先天性体质衰弱的宝宝；产妇的分娩时间会拖长，引起子宫收缩缓慢等症状。食物中的肝、肉、豆、牛奶、绿叶蔬菜等都含有大量的维生素 $B_1$。

（3）维生素 $B_2$：缺乏维生素 $B_2$，通常会引起口腔炎、角膜炎、皮肤病等症状和胎宝宝发育不全。含维生素 $B_2$ 高的食物有动物肝脏、酵母、蛋、肉类、牛奶、绿黄蔬菜等。

（4）维生素 C：其功能在于维持内分泌的平稳，加强血液凝固及增强对细菌的抵抗力。准妈妈如果缺乏维生素 C，可能有早产、流产的风险，还会有贫血、分娩时大量出血、胎宝宝发育不良等异常现象发生。橘子、草莓等水果类及绿黄蔬菜、浅色蔬菜中都含有大量维生素 C。

### 钙

钙是形成骨骼与牙齿的主要成分，是人体支架的组成成分。它是胎宝宝发育过程中不可缺少且用量较多的一种主要成分。钙可以加强母体血液的凝固性，可以安定精神，防止疲劳，对将来的哺乳也有利。因此，怀孕后女性必须摄取比平常多 2 倍的钙质，虽然孕期开始对钙的需求并不那么重要，但这只是短暂的时间，我们知道，钙在人体内

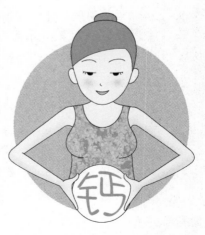

的储存时间长，用得多。储存时间长，就决定了孕前必须大量补充钙。含钙多的食物有鱼类、牛奶、乳酪、海藻类及绿色蔬菜等。

锌

锌对人体的生理作用是相当重要的。首先，锌是人体内一系列生物化学反应所必需的多种酶的重要组成部分，对人体的新陈代谢活动有重大影响。缺锌会导致味觉及食欲减退，减少营养物质的摄入，影响生长发育。锌还具有影响垂体促进性腺激素分泌、促进性腺发育和维持性腺正常功能的作用。因此，缺锌不但可以使人体生长发育迟缓，身材矮小，且可致女性乳房不发育、没有月经，造成女性不孕，也可使男性精子减少或无精子。含锌比较高的食物有豆类、小米、萝卜、大白菜、牡蛎、牛肉、羊排、子鸡、熏鲟鱼、茶叶等。女性多吃这些食物，可以促进排卵和第二性征发育。

营养储备是受孕的基础，也是受孕的关键，所以为了怀上一个健康的胎宝宝，一定要合理地补充营养素，让均衡的营养为受孕"加油"。

 ## 节食会造成卵子活力下降

为了追求骨感，现代女性中有很多人经常节食，使身体缺乏某些营养素。而卵子是否能够受精，与它们的活力有很大关系。如果营养不足，会使卵子的活力下降，或月经不正常。长期节食，人就容易发生营养不良，当人体过分消瘦时，热量就会摄入不足，身体组织中的脂肪

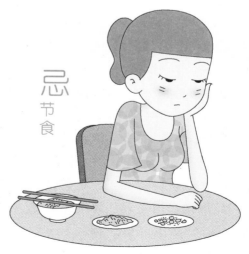

就会加速消耗，没有了足量脂肪的保护，子宫从正常位置沿阴道下降，子宫颈下垂，甚至脱出于阴道口外，就形成了子宫脱垂。子宫

不在正常的位置上，怎么怀孕？

当过度节食引起人体过分消瘦时，腹壁松弛、腹肌薄弱，导致悬吊胃的肌肉和韧带松弛无力，腹压下降，于是整个胃就降低，从而引发胃下垂。胃下垂会引起消化不良、贫血、萎缩性胃炎等症。由于营养不良，整个人看起来和不新鲜的蔬菜一个模样。本来追求美丽，结果却适得其反。

而且，孕前营养不足还会影响孕初刚形成的胚胎发育。孕初期正是心、肝、肾、肠、胃等重要器官分化时期，脑也在快速发育，必须从母体获得各种充足的营养，而这些营养需要母体在孕前就进行储备，否则胎儿的早期发育会受到影响，如出生低体重儿概率增大或发育畸形。另外，孕前营养不足还会影响乳房发育，造成产后泌乳不足，影响母乳喂养。

因此，准备怀孕时不要节食，要注意加强营养，特别是蛋白质、矿物质和维生素等营养素，待营养状况良好时再怀孕。

##  谨防过量服用维生素

为了达到优生目的，许多女性孕前及孕期盲目大量补充维生素。殊不知，这样做结果往往会适得其反，不仅于己无利，也会怀孕后害了腹中的胎儿。

如果女性在孕前及孕期大量服用维生素，很有可能会使女性体内维生素和矿物质失衡，从而使得它们不能很好地相互利用，甚至产生一些不良反应。就拿维生素C来说，很多人认为维生素C是可以多服的，因为维生素C是水溶性的（体内没有被利用的就会随尿液排出），但过量服用也会达到产生毒性的剂量。也就

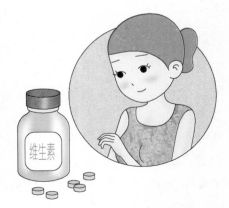

是说，维生素C的服用量也必须控制在安全剂量范围内，否则不但不会对身体产生有利影响，还会有害健康。

因此，女性在服用维生素时最好在医生的指导下安全服用。最好的做法是在孕前3个月就停止补充各种维生素和矿物质剂，改用孕妇专用维生素制剂量，因为它含有女性孕期所需的维生素，而且剂量是安全的。

总之，孕前及孕期补充维生素，提倡优先选择食物。切不可随意滥服维生素类药物，即使需要补充，也须遵照医嘱，适可而止。

## 谨防"祸从口入"

从准备怀孕的那一刻起，为了孕育一个优质宝宝，许多女性都在向各类美食进军，大有为了宝宝的质量而牺牲诱人身材的英勇气概。这固然值得表扬，但是也别忘了，一味地大吃特吃也是不可取的，有时还会适得其反！因为，孕育宝宝，有时候会"祸从口入"。下面一些食物在孕前及孕期应少吃。

### 高糖食物

高糖食物，即甜食。很多女性对甜食有着无法抗拒的喜爱，因为吃甜食会刺激神经末梢，让人感到兴奋和愉快，但同时要为这种欢愉的感觉付出代价。因为经常食用高糖食物，常常会引起糖代谢紊乱，甚至成为潜在的糖尿病患者。如果这种习惯维持到怀孕之后，那就更危险了，极易出现孕期糖尿病。这不仅会危害准妈妈本人的健康，还可造成胎宝宝在母体内发育或代谢障碍，出现高胰岛素血症及巨大儿。

### 辛辣食物

辛辣食物会刺激人的食欲，让人胃口大开。但如果过量食用，会引起胃部不适、消化不良、便秘、痔疮等，给身体大打折扣。而且，随着怀孕后胎宝宝的增大，准妈妈的消化功能和排便本来就会受影响，如果仍然保持进食辛辣食物的习惯，不仅会影响到营养的供给，也会加重便秘、痔疮等症状。因此在计划怀孕前 3～6 个月，准妈妈应尽量少吃辛辣食物。

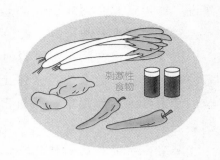

刺激性食物

### 含咖啡因的食物

准备怀孕的女性不要过多饮用咖啡、茶及其他含咖啡因的饮料和食品。有些专家研究认为，咖啡因作为一种能够影响女性生理变化的物质，可以在一定程度上改变女性体内雌激素、孕激素的比例，从而间接抑制受精卵在子宫内的着床和发育。

### 烤牛羊肉

据调查，爱吃烤牛羊肉的少数准妈妈生下的孩子患有瘫痪、弱智或畸形的概率较高。现代医学研究发现，烤制的牛羊肉中含有较多的致畸物质，不利于遗传物质的稳定性。而且，如果牛羊肉没烤熟就吃，很容易感染弓形虫，造成后代流产或早产。

### 腌制食品

腌制食品虽然美味可口，但其含有亚硝酸盐、苯并芘等有害物质，对身体极为不利。

### 大蒜

多食大蒜会克制人的正气，还有明显的杀灭精子的作用，育龄青年如食用过多，对生育有不利的影响，故不宜多吃。

### 胡萝卜

胡萝卜内含有丰富的胡萝卜素、多种维生素以及对人体有益的其他营养成分。但据美国妇科专家研究发现，女性吃太多的胡萝卜后，摄入的大量胡萝卜素会引起闭经和抑制卵巢的正常排卵功能。因此，准备生育的女性不宜多吃胡萝卜。

 ## 谨遵饮水之道胜过吃良药

水是最好的医生。因为人体许多疾病的产生不是因为别的，仅仅是因为我们的身体缺水。身体缺水造成了水代谢功能紊乱，生理功能紊乱又导致了诸多疾病的产生。因此，如何饮水，喝什么水，不喝什么水，对孕前夫妻的健康是十分重要的。那么，孕前夫妻应遵循怎样的饮水之道呢？

### 切忌口渴才喝水

口渴喝水犹如田地龟裂后才浇水一样，是缺水的结果而不是开始，是大脑中枢发出要求补水的救援信号。口渴说明体内水分已经失衡，细胞缺水已经到了一定的程度。准妈妈饮水应每隔2小时1次，每日8次，共1600毫升。当然，可根据具体情况酌情增减。

### 清晨起床后应喝一杯新鲜的白开水

日本的一项研究表明，白开水对人体有"内洗涤"的作用。另有研究表明，早饭前30分钟喝200毫升25～30℃的新鲜开水，可以温润胃肠，使消化液得到足够的分泌，以促进食欲，刺激肠蠕动，有利于定时排便，防止痔疮、便秘。而且水能很快被胃肠道吸收进入血液，使血液稀释，血管扩张，从而加快血液循环，补充细胞夜间丢失的水分。

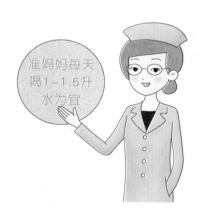

准妈妈每天喝1～1.5升水为宜

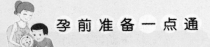

### 应常喝白开水或矿泉水

水经过煮沸消毒后清洁卫生，饮用白开水是准妈妈补充水分的主要方法。白开水是补充人体液体的最好物质，最有利于人体吸收。另外，矿泉水中含有许多微量元素，孕前夫妻也可以经常饮用。

### 果汁或果汁饮料不能代替白开水

有些女性特别爱喝果汁，认为多喝果汁可增加营养，不会发胖，生出的宝宝皮肤会细腻白嫩，甚至以喝果汁代替喝白开水。其实，这种认识是错误的。鲜榨果汁中大约95％以上是水分，此外还含有果糖、葡萄糖、蔗糖和维生素。这些糖类很容易消化吸收，不但会促使体重迅速增加，还不利于身体健康。所以女性每天饮用果汁量不能超过500毫升。而果汁饮料含有防腐剂、色素和香精，这些成分对人体有害无益，所以孕前女性应慎重选择，尽量不喝或少喝这些饮料。

孕前准备还要注意不是所有的水都能喝，以下几种水不能喝：

### 被污染过的水

孕前夫妻绝对不能喝被工业生产中的废水、废气、废渣等污染物污染过的水，这样的水即使经过高温煮沸，水中的有毒化学物质仍然存在。

### 没有烧沸的自来水

因为自来水中的氯与水中残留的有机物相互作用，会产生一种叫"三羟基"的致癌物质。孕前夫妻也不要喝在热水瓶中储存超过24小时的开水，因为随着瓶内水温的逐渐下降，水中含氯的有机物会不断地被分解成为有害的亚硝酸盐，对人身体的内环境极为不利。

### 久沸或反复煮沸的开水

例如，大锅炉里的开水。因为水在反复沸腾后，水中的亚硝酸银、亚硝酸根离子以及砷等有害物质的浓度相对增加。喝了久沸的开水以后，会导致血液中的低铁血红蛋白结合成不能携带氧的高铁血红蛋白，从而引起血液中毒。

### 保温杯沏的茶水

因为茶水中含有大量的鞣酸、茶碱、芳香油和多种维生素等，如果将茶叶浸泡在保温杯的水中，多种维生素会被破坏从而使营养降低，茶水苦涩，有害物质增多，饮用后会引起消化系统及神经系统的紊乱。

 本月营养食谱推荐

#### 香蕉木瓜饮

【原料】木瓜块、香蕉块、牛奶各适量。

【做法】将木瓜块、香蕉块、牛奶放在一起，榨成汁。每晚睡前饮用。

【功效】本品是通便润肠的佳品，对孕前便秘患者有很好的食疗作用。

#### 鹌鹑肉片

【原料】鹌鹑肉100克，冬笋10克，水发口蘑5克，黄瓜15克，半个鸡蛋的蛋清，酱油、料酒、花椒水、精盐、水豆粉、味精、汤、油各适量。

【做法】将净鹌鹑肉切成薄片，用鸡蛋清和水豆粉拌匀；将冬笋、口蘑、黄瓜切成片；将炒锅内放入烹饪油，烧四五成热时，将鹌鹑肉片放入，炒熟，倒入漏勺内；在炒锅内放入汤，加入精盐、料酒、花椒水、酱油、冬笋、口蘑、黄瓜和炒熟的鹌鹑肉片，烧沸后，去除浮沫，放入味精，盛入碗内即成。

【功效】本品补五脏，益中气。适用于孕前身体虚弱、疲乏、汗多的夫妻。

### 薏苡仁红枣粥

【原料】 生薏苡仁 100 克，红枣（去核）12 枚，水 4 碗。

【做法】 将生薏苡仁浸泡。4 碗水、生薏苡仁、红枣倒入煲中，用文火煲 45 分钟即可。

【功效】 本品可活血养颜，适合孕前女性食用。

### 糖拌西红柿

【原料】 番茄（西红柿）500 克，白糖 125 克，鲜嫩白菜帮少许。

【做法】 将番茄洗净，用沸水烫一下，去皮，去蒂，切成两半，再切成小月牙状。将番茄分层摆入盘中；将嫩白菜帮切去两头，再切成 2 厘米长的细丝，摆在番茄块中心，将白糖撒上即成。

【功效】 本品清热凉血、营养丰富。适宜孕前夫妻食用。

### 阳春面

【原料】 鲜面条 100 克，鸡蛋 1 个，青蒜苗 3 根，香油 5 毫升，花生油、精盐、味精、高汤各适量。

【做法】 将鸡蛋磕入碗内搅匀。炒锅烧热，用洁布抹一层花生油，倒入蛋液，摊成蛋皮，取出切成细丝。青蒜苗洗净，切段；将水烧沸，下入面条煮熟，捞出盛碗内，撒上蛋皮丝、青蒜段；将高汤倒入炒锅中烧沸，撇去浮沫，加精盐、味精调味，淋入香油即可。

【功效】 本品滋阴润燥，消暑祛热。适于孕前夫妻食用。

## 备孕必读：
## 养成良好习惯，消除健康隐患

 **女性孕前忌染发、烫发**

为了追求时尚，追求美丽，许多女性都有染发、烫发的习惯。但专家提示，准备怀孕的女性要尽早停止染发、烫发。这是为什么呢？

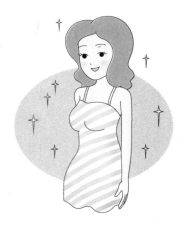

一些染发剂接触皮肤后，可刺激皮肤，引起头痛和面部肿胀，眼睛也会受到伤害，难以睁开，女性怀孕后还可能引起流产。而且，由于染发剂中含有一些有害的化学物质和重金属，它们会通过头皮吸收进入人体，从而对健康产生不良影响，停留在体内还可能对未来胎宝宝造成不良影响。特别是烫发药水，还可能经皮肤吸收后进入血液循环，对卵子产生不良影响，影响正常的怀孕。

冷烫精是目前市面上用于烫发的最普遍的特殊化妆品，它的作用是使头发膨胀软化。烫发使用化学和物理方法，使自然的直发形成卷曲形状。头发卷曲后，通过盘卷、吹风梳理，可以形成多种多样线条优美的发型。冷烫可轻柔地改变头发内部结构，而所谓的热能烫、离子烫，几乎把头发的结构完全改变。而且冷烫精是化学制剂，长期使用会对头皮造成伤害，会使头皮屑增加，怀孕后，化学冷烫精还会影响体内胎儿的正常生长发育，少数孕妇还会对其产生过敏反应。

因此，为了胎宝宝和自身的健康，女性孕前及孕中应忌染发、烫发。

##  孕前浓妆艳抹不相宜

爱美是女性的天性，因此许多女性都爱化妆。化妆后的女性显得更加年轻漂亮，充满自信。然而，对于准备怀孕的女性来说，化妆时可要注意了。

有调查表明，每天浓妆艳抹的女性怀孕后导致胎宝宝畸形的发生率是不浓妆艳抹者的 1.25 倍。化妆品所含的铅、砷、汞等有毒物质被准妈妈的皮肤和黏膜吸收后，可透过胎盘屏障进入胎宝宝的循环系统，影响胎宝宝的正常发育，导致胎宝宝畸形。另外，化妆品中的某些成分经阳光中的紫外线照射后，会产生有致畸作用的芳香胺类化合物质。而且，怀孕期间的肤质因为受到雌性激素的影响，面部的色素沉淀增加，一般会出现妊娠纹，特别是孕

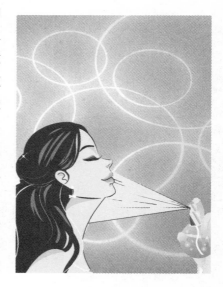

前有化浓妆习惯的女性，怀孕后色斑情况会更加突出。

此外，为了优生，准妈妈也尽量不要涂口红。因为口红是由各种油脂、蜡质、颜料和香料等组成的，其中油脂通常采用的是羊毛脂。羊毛脂及蜡质都具有较强的吸附性，能将空气中的尘埃、病毒、

细菌等有害物质吸附在口唇黏膜上，在人不经意时随食物进入体内。唇膏常用的染料大多是对人体有害的非食用色素，某些劣质染料还含有致癌的化学成分。一些地下工厂生产的劣质唇膏很可能含有大量铅之类的重金属，以使其色泽鲜艳亮丽，不易脱落。如果经常将这些"重金属唇膏"吞进肚子里，后果更是不堪设想。唇膏实际上是一种复杂的化学物质，鲜艳色泽的背后存在着不为人们注意的隐患，很有可能引起不孕不育。

化妆品对皮肤、对身体，都有非常大的害处，甚至还会影响你未来的宝宝。因此，女性孕前及孕中要远离浓妆艳抹，同时要选择一些天然的对皮肤没有刺激的化妆品，最好选择使用婴儿用的安全皮肤护理品。此外，最好不要化眉毛、眼线，不拔眉毛。

 **不要再美化指甲**

美甲现在已经成为爱美女性每月甚至每周的必修课，尤其是盛夏，女性更是热衷于此来扮靓自己。但从医学角度讲，目前的美甲方式对指甲的健康不利。据了解，美甲需要先将指甲表层锉薄，然后在指甲上贴一个仿真指甲盖，从而使手指看起来更加修长。据医生讲，指甲表层有一层像牙齿表层釉一样的物质，能保护其不被腐蚀。如果把表层锉掉，手指对酸性或碱性物质的腐蚀会失去

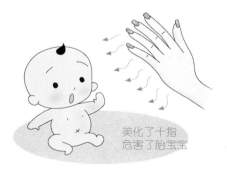

美化了十指
危害了胎宝宝

抵抗力，容易引起指甲断折，颜色发黄或发黑，影响健康，显然对受孕也是不利的。

指甲油是"披着羊皮的狼"，因为涂指甲油虽然美化了纤纤十指，却可能对受孕带来危害。目前，市场上销售的指甲油大多是以硝化纤维为基本原料，配以丙酮、乙酯、丁酯、苯二甲酸等化学溶剂和增塑剂及各色染料制成，这些化学物质对人体有一定毒性作用。

女性大多数喜吃零食，指甲油中的有毒化学物质很容易随食物进入女性体内，这显然对受孕不利，如果孕期也涂指甲油，并可能通过胎盘和血液进入胎宝宝体内，日积月累会影响胎宝宝健康。此外，有的女性指甲脆而易断，往往也是由于涂指甲油造成的。

女性去医院做孕前检查时尤其应该注意不要涂指甲油，因为指甲的颜色有时需作为诊断的参考，如贫血、心脏病等。

**少用湿纸巾擦拭私密地带**

湿纸巾充斥着我们的生活，尤其是在旅途中，由于洗手不方便，湿纸巾更是大显身手。而应运而生的女性专用护理湿巾，不仅使用方便，而且具有一种芳香的气味，更是受到众多女性的青睐，有人甚至用它代替日常的私处清洗。专家认为这种方法是不可取的。

市面上的女性专用护理湿巾，一般都会在宣传广告中这样写道：本品采用高档棉质水刺布，质感柔软、舒适，能够清洁隐私部位，避免细菌滋生，清爽避味。药液的酸碱度（pH值）符合女性的体内环境，能平衡酸碱度，适用于经期清洁、房事前后清洁、如厕使用、日常隐私部位护理等。其实，女性的私密处并没有大家想象的那么脆弱，阴道可以分泌出20多种微生物，其中一种叫做阴道乳酸杆菌的细菌，能分解成乳酸，使阴道内环境保持酸性，抑制宜于在碱性环境中生长的病原体。另外，阴道自动的收缩和闭合、经期时子宫内膜脱落都有助于阴道的自我清洁。而市面上的女性专用护理湿巾，大多添加了针对女性的除菌药物成分，虽然在一定程度上能起到抑菌作用，但并不能杀菌。频繁使用，甚至用它来代替日常清洗，反而会打破女性体内本来的酸碱平衡，从而引发妇科疾病。因此，孕前女性不要经常用湿纸巾擦拭自己的私密地带。

一般情况下，只要我们保证日常的清洗就可以了，但尽量避免盆浴。如果在出差条件艰苦、经期无法正常洗浴等情况下，可以偶尔使用女性私处专用湿纸巾，最好有医生的科学指导。使用时还要注意生产日期和保存环境，最好不要将湿巾置于高温环境中，否则有些药物成分会挥发，影响正常使用效果。

##  卫生护垫会埋下健康隐患

卫生护垫是许多女性的亲密朋友，她们以为，每天使用护垫可避免阴部和内裤的直接接触，有助于保持阴部环境清洁。尤其是市场上一些以味道清香、具有抗菌作用和能防治妇科疾病等作为卖点的卫生巾吸引了不少 25 岁上下女性朋友的眼球，如带有茉莉花香、茶香、薄荷味道的卫生巾、卫生护垫。而含有药物成分的卫生巾早在几年前就推出了预防妇科病的概念，因而三四十岁的女性是这类产品的忠实消费者，像含有益母草、芦荟等药物成分的卫生巾，是她们的不二选择。

专家认为，市售的芳香或药物卫生护垫一般都宣称有抗菌、止痒等保健功效，患有妇科疾病的女性使用或可防病保健，但健康女性不宜选择。身体健康的女性应该尽量选择无香、无药物成分的棉柔卫生巾。据统计，在妇科病门诊就诊的患者中，有 3％～5％ 的患者是由卫生护垫使用不当引起的，如阴部瘙痒、真菌性阴道炎等疾病。因为中草药多是通过浸泡进入卫生巾里的，烘干后卫生巾里的药物成分很少，即便残存下来一些中药成分，也很难通过皮肤接触被吸收。尤其是春夏季，很多女性会穿着有塑型作用的紧身裤，既不宽松又不透气，更容易引发妇科疾病。如果经常使用药物卫生巾或护垫，会打破私处的酸碱平衡，造成对药物卫生巾的依赖，降低私处自我免疫和清洁的作用，反而更易受到细菌侵害。而对于有些皮肤敏感的女性，使用药物卫生巾更应注意，因为可能会引起皮肤过敏，出现私处瘙痒等症状。妇科疾病极易引起女性失眠多梦、烦躁不安、内分泌失调、容颜憔悴，甚至更年期提前等一系列并发症。因此，孕前女性要严防被卫生护垫这个"密友"阻挡自己的优生之路。

专家认为，日常生活中，女性朋友应改变每天用卫生护垫的习惯，并勤换内裤，洗后的内裤最好不要阴干，如果没有条件，洗后的内裤用开水烫过再用电吹风热挡吹三四分钟即可。不要购买便宜的杂牌卫生巾，要选用正规厂家的正规产品，而且即用即买比较好，买太多是会过期的，如果没用完，请把卫生巾放入冰箱的冷冻室，因为只有这样储存才能阻止真菌滋生。

##  "好朋友" 来临要做好几件事

月经是一种正常生理现象，女性一生中有30多年要来月经。但由于月经期机体发生着各种变化，以致这时女性的全身和局部抵抗力有所下降，如不注意，就容易感染疾病。另外，月经期子宫颈口微张、子宫内膜剥落、阴道酸性分泌物被经血冲淡，从而丧失了抑制细菌生长的自然防御功能。让细菌有机可乘，极易导致生殖器官发炎，严重者甚至造成不育。因此，月经期的卫生关系到青春期至绝经期的所有女性。因此，根据月经期的特点，女性孕前要做好以下几件事。

### 注重卫生

月经期间，女性要注意讲究卫生，如勤换卫生巾。每次如厕时，都要换卫生巾，防止滋生细菌；最好不要发生性行为。因为这样容易把细菌带入阴道引起发炎。并且由于性交的刺激，导致盆腔充血，使经血增多或经期延长；经期必须保持阴部清洁，最好每次换卫生巾时，都用温开水清洗。洗时不要坐入盆中，以防脏水进入阴道。经期洗澡禁止盆浴，只能淋浴或擦澡。此外，大小便后，要从前面向后面擦，以免将肛门附近的脏东西带入阴道。

### 注意保暖

经期，女性必须注意保暖，尤其是下半身的保暖更为重要，避免用冷水洗澡、洗头、洗脚等。因为月经期间如果受到突然或过强的冷刺激，会导致子宫及盆腔内血管过度收缩，从而引起经血过少或月经突然停止。此外，受凉以后，身体免疫力更加低下，容易感染疾病。

### 心情舒畅

情绪波动过大会影响月经的正常来潮，并且加重月经期间的不适。经期是否正常与人的情绪状态有着极为密切的联系。因为大脑皮层调节管制月经，不论是精神的紧张或情绪的波动，都能影响大脑皮质的

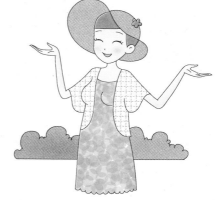

调节功能，从而导致月经失常。有些脾气本来就比较急躁的女性，在来月经时如果不注意克制，过于激动，会使月经减少或者突然停止。因此，月经期间应保持心情舒畅平和。

 ## 丈夫要经常清洗自己的 "下身"

日常生活中，许多男性没有每天清洗会阴部的良好习惯。然而，男性的会阴部是外生殖器和肛门的相接部位，这里皮肤皱褶多，伸缩性大，皮肤柔嫩易损伤，汗腺丰富且分泌旺盛，经常受到大小便、汗液、精液的浸渍；同时每天还得与沾有8万～10万个细菌的手接触。因而成了细菌、病毒、脱落细胞、污垢的聚集地，也常常成为男性的"卫生死角"。

男性如果不经常清洗会阴部，常常会使会阴部皮肤皱褶处有粪便黏附，这就有可能通过肛门—手—口的途径传播各种疾病，如蛲虫、蛔虫、痢疾、肝炎等。一旦身体抵抗力下降，病菌就会乘虚而入，发生皮炎、湿疹、股癣、包皮炎等。细菌还可能从尿道口进入尿道，引起泌尿系统感染。夫妻进行性生活时也容易把细菌带入女方生殖道、泌尿道，从而可能使女方发生生殖道炎症或泌尿系统感染。

而且，正常男性的阴茎包皮内面和阴茎头的交接处，分布有许

157

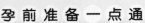

多小皮脂腺，能不断地分泌淡黄色的油性物质，这些物质与少量的尿液及皮肤脱落垢等混合，成为乳酪状的包皮垢，如果包皮垢长期附着在阴茎头表面或集聚在冠状沟内，就很容易造成细菌生长繁殖，引起包皮炎或其他疾病。

因此，为了保护自己和妻子的健康，也为了为受孕创造良好条件，男性必须注重下身的卫生清洁。如保持内裤清洁卫生。大小便时尽量注意不要污染内裤，一旦弄脏应及时予以更换清洗。内裤不仅要常换常洗，更应放在太阳光下照晒。养成每天晚上清洁下身的习惯，在清洗外生殖器时，可用温水擦洗阴茎和阴囊表面，特别要注意洗净阴茎冠状沟，不要让包皮垢在此滞留。可以把包皮向阴茎根部牵拉，使包皮翻转以完全暴露阴茎头，然后对阴茎进行清洗。最后再洗会阴部和肛门周围。清洗完下身后，换一条干净的内裤，以保持清洁效果。另外，性生活前后也必须清洗。

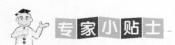专家小贴士

科学研究证明，包皮垢是一种致癌物质，不但可诱发男性发生阴茎癌（据统计，阴茎癌患者中 90% 左右的人有包茎或包皮过长），而且包皮垢还可通过性生活带入妻子的生殖带，轻者致使妻子患泌尿生殖道炎症，重者可诱发子宫颈癌。

# 备孕必读：

# 孕前要常做运动

 常慢跑有助好"孕"

为什么那么多人对慢跑情有独钟呢？这是因为慢跑有助于减肥，增强心肺功能，锻炼腿部肌肉，最重要的是慢跑还能使性激素分泌增加、性欲增强，起到补肾生阳的作用，这显然对孕育是十分有利的。对于准备孕育宝宝的夫妻来说，孕前经常慢跑，也是一个不错的选择。

进行慢跑锻炼时，应先做好准备活动，这样在慢跑中才能保证机体各器官功能协调。准备活动因人而异，跑前可先走一段，做做深呼吸，活动一下关节，然后逐渐过渡到慢跑；也可做做徒手操，打打太极拳，唤醒全身的运动细胞再进行慢跑。

慢跑时全身肌肉要放松，两手微握拳，上臂和前臂弯曲成近直角，两臂自然前后摆动，上体略向前倾，尽量放松全身肌肉。两脚落地要轻，前脚掌先着地，这样做一方面可以得到足弓的缓冲，防止身体受到震动，以免出现头晕、腹痛和脚跟疼痛；另一方面用前脚掌向后蹬地时产生的向上向前的反作用力，能加快跑步的速度。如果是泥土地或跑道，也可用全脚掌落地，这样不易疲劳。跑步时，最好用鼻呼吸，避免用口呼吸，防止空气直接刺激咽喉、气管，而引起咳嗽和恶心、呕吐，甚至发生气管炎。如果只用鼻呼吸不能满足需要时，也可用口鼻联合呼吸，就是用鼻吸气，半张口呼气。可用舌尖顶着上腭，微张口吸气，以使吸入的空气首先碰着舌的底面，在口腔中回旋后再进入气管，以减轻冷空气对气管的刺激。此外，还要注意呼吸频率要与步伐协调。一般是两步一吸，两步一呼，也可以三步一吸，三步一呼。

慢跑可根据自己的实际情况采用不同的方式。原来缺少锻炼或体质较差的患者，开始可采取慢跑和走路交替的方法。如觉得累，可多走少跑；如跑后身轻舒适，可多跑少走，逐渐增加跑的距离，慢慢过渡到完全慢跑。原来有一定锻炼基础或体质较好的患者，也可一开始就进行慢跑锻炼。慢跑时动作要放松自然，呼吸深长有节奏，不要憋气。跑的速度不宜过快，要保持均匀的速度，以主观上不觉得难受、不喘粗气、不面红耳赤、可与同伴边跑边说话为宜。客观上慢跑时每分钟心率不超过 180 减去年龄数为度。慢跑即将结束时，要逐渐

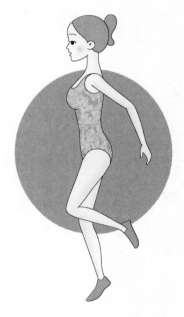

减慢速度，使生理活动慢慢和缓下来，不可突然停止，因为经过较长时间的慢跑之后，人体内的血液循环加快，如果马上静止不动，双脚的血液不能很快循环到大脑和心脏，结果心脏和大脑就会出现暂时性缺氧，引起头晕、恶心或呕吐。因此，慢跑后一定要做好整理活动。如出汗较多，应及时擦干，穿好衣服，适量饮水，休息20～30分钟后再进行洗浴。

另外，慢跑运动可分为原地跑、自由跑和定量跑等。原地跑开始每次可跑 50～100 步，循序渐进，逐渐增多，持续 4～6 个月之后，每次可增加至 500～800 步。高抬腿跑可加大运动强度。自由跑是根据自己的情况随时改变跑的速度，不限距离和时间。定量跑有

时间和距离限制，即在一定时间内跑完一定的距离，从多到少，逐步增快。你可根据自己的喜好选择适合的慢跑方式。

总之，慢跑可以说是最容易进行而且效果相当不错的一种运动项目。有一双好的慢跑鞋，是有助于这种运动方式持之以恒的关键。怎样才算好的慢跑鞋？典型的慢跑鞋重量要轻、要软，但是鞋底又要经得起反复的撞击才行。

 **常做有助保持乳房健美的运动**

一般来说，产后女性的胸部容易下垂，因此女性孕前常做丰胸运动有助于保持乳房健美，预防产后胸部下垂。下面介绍两种不错的瑜伽丰胸运动。

### 金刚展胸式

金刚展胸式能够增强胸部紧实感，创造美丽胸腺，预防乳房下垂。需要注意的是，做此练习前应先进行 10 分钟的热身练习，以减少运动伤害。

具体做法为：取金刚坐，保持脊柱正直，下颌微收，双手指尖向后撑住地面，吸气挺胸慢慢抬头，双肩后展，肩胛骨向后打开，努力抬高下颌，自然呼吸。

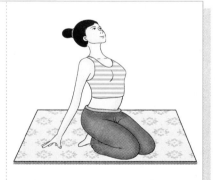

### 跪立狮式

长期练习瑜伽跪立狮式，具有明显的丰胸效果。此外，还可以美化腰部曲线，改善胸闷心悸的现象，强化胃壁的自主神经，消除因为消化系统衰弱所引起的胃部痉挛。做此练习时要尽量保持好呼吸，动作缓慢，呼气时头尽可能再次向后仰。腰颈椎有问题者，适当降低难度练习。具体做法为：

（1）在瑜伽垫上，膝盖微微打开，跟腰成一样的宽度，脚背贴地，脚掌朝上。

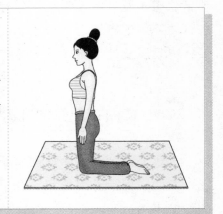

（2）两手靠在腰部维持平衡，慢慢地吸气，接着将上半身往后倾倒，切记速度尽量缓慢。

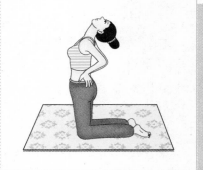

（3）扶住腰部的双手慢慢地去触碰脚跟、脚掌，当身体保持稳定后，停留约 3 秒，做一次呼吸吐气，再将身体还原成为最初的步骤。

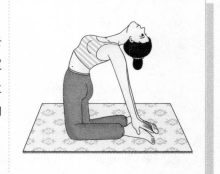

**常做加强腹部肌肉的锻炼**

孕前加强腹部肌肉的锻炼，对怀孕时日渐加重的腹部大有益处。腹肌锻炼能使骨盆保持在正确位置，确保怀孕后胎儿的安全。盆腔内肌肉力量及控制能力的提高，还有助于顺利分娩，以及分娩后的性能力恢复。猫伸展式、战士第一式就是锻炼腹部肌肉，减少腹部、腰部脂肪的不错选择。

### 猫伸展式

每天坚持练习猫伸展式，有利于消除腰腹部多余的脂肪，增加女性魅力，使脊柱更加富有弹性，调节女性经期紊乱，促进产后恢复。具体做法为：

（1）跪立，臀部坐在脚跟上，伸直背部，抬起臀部，两手掌触地，两臂伸直，与肩同宽。吸气，抬头，挺胸，伸展颈部前侧，眼睛向上看，收缩背部肌肉，保持6秒钟。

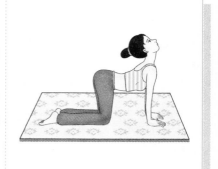

（2）呼气，低头，拱背，收紧腹部肌肉，用下巴找锁骨，感觉像一只小猫在伸腰，两臂与两大腿始终垂直于地面。再将凹背与拱背两种姿势重复做12次。

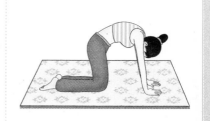

163

练习时动作不宜太快，不要用猛力前后摆动颈部或向后拱腰。呼气时收缩挤压胃和小腹，效果会大大提高。

## 战士第一式

经常练习战士第一式能够减少腹部、腰两侧多余脂肪；扩张胸部，伸展颈部，延缓衰老，增强人的平衡感及集中注意力的能力，消除下背部及肩部的肌肉紧张。具体做法为：

（1）取基本三角式站立。

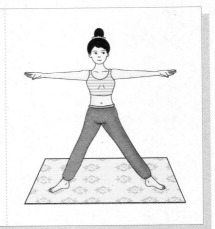

（2）吸气，向上伸展手臂，双手在头顶上方合十。呼气，左脚和身体同时向左转动90°。弯曲左膝直到小腿与地面垂直，大腿与地面平行，右腿尽量向后伸直，尽量向上伸展脊柱。均匀呼吸，保持30秒，收回双腿。做此练习时需要注意，左右两侧需练习相同的次数和时间。心脏功能不好或有晕眩病的人勿做此练习。

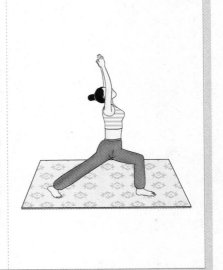

（3）换另一侧做相同练习。

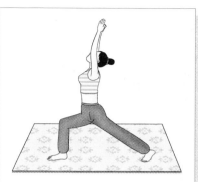

# 特别提醒：

# 树立提前防护的意识

 ## 提前去医院做一次口腔检查

女性孕前半年去医院看口腔科是非常重要的，因为牙病不仅影响准妈妈的健康，严重的还能导致胎儿发育畸形，甚至流产或早产。至于为什么要提前半年去看牙，则是因为孕期如果出现牙周和其他牙齿疾病，不管从治疗手段还是用药方面都会有很多禁忌，因此应该在孕前防患于未然。

一般来说，孕前应该进行下列项目的口腔检查。

### 牙龈炎和牙周炎

研究证实，怀孕前患牙龈炎的女性，其怀孕后患"孕期牙龈炎"的概率和严重程度均高于孕前没有患牙龈炎的妇女；而在孕前就患有牙龈炎或牙周炎的女性，其怀孕后炎症会更加严重，牙龈会出现增生、肿胀，出血显著，个别的牙龈还会增生至肿瘤状，称为"孕期龈瘤"，极容易出血，严重时还会妨碍进食；另外，甚至有些患者由于牙周袋中细菌毒性增加，对牙周骨组织的破坏也加重，往往引起多颗牙齿的松动脱落。如果是中、重度的牙周炎，准妈妈生出早产儿和低体重儿的机会也会大大增加。所以，怀孕前应该进行牙龈炎和牙周炎的检查和系统治疗。

### 蛀牙

由于准妈妈生理功能的改变和饮食习惯的变化以及对口腔护理的疏忽，常常会加重蛀牙病情的发展。如果蛀牙病情持续严重，甚至可能会引发牙髓炎或根尖炎等更为严重的口腔疾病。一旦暴发急性牙髓炎或根尖炎，不但会给准妈妈带来难以忍受的痛苦，而且如果治疗时服药不慎也会给胎宝宝造成不利影响。另外，有调查证明，若怀孕时母亲患有蛀牙，生出的婴儿患蛀牙的

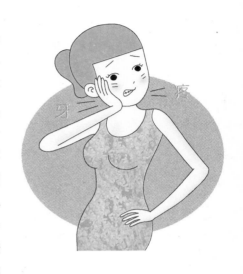

可能性也远远大于怀孕时没有蛀牙的母亲所生的婴儿，原因之一就是母亲口腔中的导致蛀牙细菌是婴儿蛀牙的最早传播者，所以怀孕以前治愈蛀牙无论对自己还是对宝宝都是有好处的。

### 阻生智齿

阻生智齿是指口腔中的最后一颗磨牙（俗称"火"牙），由于受颌骨和其他牙齿的阻碍不能完全萌出，造成部分牙体被牙龈所覆盖，以下颌第三磨牙最为常见。阻生智齿的牙体与牙龈之间存在较深的间隙（医学上称为"盲袋"），间隙内容易积留食物残渣，导致细菌滋生、繁殖而直接引起各种急、慢性炎症，就是通常说的"智齿冠周炎"。由于智齿多在 18 岁以后萌出，且智齿冠周炎又最容易发生于 20～35 岁人群，而这个年龄段恰好是育龄女性选择怀孕的时间，所以要想防治这种病的发生，就应该在孕前将口腔中的阻生智齿拔除。

有怀孕打算的女性，应当到口腔科（最好是专门为准妈妈检查的口腔科）做口腔卫生及口腔疾病方面的检查，接受口腔科医生的

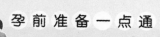
健康指导，做好口腔疾病的预防，这是非常关键的。

## 呵护生殖系统，让孕育通畅

细心呵护女人的生殖系统，不但有利于女人自己的健康，而且更有助于孕力的提升。女人的生殖系统主要包括女性的外阴、阴道、子宫及卵巢。这些都需要认真的呵护。

### 呵护外阴

作为女人，应当经常关心自己的身体，包括外生殖器的健康。因此，不妨经常自查外阴。如用一面小镜子，放在外阴的下面，前后左右移动镜子看一看，借助镜子，观察自己的外阴部。正常的外阴颜色黑红，不会有任何突起和红肿。也可以通过观察阴道分泌物进行自查。正常的白带是淡白颜色的稀薄液体，正常的经血是鲜红色或浅红色，有人还会有少许血块。如果白带和经血异常，也能从中发现疾病的一些蛛丝马迹。此外，也可以通过触摸外阴来自查，如洗净双手，用食指和中指两个指头的指腹，从阴阜部位开始，从上而下，顺序按触外阴，直至肛门。正常的外阴应是光滑、柔软，接触时无痛感，如果感到有异常，应去医院检查。由于阴部皮肤有尿、便残液存留，因此女性每晚要用清水清洁外阴，以防病菌感染。

### 专家小贴士

外阴清洗并非洗得越勤越好，过度的清洁会破坏皮肤表面的保护膜，从而使其变得干燥不适，乃至瘙痒。此外，也不可用沐浴露等洗液进行清洗，因为这些化学制剂容易刺激皮肤黏膜，过度使用容易引起过敏性或接触性皮炎。所以，外阴的清洗尽量用清水，如果想消毒，可以加一勺食盐。

### 保护阴道

阴道是重要的生殖器官，因此保护阴道至关重要。有人认为，清洗阴道更干净，于是自己买一些洗液对阴道进行冲洗。其实，乱用洗液对阴道冲洗的程度越高，发生细菌性阴道炎的风险就越大，因为阴道本身有自己的细菌群，可以维护自身的平衡，乱用洗液进行冲洗，就会破坏阴道的弱酸环境，也会导致妇科炎症。此外，也不可用高锰酸钾消毒剂进行冲洗，如果长期使用高锰酸钾冲洗阴道，阴道皮肤就会变得干燥，容易引起皮肤瘙痒。高锰酸钾只适合有妇科病的女性使用。

### 爱护卵巢

卵巢的功能就是产生成熟的卵子，和子宫一样看不见摸不着。如果感到小腹不舒服，很可能是卵巢捣乱，一定要立刻就医，因为卵巢很娇嫩。生活中，备孕的女性要少穿紧身衣，因为经常穿紧身衣会导致卵巢发育受限，甚至还会诱发乳腺增生或囊肿等疾病。女人保养卵巢要坚持经常喝牛奶，经常吃鱼、虾等食物。此外，还要经常锻炼身体，注意养成良好的生活习惯，不吸烟，不喝酒，还要保持良好情绪。

### 呵护子宫

子宫是女人孕育小生命的地方，子宫就像是胎儿的暖房，如果子宫内冰冷，那么胎儿就无法生长。为了拥有一个聪明健康的宝宝，就先要给它一个温暖舒适的健康的生长空间。为了防止宫寒，女性孕前在日常生活中就要注意一些小细节。确定自己是否宫寒很简单，自己就可以判断，如果你平时就怕冷，时常手脚冰凉，脸色比别人苍白、喜欢喝热饮，很少口渴，夏天耐热，这就是体内阳气不足，出现了宫寒的征兆。当寒气侵入人体的时候，首当其冲的就是脆弱的子宫。驱逐宫寒最好的办法就是食疗，如可以食用艾叶汤，方法是：用艾叶 15 克放入冷水中武火烧沸后，改文火煮 15～20 分钟，打入一两个荷包蛋，尽量煮的时间不要太长，放入红糖，吃蛋喝汤。连服1个月，就会起到暖宫的效果。平时可以多吃些温补食物，如大枣、桂圆、牛奶、红糖、姜等，少吃黄瓜等寒凉食物。此外，还可以用泡脚的方法暖宫，如用米醋泡脚，可以止痒、杀菌、改善睡眠，还可以驱寒。方法是：临睡前，在半盆温热水中加入三大匙白醋，把脚放入其中泡约半小时，长期坚持定会有意想不到的效果。

 ## 远离新房，降低畸形发病率

为了住得舒适安心，有些夫妻准备在怀孕之前把房子装修一下，专家认为，这种方法是不可取的，这样做会在一定程度上危害健康及孕育。

科学研究证明，装修材料中的有害物质，如氯乙烯、聚乙烯、甲醛、苯、甲苯、乙苯、酚、铅、石棉等，无法在短时间内完全散发掉。因此，刚装修完的新房内空气中会含有很多有害气体，这些有害气体相互作用会使毒性作用增大，这样就会危及胎儿健康，增加先天性畸形的发病率。还有在室内起装饰作用的石材、瓷砖等中可能也会含有放

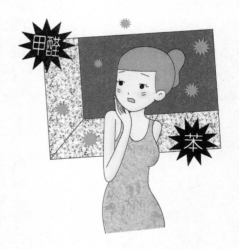

射性物质，这些有害物质是不利于胎宝宝生长发育的，可能会导致胎儿畸形，严重的可以诱发宝宝患上再生障碍性贫血和白血病。

此外，由于新建房屋中相对湿度也较大，易使毒性物质和有害的粉尘微小颗粒滞留于室内，污染居室内空气。还有，加上新房通常门窗紧闭，被污染的空气难以排放，于是空气中的那些无形杀手——挥发物的浓度会升高。这些物质有致癌性，并可干扰神经或引起生殖系统疾病，对准备要孩子的父母会造成毒害，对

受孕、胎儿发育都有不良影响。因此，装修好的房屋最好在准备怀孕前6个月，至少要在有效通风换气3个月后再入住。

 专家小贴士

要避免新房对人体的危害，应注意这样几个方面：在选择装饰材料时，一定要选用一些无毒或少毒的材料，最好请绿色环保装修公司来施工，交工时要求提供室内空气质量检测报告；做好新房的通风换气。新房装饰好以后，不要立即入住，最好通风3个月以上，而且新家具也要通风后再使用，家具内可以放一些能够起到净化空气作用的吸附剂等；在入住前最好请环保机构检测一下室内的空气状况，只有空气质量达标才可以入住。

 ## 远离噪声环境，谨防胎儿致畸

噪声是指由于发音体不规则地振动而产生的音高和音强变化混乱、听起来不和谐的声音。噪声对环境是一种污染，造成对人和环境的影响，是社会公害之一。噪声对人体健康的危害是多方面的，听觉器官首当其冲。噪声强度越大，对听力危害越重。病人可出现耳鸣、听力减退，以至于造成噪声性耳聋。人们长期在噪声刺激下工作和生活，对身体各部位会产生不良后果。长期置身于强噪声环境，还可引起大脑皮质、交感神经系统、心脏、内分泌及消化系统等组织器官的功能紊乱。如在强烈的噪声环境中进食，胃肠黏膜的毛细血管会发生极度收缩，正常供血受到影响，消化腺的分泌和肠道的蠕动也会减弱，从而出现食欲不振、恶心、消化不良等现象。

噪声对人体健康的危害越来越被引起重视。早在20世纪70年代末期，医学家们开始了噪声对优生影响的研究。研究表明，噪声能刺激母体丘脑下部、垂体前叶、卵巢轴系统，使母体内激素发生逆向改变，影响受精卵的正常发育。另有专家研究认为，噪声可以间接干扰胎儿发育，甚至直接作用于胎儿的遗传基因，引起突变致畸。

研究表明，女性如果经常处于高分贝的噪声区，在怀孕后，会使准妈妈内分泌功能紊乱，可能诱发子宫收缩引起流产、早产或者会对宝宝的听觉器官造成损害，甚至会导致宝宝某些先天性畸形。

所以，在孕前女性无论在生活还是在工作中都应该尽量减少接触噪声的机会。如：暂时调离

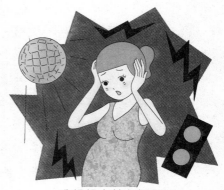

准妈妈应禁入舞厅！！！

吵闹的工作环境，减少去闹区的次数；在家中听音乐或看电视时把音量关小；少去 KTV 等娱乐场所；居室窗户采取密封及双层真空玻璃，可以隔绝室外噪声干扰；天花板上使用吸音板，可以减少楼上噪声下传；装修时给水管穿上吸音衣服，降低管道噪声干扰；家里最好选置木质家具，尤其是天然吸收噪声的材质；给冰箱底座加个脚垫，减少冰箱产生的噪声等。

##  远离辐射，9 种常见辐射物的防护方法

科学技术日益发达的今天，各种先进的电器设备在为人们提供便利的同时，会有各种辐射，在无形之中侵害着人们的健康。如果人体接受过多的辐射，不但会使精子、卵子质量下降，而且还可以增加流产或宝宝患有某些先天性缺陷疾病的概率。那么，夫妻孕前应如何应对身边的电器辐射呢？

### 电脑辐射

从辐射量的角度而言，电脑确实不高。麻烦的是，现代人太离

不开电脑了，每天要近距离地接触几个甚至 10 余个小时。电脑显示器内有高压静电，其产生的电磁场有可能导致女性怀孕后流产、胎儿畸形等。长时间使用电脑容易出现"颈肩综合征"，常常表现为指关节和腕、肩、颈、背部的疼痛，还不利于全身的血液循环。另外，由于精神高度紧张还可出现神经衰弱。这些也会间接影响到生殖健康。据研究，电脑显示器的两侧及背面的射线最为强烈。因此，在工作场所或家中放置电脑时，应注意避免正对它的后面，无法避免时，最好以屏蔽罩罩住电脑背后。

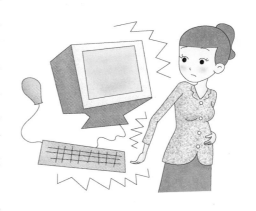

女性孕前最好少接触电脑，每天使用电脑的时间不宜超过 4 小时。在不得不长时间使用电脑时，应根据辐射频率或磁场强度特点，选择合适的防护服加以保护。

### 电视辐射

电视机的辐射可影响孕育，而且越靠近电视，辐射越强，亮度调节越高，辐射也越强。因此，孕前及孕中，女性最好少看电视，即使看也应距离电视机屏幕 2 米以外。

### 手机辐射

手机的危害性众说不一，但可以肯定它就是一个无线电的发射、接收台，电磁辐射量很大。据研究，在手机即将接通的一瞬间，电磁波的能量最强，其所产生的辐射要比通话时高出 20 倍。有些人为了减少

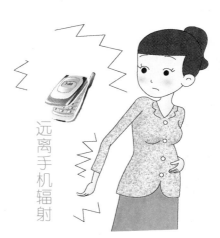

远离手机辐射

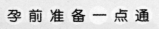
它对大脑的辐射而使用耳机，这固然不错，但是把它挂在腹部、下身附近，从优生的角度而言危害更大。因此，女性孕前及孕中最好减少使用手机的时间，并且要长话短说，不使用时手机尽量放远点。

### 电磁炉辐射

电磁炉在运行时所产生的电磁辐射被炒锅遮挡，但在移开炒锅时，辐射强度就比较大。为了优生，女性孕前及孕中最好不用电磁炉。

### 微波炉辐射

虽然微波炉加热食物比较方便快捷，但它却是所有家电里磁场最强的，也是对人体健康威胁最大的电器之一。微波炉就是要靠微波来工作的，其微波量相当大。将微波照射在阴囊、睾丸上，可以使精子数目减少，使精子活力降低，甚至还可以作为男性避孕的方法。因此，微波对生殖的危害就不言而喻了。幸亏微波炉外层有严格的保护设施，微波泄漏得不多。但为了安全起见，最好能减少使用微波炉，尽量不要靠近。同样，微波炉工作时千万不要强拉炉门，尽管此时微波炉会马上停止工作，但里面残留的电磁波还是会影响人体。因此，孕前夫妻尽量不要使用微波炉。如果不得不使用，一定要关好炉门，在其运行期间尽量远离，并在微波炉结束工作10分钟后再打开炉门取用食物。

### 专家小贴士

为了安全起见，买电器时应挑选正规厂家的家电产品，保持一定的安全距离。怀孕后要远离微波炉至少1米以外。同时，不要把家用电器摆放得过于集中。特别是电视机、电脑、电冰箱等更不宜集中摆放在卧室里。还要注意缩短使用电器的时间。

### 空调辐射

空调也有辐射，为了优生，孕前及孕中不要长期待在空调室内。在不得不使用空调时，要记得定时开窗通风、排放室内污浊气体。还应定时到室外走一走，呼吸一下外面的新鲜空气。

### 电吹风辐射

因电吹风使用时靠近人的头部，其产生的电磁辐射对人体的危害也比较大。因此，女性孕前及孕中应尽量不使用或少用电吹风，让头发自然晾干。

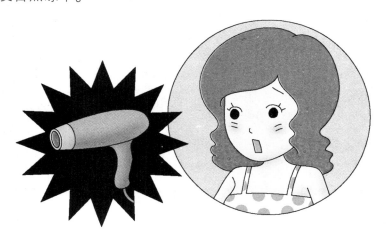

### 电冰箱辐射

电冰箱由于每天 24 小时不停地运行，其产生的电磁波也不容忽视。因此，孕前及孕中女性最好不要频繁开关电冰箱的门。

### 电热毯辐射

有些人冬天睡眠靠电热毯取暖，殊不知，电热毯也有电磁辐射，身体与电热毯接触后，强烈的电磁作用，会降低卵子的质量，如果怀孕，会影响胎儿骨细胞的正常分裂，容易造成先天性骨骼缺陷。如果在孕早期使用，很可能会诱发自然流产。因此，孕前及孕中，女性也要远离电热毯。

 ## 远离医务污染和化工物质

　　如果你是医生或是护士，在孕前就要注意，在医院中，由于都在临床的第一线直接与患者接触，所以可能会在传染病流行期间因接触病人而传染，病毒对宝宝的发育有着很大的影响，可能会导致各种各样的先天畸形。所以，在孕前有可能的话应适当调离工作岗位，如果不能调离，就必须要做好预防工作，严防病毒危害。

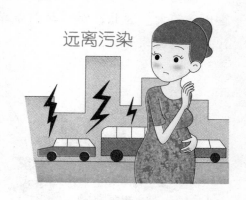

远离污染

　　如果你在化工厂工作，工作环境中存在一些有害的化学物质，这些有害化学物质可能会造成宝宝的畸形或流产。所以，在孕前最好避免这种工作环境，如果你确实无法避开这些有害物质，那你就应该严格遵守安全操作规程，穿好防护服，戴好隔离帽和口罩，避免粉尘的吸入和皮肤的接触。

 ## 警惕妇科病伤及好"孕"

　　近些年来，妇科病发病人群趋向年轻化，患者人群逐渐蔓延至未婚的年轻女性，由于"太常见"，往往被患者忽视。不少女性朋友认为，既然妇科病是常见病就不用大惊小怪，也不用治疗，如果自己感觉不舒服，去药店买些药就行了。路女士就是这样想的，也是这样做的。

　　路女士结婚多年不孕，去医院检查，医生说她患有阴道炎好长时间了，早该到医院进行治疗了，并且告诉她不孕的"元凶"就是阴道炎。路女士后悔不已。她在没结婚时就常常感觉到外阴瘙痒、白带有恶臭。她原以为只要常常清洗下身症状就会慢慢消失，于是一直没有就医，没想到会有这么严重的后果。

对此，妇科专家指出：妇科炎症如果拖着不治，会使炎症进一步感染扩大到整个生殖系统，变成顽固性疾病。另外，还可能造成"交叉感染"，多个器官如盆腔、子宫、附件、阴道同时发病，造成炎症反复。

以常见妇科病为例，如阴道炎，它会使女性外阴瘙痒、白带异常、尿急尿痛、性交疼痛等。不论是家庭主妇还是都市白领，甚至是青春期少女，都可能受到阴道炎的侵袭，不仅给女性身体带来严重不适，更让女人时时面临尴尬。若治疗不及时，还会诱发难以治愈的宫颈炎、盆腔炎、附件炎等。还有宫颈疾病，宫颈是阻止病菌进入子宫、附件的重要"防线"，这道防线被突破后，女性就会患宫颈疾病，如出现白带增多、异常，有脓性分泌物，下腹胀痛等症状，最让人可怕的是，有宫颈炎症的女性比无宫颈炎的女性罹患宫颈癌的概率高7～12倍！此外，如果患有慢性盆腔炎还不及时治疗，更会导致不孕不育。

 ## 妻子应暂离一些工作岗位

随着社会的不断发展，越来越多的女性加入到各行各业的工作中成为职业女性。有部分女性的工作环境中含有较高浓度的化学物质，影响女性的生殖功能，进而影响胎儿的健康发育。所以，这些准妈妈如果计划怀孕，最好暂时调离工作岗位。注意，某些对人体有害的物质在人体的

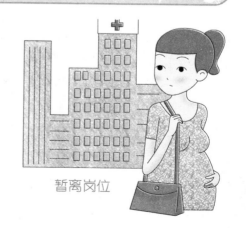

暂离岗位

残留期可长达一年以上，因此准妈妈即使离开岗位，也不宜马上受孕，否则易致畸胎。

必须调离工作岗位的人员如下表所示：

| 工种 | 人群 | 负面影响 |
|---|---|---|
| 某些特殊工种 | 如必须经常接触铅、镉、汞等金属，或二氧化碳、二甲苯、苯、汽油等有机物及氯乙烯的人员 | 会增加妊娠妇女流产和死胎的可能性，其中甲基汞可致畸胎，铅可引起婴儿智力低下；二硫化碳、二甲苯、苯、汽油等有机物，可使流产率增高；氯乙烯可使婴儿先天痴呆率增高 |
| 高温作业、振动作业和噪声过大的工种 | 工作温度过高，或震动剧烈，或噪声过大的人员 | 均可对胎儿的生长发育造成不良影响 |
| 接触电离辐射的工种 | 接触工业生产放射性物质，从事电离辐射研究、电视机生产以及医疗部门的放射线工作的人员 | 电离辐射对胎儿来说是看不见的凶手，可严重损害胎儿，甚至造成畸胎、先天愚型和死胎 |
| 医务工作者 | 经常与患各种病毒感染（主要是风疹病毒、流感病毒、巨细胞病毒等）的患者密切接触者 | 这些病毒（主要是风疹病毒、流感病毒、巨细胞病毒等）会对胎儿造成严重危害 |

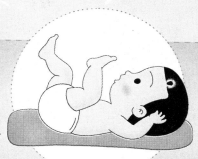

# 第五章

# 孕前4个月：继续打造
# 孕前好体质

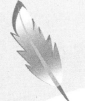

　　孕前4个月，备孕工作一点也不可懈怠。

　　在生活中，夫妻双方都应学会呵护自己，尤其是妻子。饮食方面，妻子不要食用棉籽油，不宜饮用可乐型饮料，啤酒也不要喝，多吃对性功能有益的食物，妻子要注意经期饮食。生活习惯方面，夫妻房事前后莫洗热水澡，不要再穿紧身衣。丈夫要少用发胶，不要再留胡须，妻子要远离性感的丁字裤等。运动健身方面，丈夫要暂时告别长途骑车运动，夫妻要适量做一些瑜伽运动来增强体质。

# 备孕必读：
# 做好饮食调整助"孕"力

 **棉籽油，妻子孕前不宜食用**

一些产棉区习惯食用棉籽油，这对于怀孕不利。有些女性长期不怀孕，可能与食用棉籽油有关。

棉籽油是一种粗制棉油，含有大量棉酚，为国家规定允许的 10～90 倍不等。女性孕前长期食用棉籽油，其子宫内膜及内膜腺体会逐渐萎缩，子宫变小，子宫内膜血液循环逐渐变差，不利于孕卵着床，从而造成不孕；即使孕卵已经着床，也会因营养物质缺乏，使已植入子宫内膜的胚胎或胎儿不能继续生长发育而死亡，出现死胎现象。

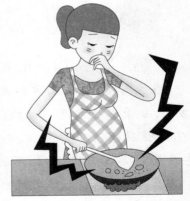

因此，对于孕前有食用棉籽油习惯的女性，孕前要禁食棉籽油。

 **可乐型饮料，夫妻不宜饮用**

美国哈佛大学医学院的科学家们发现，男性饮用可乐型饮料，会直接伤害精子，影响其生育能力。若受损的精子一旦与卵子结合，可能会导致胎儿畸形或先天不足。

医学家们将成活的精子加入到一定量的可乐饮料中，1分钟后测定精子的存活率。试验表明，新型配方的可乐饮料能杀死58％的精子，而早期配方的可乐型饮料，可全部杀死精子。

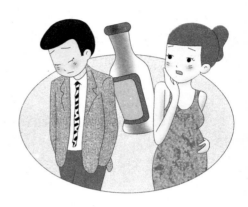

他们对女性饮用可乐型饮料也提出了忠告，建议育龄女性少饮或不饮为佳。因为多数可乐型饮料都含有咖啡因，很容易通过胎盘的吸收进入胎儿体内，危及胎儿的大脑、心脏等重要器官，同样会使胎儿致畸，或导致先天性痴呆，而且怀孕后如果大量饮用可乐型饮料，不但会影响孕妇自身对于铁质的吸收，还会使胎儿缺钙、缺铁。此外，即使婴儿出生后，哺乳的母亲也不能饮用可乐型饮料，因为咖啡因也能随乳汁间接进入婴儿体内，危害宝宝的健康。

因此，专家们建议，准备要宝宝的夫妻，除应禁忌烟酒外，还要远离可乐型饮料。

 ## 改掉喝啤酒的习惯

许多男士都喜欢喝啤酒，很多人喝出了个啤酒肚，也许是认为它不伤身。殊不知，啤酒会影响你的生育能力，据调查，因喝啤酒不能生育的例子可是不少，千万不能掉以轻心。

啤酒有健脾开胃之功效，很多人把它当做日常软饮料，甚至誉为"液体面包"。尤其是在夏天，啤酒成为人们心仪的佐餐饮料。

实际上，啤酒的主要成分仍然是乙醇，与白酒的主要成分没有任何区别，只是量不同而已。大量饮用啤酒一样可以醉人，一样可以影响到男人的"大事"。啤酒中的乙醇一样可以直接对精子"痛下杀手"，降低精子的活力。英国科学家近日发现啤酒中的异戊二烯基三羟黄烷酮可以模仿雌激素的功能，影响精子的行动能力，从而直接影响男性的生育能力。

有资料表明，妻子怀孕前一个月，如丈夫每日饮酒量折合乙醇 30 毫升，或 1 个月内饮酒 10 次，每次 50 毫升以上，或 1 个月内曾饮酒 1 次，酒量大于 125 毫升，妻子生下的新生儿体重比正常情况要轻 250 克（半斤）左右，低体重儿有可能抵抗力弱、发育迟缓、智力低下。因此，"新好男人"应该从此不再过度饮酒，当然也包括对啤酒的节制。

## 多吃对性功能有益的食物

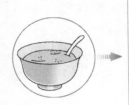

### 全麦食物

所谓"全麦食物"，指的是用没有去掉麸皮的麦类磨成面粉所做的食物，比我们一般吃的富强粉等去掉了麸皮的精制面粉颜色黑一些，口感也较粗糙，但由于保留了麸皮中的大量维生素、矿物质、纤维素，因此营养价值更高一些。虽然全麦食物对雄性激素没有明显影响，不会影响男性的性欲，但却可以改善阴茎的血液充盈，使血管保持良好的状态，从而使阴茎保持良好的勃起功能，而勃起时血液充盈越多，勃起功能越好，显然对受孕越有利。

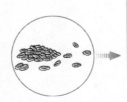

### 枸杞子

本品味甘，性平，能养阴补血、滋养肝肾、健肾固髓、益精明目，是提高男性性功能的佳果、良药。《本草纲目》云："枸杞子粥，补精血、益肾气。"《药鉴》说枸杞子："滋阴，不致阴衰，兴阳常使阳举。"

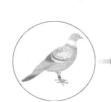

### 鸽肉

鸽肉性平，味咸，具有补肝壮肾、益气补血、清热解毒、生津止渴等功效。鸽肉中含有丰富的蛋白质，以及少量脂肪和无机盐等。鸽肉细嫩鲜美，尤以乳鸽为上。健康人食之可保肾。炖乳鸽尤适用于肾虚、阳痿、早泄、性功能低下等。此外，也适用于女性由于气血两虚引起的性功能减退。

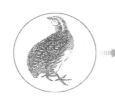

### 鹌鹑

鹌鹑肉性平、味甘，有补中益血、养血填精的功效，是保肾佳品。它的营养丰富，有"动物人参"之称，可见其补益作用之强。其肉味鲜美，老幼皆宜，可用于肾精不足引起的腰膝酸软、夜尿频多，以及早泄、阳痿、遗精等病。

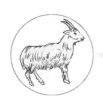

### 羊肾

羊肾即羊腰子。中医学认为，羊肾味甘，性湿，能补肾气、益精髓。适用于肾虚劳损、足膝痿弱、腰脊疼痛、耳聋、消渴、阳痿、尿频等症。

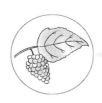

### 桑葚

桑葚是桑树的果实，又称桑果，其性寒味甘。干果入药，鲜果做果品食用，有益肝、补肾、滋阴、养血之功效。《本草经疏》说："桑葚甘寒益身而除热，其为凉血、补血、益阳之药无疑矣。"

海参

　　海参味甘、咸，性温。具有补肾补精、养血润燥、除湿利尿的功效，是高级滋补品。海参营养价值很高，而胆固醇含量却少于其他动物性食物，富含碘、锌等微量元素，所含的蛋白质及其他多糖有延缓衰老、滋养生精、修补组织等作用。

　　此外，也可以多吃海虾、栗子、韭菜、胡桃仁、泥鳅等食物，都有利于增强人的性功能。

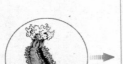 ## 妻子经期饮食注意

　　很多女性在月经来潮前，有乳房胀痛，腹胀，下腹胀痛，易疲劳，忧郁，失眠等症状。如果在经前和经期能注意饮食调理，即可减少这些不适感。准备要宝宝的女性，尤其要注意经期的饮食调理。

　　❶ 月经来潮前一周饮食宜清淡，多吃一些易消化、富含营养的食物。可以多吃豆类等高蛋白食物，并增加绿叶蔬菜、水果，也要多饮水，以保持大便通畅，减少骨盆充血。来潮前应忌食咸食，因为咸食会使体内的盐分和水分储量增多，在月经来潮之前，孕激素增多，易于出现水肿、头痛等现象。月经来潮前10天开始吃低盐食物，就不会出现上述症状。此外，也不要吃刺激性食物和辣椒之物，还要少吃肥肉、动物油和甜食。

　　❷ 月经来潮初期时，女性常会感到腰痛、不思饮食，这时不妨多吃一些开胃、易消化的食物，如枣、面条、薏苡仁粥等。此外，女性月经期间，在性激素影响下，子宫内膜会发生增厚与脱落的变化，子宫内膜及盆腔、阴道血管扩张及充血，一般有轻度的腹部坠胀、腰酸不适等感觉，同时伴有饮食不振，这时可以喝点红糖水。红糖水性湿，有利于月经顺畅。

　　❸ 月经期要吃营养丰富、容易消化的食物，以利于营养物质的

补充，多饮水、多吃蔬菜，可以保持大便通畅，这样也可以减少盆腔充血。多吃富含铁的食物，每次月经排出50~80毫升的血，随之带来大量铁的丢失。因此，月经期必须重视对含铁丰富食物的摄取，以利生血，如多吃些鱼、红枣、瘦肉、蛋黄、黑木耳、海带等含铁丰富的食物，特别是动物血，不仅富含铁质，而且还含有优质动物蛋白。

④ 有不少喜欢喝碳酸类饮料的女性，在月经期会出现疲乏无力和精神不振的现象，这是铁质缺乏的表现。因为汽水等饮料大多含有磷酸盐，同体内铁质产生化学反应，使铁质难以吸收。此外，多饮汽水会因汽水中碳酸氢钠和胃液中和，降低胃酸的消化能力和杀菌作用，并且影响食欲。

⑤ 月经期间，不要吃辣椒、生大葱、大蒜等刺激性强的食物，也不要饮酒、吸烟，以减少刺激引起子宫充血。经期禁食荸荠、石花菜、凉性水果以及冰冷的汽水、冰淇淋、雪糕等冷饮，以免冷刺激引起血流不畅及腹部疼痛。

⑥ 多吃防止便秘的食物，因为便秘可引起痛经。防止便秘的食物主要有芹菜、韭菜、白菜等，此外还可吃些润燥滑肠的蜂蜜、香蕉等，如果不注意避免这些不良刺激，长此以往，会发生痛经或月经紊乱。

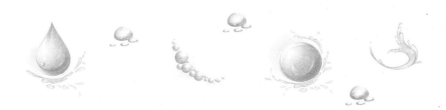

**本月营养食谱推荐**

### 核桃酪

【原料】核桃仁 200 克，糯米 100 克，白糖 250 克，花生油 300 毫升（约耗 25 毫升），水淀粉适量。

【做法】将核桃仁用水泡软，用竹签挑去里面的膜，洗净；糯米淘洗干净，用清水泡上 2 小时；炒勺上火，放入花生油烧热，下核桃仁炸酥，捞出晾凉后和泡好的糯米一起加水 200 毫升磨成浆；炒勺上火，放入清水和白糖烧沸，撇去浮沫，倒入糯米核桃浆搅开，烧沸后撇去浮沫，用水淀粉勾薄芡，盛入碗内即成。

【功效】本品香甜味美，常食核桃仁能健脑、补肾、润燥、益气、养血。有滋补保健作用，孕前夫妻食用有益。

### 猪肝豆腐粥

【原料】新鲜猪肝 50 克，绿豆 30 克，粳米 100 克，调料适量。

【做法】将猪肝切成片状，洗净待用。绿豆、大米洗净同煮，武火煮沸后再改用文火慢熬，煮至八成热之后，将猪肝放入锅中同煮，煮熟后调味即可。

【功效】绿豆含有丰富的碳水化合物、蛋白质、多种维生素和矿物质。猪肝含有丰富的铁质。本品具有清热解毒、消暑利尿、补铁的功效，适合孕前女性食用。

### 凉拌双耳

【原料】黑木耳、银耳各 150 克，精盐、味精、芝麻油、胡椒粉各适量。

【做法】将黑木耳、银耳用凉水发好，除去杂质，洗净，放入汤盆中。加入精盐、味精、胡椒粉、芝麻油拌匀即成。

【功效】本品滋阴补肾、益气养阴，适用于孕前气血亏虚、阴液不足所致的咽干口燥、眼目干涩、大便秘结、小便短黄者食用。

### 韭菜馅饺子

【原料】韭菜、猪五花肉各 150 克，饺皮 20 张，精盐、味精、菜油、花椒、醋各适量。

【做法】将韭菜洗净，切碎；五花肉绞碎；将韭菜与猪肉泥一同拌匀。锅中放油烧热，入花椒炸香，捞出花椒，将油倒在馅里拌匀，再放精盐和味精调好味；包好饺子，入沸水锅中煮熟；食时带上醋碟。

【功效】本品富含膳食纤维，可促进肠蠕动，防止便秘，适合孕前便秘患者食用。

### 香菇油菜

【原料】油菜300克，香菇3～5朵，油、精盐、鸡精各适量。

【做法】油菜择洗干净，切成3厘米长的段，梗叶分置；香菇用温开水泡开去蒂。锅置火上，放油烧热，先放油菜梗，至六七成熟，加精盐，再下油菜叶同炒几下，放入香菇和浸泡香菇的汤，烧至菜梗软烂，加入鸡精调匀即成。

【功效】本品含钙、铁丰富，同时还含蛋白质、脂肪、维生素 $B_1$、维生素 $B_2$、维生素 C 及磷等营养素，孕前常食能补充钙质。

# 备孕必读：

## 养成良好习惯，消除健康隐患

### 热水澡，夫妻房事前后莫洗

日常生活中，有许多夫妻喜欢在房事前各自洗个热水澡，然后上床；房事结束，再在"莲蓬头"下冲个热水浴或在浴缸浸泡一下，再进入梦乡。专家提醒，洗热水澡之后不宜立刻进行房事，或是房事之后不宜立刻洗热水澡，因为这时的热水澡可能潜藏着健康危机，轻者伤身，重者诱发心血管疾病意外。

#### 洗热水澡后不宜立刻进行房事

夫妻洗热水澡后不宜立刻进行房事活动，这是因为，人体受热水浸润，血液循环会加速，此时皮肤的血管扩张，体内大部分的血液会进入皮肤的血管中，使得其他器官组织的血液量减少。如果这时立刻进行房事活动，性器官会因性兴奋急速充血，造成

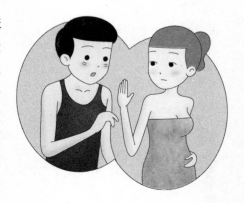

原本血液量已不足的重要器官组织，必须被迫抽调血液以供应性器官，如此将使血液循环正常运作失去平衡。如果无足够的血液至性器官，就可能产生阳痿、早泄或性交疼痛等性障碍，这显然对孕育是不利的。

此外，性高潮时脑中枢极度亢奋，并且呼吸急促、心跳加快，亦即人体的脑部及心脏运作负荷超越平时。如果在浴后大部分血液集中于皮肤血管的情况下做爱，很容易出现脑部、心脏的血液量不足，严重时将可能引发脑卒中（中风）或心肌梗死等心血管病变。

### 房事后不宜立刻洗热水澡

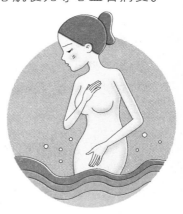

房事活动之后，夫妻双方的性兴奋状态会维持一段时间，如果未稍作休息即立刻去洗热水澡，那么扩张的皮肤血管及收缩的肌肉，需要大量的血液供给，进而使得其他器官组织供血量减少，例如脑部大量的血液被抽调分配至性器官、皮肤、肌肉中，使得脑缺血，产生头昏眼花，甚至休克现象。因此房事之后立刻洗热水澡非但不能消疲劳，反而让人大汗淋漓、心悸、呼吸急促、全身无力。如果原本心血管不佳者，更可诱发心肌梗死或脑卒中（中风）等意外。

因此，如果孕前有在房事前后洗热水澡习惯的夫妻，洗澡前后应稍作休息，待身体功能缓和后再进行，这样不仅对健康有利，对孕育也十分有利。

## 发胶，丈夫要少用

发胶是最有效的头发塑形工具，通常情况下都是水性的，而且，发胶相当轻便，不会增加头发的重量。同时，发胶还可以增加头发的光滑感和闪光感。因此，发胶受到许多男女的青睐。但是，对于准备当爸爸的男性来说，在追求美的同时，可不要忽视发胶对孕育的影响。

据《家庭保健报》报道，英国伦敦大学帝国学院的一项研究发现，成年男性如果长期使用发胶，其精子活力、数量明显低于其他人，对生育能力会有巨大伤害。研究指出，这可能是因为发胶中含有化学物质磷苯二甲酸盐，它会破坏男性激素水平。

现代研究证明，防腐剂、塑料袋、美容美发用品等含有雌激素样作用的物质，它们会影响男人性腺发育，破坏内分泌轴的调控作用，导致激素水平异常。对于男婴来说，可能导致性腺发育不全综合征，包括尿道下裂、隐睾；对于成年男性而言，则可能诱发弱精子症和睾丸癌等。

因此，对于有用发胶习惯的男性来说，如果你准备当爸爸，为了宝宝的健康，最好提前把发胶束之高阁。

 ## 丈夫不要再留胡须

对于准备当爸爸的男性来说，留胡须不足取。因为浓密的胡子能吸附及收容许多灰尘和空气中的污染物，特别是胡子在口鼻的周围，使污染物特别容易进入呼吸道和消化道，对受精前精子的内环境不利，进而会影响受精卵的质量。蓄胡须与妻子接吻可将各种病原微生物直接由口腔传染给妻子。空气中的污染很多，除了各种病原微生物外，还有诱发胎儿先天性畸形的化学物质。例如，酚、苯、甲苯、氨等。在污染指数少于 1 个单位的清洁空气中，上唇留胡须的人吸入空气的污染指数可上升为 4.2 单位，下颚留胡须的人为 1.9单位，上唇和下颚都留胡须的人为 6.1 单位。如果在环境污染较严重的地区，留胡须者吸入空气中的污染指数更为惊人。

 ## 丈夫不要再穿紧身裤

准爸爸如果有穿紧身裤的习惯，现在可得改一改了。男性的性器官阴囊内包裹着睾丸，睾丸是产生精子的地方。紧身内衣会紧紧地包住男性的外生殖器，对其产生压迫，让阴囊处于密闭状态，空气不流通，使细菌滋生，引起生殖道的炎症，同时也阻碍阴囊皮肤散热降温，限制血液循环，妨碍精索静脉回流，对精子的产生和营养很不利。

另外，紧身内衣不透气、不散热，精子在这样的环境中生存能力会大幅度下降。特别是在炎热的夏天，阴囊会松弛，过紧的紧身衣会影响阴囊所需的适宜温度。长此以往，就会影响生殖健康。因此，专家建议准爸爸备孕阶段，应尽早让自己脱离紧身裤的束缚，选择舒适宽松的裤子。

## 妻子常穿紧身衣对孕育不利

许多女性喜欢穿紧身衣，因为紧身衣可以勾勒出女性迷人的线条。但对于准备怀孕的女性来说，紧身衣却不再是明智的选择。

女性经常穿紧身衣会对自己的生殖系统造成压力，迫使子宫内膜细胞离开子宫，在身体其他部位成长。长期穿紧身衣在子宫及输卵管周围会产生极大的压力，当除去紧身衣服时，对输卵管的压力会减弱，不过压力仍会在厚壁的子宫内遗留一段时间，使得子宫内膜细胞离开子宫进入卵巢。这就是子宫内膜异位症，是导致不孕的第一杀手。而且，长期紧身束腰，会挤压腰部脂肪，使腰身成为可笑的葫芦形，有

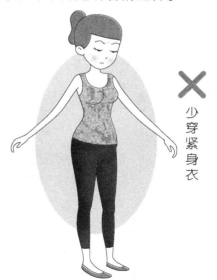

少穿紧身衣

碍腰部血液循环，容易导致慢性腰肌劳损，还会使胃肠受压而影响血氧供应和正常蠕动，导致食欲不振、消化不良。

因此，对于准备怀孕的女性来说，要尽量少穿紧身衣，尽量选

择宽松、舒适的棉质衣服。

 ## 性感的丁字裤，妻子要远离

提起丁字裤，许多女性朋友认为那只是潮女们的时尚选择，似乎离自己的生活远了点，但随着近年轻薄贴身服饰的盛行，女士内衣的流行趋势也发生了很大的变化，过去被视为另类的丁字裤已经成为内衣市场上的流行焦点。据一项"到底有多少女人爱穿丁字裤"的专项调查显示：共有44187人参加了此次活动，很喜欢丁字裤并且认为穿着性感也舒服的有20412人，占被调查人数的46.19％；不喜欢，感觉穿着不舒服的有16125人，占被调查人数的36.49％；一般、无所谓的有7650人，占被调查人数的17.32％。由此可见，丁字裤已经俘获了绝大多数时尚女性的心，这也是在很多女性的内衣抽屉中，丁字裤占据了主要位置的原因，一些习惯于穿丁字裤的时尚女性，甚至从此不再穿普通内裤。

但是，在获取美丽的同时，由于穿着不当，丁字裤也会给女性健康带来不良影响。丁字裤又称T形裤，就是在会阴等皮肤娇嫩处，只有一条绳子粗的布带，很容易与皮肤发生摩擦，引起局部皮肤充血、红肿、破损、溃疡、感染，久而久之导致妇科病。妇科专家指出，保持女性会阴部健康的两个重要因素是清洁和干燥，但很多丁字裤是用化纤材质制成的，纯棉材质的比较少，因此长期穿着这种化纤材质的丁字裤，会阴部位就会因透气性差而产生过敏反应和使细菌入侵，出现无菌性炎症，显然这对孕育是十分不利的。

因此，孕前女性选择内衣应有所讲究，如材质上要选择透气性好、吸汗、不刺激皮肤的天然纯棉内裤，颜色上尽量选用天然的颜色，如肉色、米色等，越深的颜色对皮肤刺激性越大，因为深颜色都是经过染色处理的。

# 备孕必读：

# 孕前要常做运动

## 强肾，常做瑜伽眼镜蛇式

瑜伽眼镜蛇式能够强壮腰背，柔化脊椎，消除腰颈椎疼痛，改善心肺功能。还可以扩张胸部，强化肾脏，预防肾亏、胆结石，比较适合孕前夫妻练习。具体做法为：

❶ 俯卧开始，两肘弯曲，手掌平放与双肩齐。

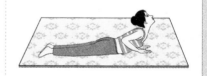

❷ 深吸气，绷紧臂肌，双臂伸直，撑起上体，将胸抬离地面，头向后屈，屏息体内或者保持5～10次呼吸。呼气，慢慢恢复原状。重复练习。

做此练习时，静止保持体位时间越长越好，同时要收紧臀部，绷紧双腿。

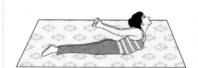

缓解压力，常做双腿背部伸展式

　　瑜伽双腿背部伸展式能按摩腹腔，促进消化。促进生殖器官的健康，使膀胱、前列腺血流量加大，充满活力。同时，此式还有安心定神的作用，能够缓解压力，舒缓紧张情绪，使人快速恢复精力，充满朝气。具体做法为：

❶ 取坐姿，两腿伸直。吸气，手臂上举，脊椎向上延伸。

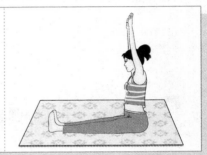

❷ 呼气，上体前弯，双手抓脚，身体贴向腿面，前额触膝。保持呼吸 8 次，每次呼气更加贴近腿。吸气，伸直手臂抬起身体，呼气，手放下。重复练习。

　　刚开始练习时，胸部和腹部很难完全贴到腿部上，做到自己的最大限度就可以了。如果双手抓不到脚踝，抓住小腿部位也可以。向下俯身时，背部一定要保持平直，不要弓背。

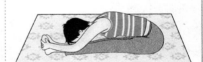

## 缓解疲劳，常练瑜伽三角伸展式

瑜伽三角伸展式能够强化肠胃，消除身体侧边脂肪，伸展两臂、两腿韧带，消除脊椎紧张，增强身体的柔韧性。此外，还可以促进血液循环，缓解身体疲劳。

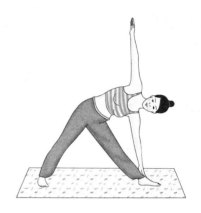

具体做法为：站立，双腿分开，吸气，双手臂向身体两侧伸展。呼气，身体向左侧弯，左手抓住左脚踝，右手臂向上伸展，保持深长呼吸 8 次。吸气，身体慢慢还原直立，换边重复练习。

## 瑜伽脊背伸展式，增强身体柔韧性

瑜伽脊背伸展式能够舒展脊部，增强其柔韧性。此外，还可以改善脑部供血，缓解颈椎疲劳，按摩脏器，促进新陈代谢。消除背痛、腰痛、腿痛，驱除体内废气与瘀血。

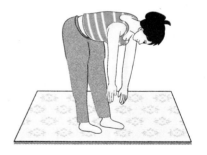

具体做法为：站在离墙约 30 厘米远的地方，后背冲墙。把臀部靠在墙上，以臀部为轴心向下弯腰，当腹肌参与到这个动作时，膝盖可以稍微弯曲。当你的脊背得到充分舒展时，慢慢伸直腿，胸部向大腿靠近，停留一小会儿，做个深呼吸，脖子要放松。保持这个姿势 1 分钟，然后慢慢站立起来。如果手够不着地，也不要勉强。

# 特别提醒：

# 生活中学会呵护自己

 **远离杀虫剂**

杀虫剂对人体的危害表现在多个方面，如杀虫剂可能使女性患上甲状腺疾病，对人体神经系统的危害可能潜伏几十年；影响人体的激素分泌，怀孕后会影响胎儿大脑的发育；还可能使人们患帕金森病的风险增加1倍；孕妈妈过多接触杀虫剂可能造成婴儿早产。

杀虫剂对胎儿危害最明显的时期是怀孕初期，即胎儿器官的发生期。如果孕前及孕中女性不加注意，经常与杀虫剂接触，就可使杀虫剂从皮肤、呼吸道、消化道等途径进入体内，然后随血液循环，通过胎盘进到胎儿体内，使基因控制过程发生转向，或使胎儿在某一妊娠阶段达不到正常的发育水平。这不仅可致胎儿畸形、胎儿智力低下、先天性癌症发生，还会使胎儿发育停止而引起死胎、流产。有些杀虫剂进入孕妈妈体内还会导致胎儿神经和行为方面的损害。

因杀虫剂对女性及下一代危害很大，女性孕前最好不要接触杀虫剂。如接触杀虫剂，一定要做好防护，不要让杀虫剂从呼吸道吸入，接触皮肤，污染食物。污染了杀虫剂的工作服要及时清洗。家庭中存放的杀虫剂，不可随便放置，应放在特定的地方，粉剂杀虫剂包扎要严，以防挥发被人吸入。女性要严禁进入喷过杀虫剂的田地。家庭中所使用的一些灭蚊、灭蝇、灭蟑螂的杀虫剂，也不可过量使用。

 **专家小贴士**

如果哺乳期的妈妈穿污染了杀虫剂的衣服哺乳，或居室内喷洒大量的杀虫剂，都会导致杀虫剂从婴儿呼吸道、皮肤、消化道等途径进入人体内，引起白血病。

 ## 妻子要呵护好自己的乳房

乳房是未来宝宝的"粮袋"，只有健美的乳房才能给宝宝带来甘甜、安全的乳汁。因此，孕前对乳房进行贴心的呵护就显得很重要。

呵护乳房的方法很多，如避免用力抓捏、挤压、冲撞乳房；洗澡时避免用过热、过冷的水刺激乳房。因为乳房组织很脆弱，过热或过冷都受不了，洗澡的水温以27℃左右为宜。要经常用温水清洗乳房特别是乳晕处，清洗的时候可以对乳房进行旋转式按摩；平时要保持充足的营养，坚持锻炼或做专门的健身操以保持胸部肌肉强健、乳房的脂肪饱满；选择质地柔软、大小合适的内衣，使乳房得到很好的固定、支撑。最好选择吊带较宽的胸罩，穿戴不宜过紧。胸罩的材料应选择细软的布料，不宜加硬衬，以免擦伤乳头。睡觉时应解去胸罩，使胸部得到放松。

此外，定期对乳房进行自我检查，发现问题及时就诊。以下四个简单的步骤方便广大女性朋友们进行自我检测：

❶ 脱掉上衣，让胸部充分暴露，面对镜子双手下垂，仔细观察乳房两边是否大小对称，有无不正常突起，皮肤及乳头是否有凹陷或湿疹。

❷ 将左手上提至头部后侧，用右手检查左乳房，以手指指腹轻

压乳房，感觉是否有硬块，由乳头开始做环状顺时针方向检查，逐渐向外三四圈，至全部乳房检查完为止，用同样方法检查右乳房。这样对于早期发现乳腺疾病有一定的帮助。

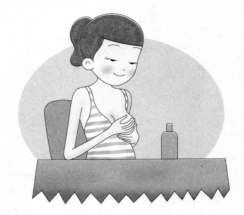

❸ 双手举过头顶，身体转向一侧反复观察乳房的侧面。然后将双手平稳地放在胸部，用力按压至觉得胸部的肌肉紧张起来，然后进行观察，看乳房是否有不同以往的线条。再用同样的方法观察另一侧乳房。

❹ 平躺于床，充分暴露乳房，肩下垫一小枕头或折叠后的毛巾，右手置于脑后，左手手指并拢，用指腹触摸右侧乳房的前部。再用同样的方法检查另一侧乳房。

 ## 孕前生活要遵循 "四不等" 原则

在生活中，是否常遇到这样的情况：一大早上班，办公桌上推着一堆文件要看，看了后还得写计划，做报表，结果忙了一早晨连口水都没顾得上喝。这个习惯可不好，尤其是准备要宝宝的女性。

在孕前生活中，有很多事情是不能等的，如果真的等到疾病上身，那时我们就后悔莫及了。因此，备孕的朋友一定要遵守以下几点。

### 喝水，不能等渴了再喝

不记得喝水，等到渴了再喝，其实这时身体内已严重缺水，而水是维持人体生命活动正常运转和防病健身最重要的物质，长此以往，不但会口干舌燥、精神委靡不振，而且会使肝肾功能下降，使毒性物质乘虚而入。因此，应在口渴感出现之前，就少量、多次地补水。

### 吃饭，不能等饿了再吃

现代人工作压力大，很多人为此耽误了吃饭，常常是等到饿了才去吃饭。这是一种很不好的习惯，这种做法很容易损害到肠胃，还会减弱人体的抗病能力。因为食物在胃内仅停留4~5小时，当人们感到饿的时候，胃里的食物早已排空，这时胃黏膜会被胃液进行"自我消化"，容易引发胃炎和消化道溃疡等疾病。

### 如厕，不能等急了再去

大小便是人体排泄废物、净化体内环境的重要方式，粪便中的毒素若在肠道内停留时间过长，易被重新吸收进入机体而产生毒害。因此，每天即使尚无急迫的便意，也应定时如厕，这有助于形成条件反射，促使排便。排尿最好每小时排1次，这样可以减少尿液中有害物质对膀胱的刺激，防止膀胱癌的发生。

### 体检，不能等有病再考虑

不少人认为体检是"多余的事"或"老年人的事"，跟自己没关系。其实有很多我们不易觉察到疼痛的病，如胃肠炎、高血压、结核病、肝炎、高血脂、冠心病、癌症等。因此，每年一次全身体检还是有必要的。要知道疾病越早发现，越能尽快将疾病扼杀在萌芽阶段。

## 孕前男女最好都不要熬夜

现代生活中，习惯熬夜的人越来越多了，人们利用夜间睡眠的时间做自己想做的事情，如K歌、聊天、游戏、工作加班、找灵感等，熬夜似乎已经成为一些人生活方式的一部分。但是，从健康的角度讲，熬夜却是害处多多的。尤其对准备怀孕的夫妻，更是一种不健康的生活方式。

熬夜的人，白天会感到头痛脑涨、精神委靡，注意力无法集中，整天处于昏沉状态，甚至出现呼吸困难、四肢乏力等症状。长此以往，人会变得失眠、易怒、焦躁不安。人体免疫力也会跟着下降，感冒、胃肠感染、过敏原等疾病都会找上你。如果在这种状态下受孕，对胎儿的生长发育影响甚深。因此，提醒准备要宝宝的小夫妻，最好都不要熬夜，养成生活规律、按时作息的好习惯。

如果不得不熬夜，那么事先最好能做好以下几点：

❶ 按时进餐，保证晚餐的营养丰富。多吃些富含维生素C、胶原蛋白的食物，如鱼、豆、蛋等，有助于健脑安神，缓解熬夜引起的疲劳感。

❷ 晚睡不"晚洗"。如果要熬夜，最好能预先在22：00～23：00之间洗个澡，进行一次皮肤清洁和保养。这样既可为皮肤补水，促进血液循环，还能使人精神焕发，第二天的倦容也不会太明显。

❸ 准备好披在身上的薄毯。夜间较凉，如果是加班熬夜的人，最好能披着薄毯，避免晚上困顿睡着后，着凉感冒。

专家小贴士

熬夜后，第二天白天最好补个午觉，时间控制在30分钟之内，这样既能保证下午精神饱满，也能为疲惫的身体"充充电"。

娱乐要有度，切忌太贪玩

现代人休息时间少，旅游的机会并不多，因此在下班后，很多会找一些自己喜欢的娱乐项目，如跳舞、唱歌、打牌、搓麻将等。虽然这些娱乐可以使人放松心情，但如果太贪玩难免会伤身。因此，有这些嗜好的年轻夫妇，在孕前要注意娱乐一定要有度。

**孕前避免泡舞厅**

适当跳舞可愉悦心情，锻炼身体，既是娱乐，也是运动。在我国历史上，曾经把舞蹈活动作为养生、长寿的方法之一。但如果经常泡舞厅则会导致疾病。

科学研究表明，音响超过 80～85 分贝就能对人体产生危害，而一般舞厅的音响大多超过 90 分贝，有的甚至高达 120 分贝。在这样强劲的音响下跳舞，会不同程度地影响听力，导致神经系统、消化系统和内分泌系统等方面的损害，造成头晕、耳鸣、恶心、呕吐、心跳过速、血压升高等症状。此外，舞厅内人群密集，加之舞厅通风条件较差，空气不能对流，污染较严重，人长期处于这种环境中，对健康极为不利。

因此，建议喜欢跳舞的夫妻，选择一所宽敞通风、温度适宜的舞场。每次跳舞时间不宜太长，要掌握间歇；避免舞蹈动作过度旋转、摇摆或肢体关节的扭动。否则，容易发生难以控制的眩晕或头胀、倦怠、胸闷等不适；患有肝炎、肺结核、痢疾等传染病的人不应参加舞会。

### 孕前 K 歌要适度

整天处于压力下的上班族，下班后总会去歌舞厅唱上几句宣泄情绪，这种娱乐活动不失为一种休闲减压的好方法。但如果不加自控地放声高唱、手舞足蹈，而且唱起来就难以收场，连唱不止，不仅耗费精力，而且还易导致咽喉疾病。一般正常情况下，人的声带每秒钟震颤 50～100 次，而演唱时则高达 80～120 次。如果持续不断地高唱，声带可能会充血、水肿、发炎，以致血管破裂、出血，久而久之就会造成结疤性增生、肥厚。因此 K 歌一定要适度，唱歌要讲究方法。

歌曲带给人的不仅是一种情感的宣泄，同时也是一种生活情绪，其实唱歌随时都可以进行，如做家务、做饭、散步时，都可以哼一段唱一段，这对愉悦心情是很有帮助的。专家建议，业余爱好者、初学者每天放声高唱的时间宜短，次数要小；有一定唱歌基础后，练声时间可以适当延长。练声和锻炼身体一样，要循序渐进，不断适应，而不能操之过急。

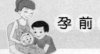

### 孕前别染上"麻将综合征"

搓麻将，俗称"修长城"，是一种百姓间坐下不动的娱乐活动，玩上的人通常会通宵达旦、久坐不动。这种娱乐方法虽然能让人得到消遣，但对身体的危害也极大。如影响休息，扰乱了饮食起居规律，造成自主神经功能紊乱，出现恶心、呕吐，还会造成失眠、多梦、精神萎靡不振等情况，称为"麻将综合征"。如果用麻将赌博，则危害更大，会造成人际关系紧张，赢时兴奋激动，输时沮丧失望，长时间会引起神经系统和心血管系统疾病等，身心都会受到严重的伤害。

因此，准备怀孕的夫妻，麻将尽量少玩。如果要玩也要适度，周六、周日偶尔玩玩可以，周一至周五最好不要玩；每次玩麻将时间宜控制在 1～2 小时，时间过长会出现下肢麻木、疼痛浮肿等症状。

此外，玩麻将要讲究卫生，同桌人都很健康，同时注意不应吸烟、咳嗽，避免对他人健康不利。屋内要开窗通风，室内温度、湿度要适宜，以免损害玩牌人的健康。

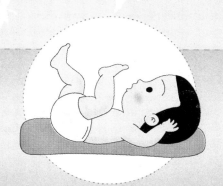

# 第六章

## 孕前3个月：备孕进入关键期

孕前3个月，备孕进入关键时期。在执行原备孕计划的基础上，又增加一些新的备孕内容。饮食方面，夫妻都要注意补充叶酸，并要了解补充叶酸的注意事项，丈夫要多吃一些能提高精子质量的食物。生活习惯方面，服药、停药、居住环境以及办公环境都需要注意，尽量为自己创造一个健康的孕育环境。运动健身方面，一定要坚持，女性要常做一些对生殖系统有保健作用的锻炼。此外，丈夫要注意改变生活习惯，切勿做伤身伤"精"的事。

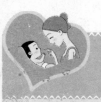

# 备孕必读：
# 做好饮食调整助"孕"力

 **孕前女性补充叶酸是关键**

　　补充叶酸是女性孕前最重要的营养任务。叶酸是一种水溶性的B族维生素，因最初是从菠菜叶中提取得到的，故称为叶酸。叶酸是机体不可缺少的维生素，在体内的总量仅为5～6毫克，但几乎参与机体所有的生化代谢过程，参与体内许多重要物质［如蛋白质、脱氧核糖核酸（DNA）等］的合成。

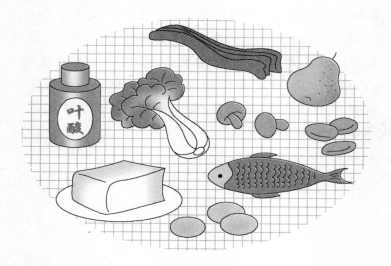

准妈妈体内叶酸缺乏是造成早产的重要原因之一。胎宝宝很需要叶酸，它具有抗贫血的性能，能有效地降低胎宝宝发生神经管畸形的概率，还有利于提高胎宝宝的智力，使新生儿更健康、更聪明。因此，在女性打算怀孕的前3个月，可向妇产科医生咨询，必要时可服用药物，如每天口服叶酸维 $B_{12}$（叶维片）或叶酸（斯利安）0.8毫克，孕前3个月和孕后3个月口服，或直至妊娠结束。

含叶酸的食物很多，主要包括以下几类：

❶ 绿色蔬菜：菠菜、莴苣、胡萝卜、番茄、龙须菜、青菜、小白菜、扁豆、豆荚、蘑菇、花椰菜等。

❷ 新鲜水果：草莓、橘子、香蕉、樱桃、李子、桃子、柠檬、杨梅、海棠、酸枣、葡萄、石榴、梨、胡桃、猕猴桃、山楂、杏等。

❸ 谷物类：米糖、大麦、糙米、小麦胚芽等。

❹ 动物食品：动物的肝脏和肾脏、禽肉及蛋类，如鸡肉、猪肝、羊肉、牛肉等。

❺ 豆类、坚果类：黄豆、豆制品、核桃、栗子、杏仁、松子、腰果等。

但由于叶酸遇光、遇热就不稳定，容易失去活性，所以人体真正能从食物中获得的叶酸并不多。如蔬菜储藏2～3天后叶酸损失50％～70％；煲汤等烹饪方法会使食物中的叶酸损失50％～95％；盐水浸泡过的蔬菜，叶酸的成分也会损失很大。因此，准妈妈们要改变一些烹制习惯，如在烹饪食物时注意不要长时间加热，以免破坏食物中的叶酸，尽量减少叶酸流失。

## 常吃补充叶酸的食物

为了让宝宝健康发育，你应在受孕前3个月开始补充叶酸，直至妊娠结束。这里为你推荐几款补充叶酸的食谱，助你补充叶酸的同时吃得放心，补得安心。

## 香蕉薯泥

【原料】香蕉、马铃薯、草莓、蜂蜜各适量。

【做法】香蕉去皮，用汤匙捣碎；马铃薯洗净，去皮，移入电锅中蒸至熟软，取出压成泥状，放凉备用。将香蕉泥与马铃薯泥混合，摆上草莓，淋上蜂蜜即可。

【功效】香蕉及马铃薯富含叶酸，非常适合孕前、孕早期准妈妈食用。

## 豆皮炒菠菜

【原料】豆腐皮250克，菠菜100克，葱末、姜末、精盐、鸡精各适量。

【做法】将菠菜择好，洗净，切成长段；豆腐皮切成片。锅中热油，放入葱末、姜末和豆腐皮翻炒，然后放入菠菜炒至稍软，加精盐和鸡精炒匀即可。

【功效】补充叶酸，适合孕早期及准备怀孕的女性食用。

## 莴苣花椰菜汤

【原料】莴苣120克，花椰菜150克，四色蔬菜（冷冻）80克。

【做法】莴苣切适当大小，花椰菜剥块，加超市内买的冷冻蔬菜煮汤，加适量调味即可。

【功效】莴苣含有大量丰富的叶酸，可以有效地补充叶酸，适合孕前及孕早期的准妈妈食用。

## 牛肉卷心菜

【原料】卷心菜、牛肉、香油、精盐、花椒粉、姜片各适量。

【做法】用保鲜膜把洗干净的卷心菜包起来，放在微波炉里加热两分钟后，拿出来切块备用；在锅中加水烧沸，放入牛肉、姜片，等牛肉煮熟后捞出，凉后切片；把卷心菜、牛肉片盛入盘中，拌入香油、精盐、花椒粉即可。

【功效】卷心菜的叶酸含量很高，微波炉加热或者水煮都是非常正确的烹饪方法，高温炒、煮和油炸则容易破坏蔬菜中的营养成分。牛肉不仅是优质的动物蛋白的来源，而且富含铁、镁、钾等矿物质。

## 猪肉芦笋卷

【原料】猪肉片、芦笋、料酒、姜、蒜末、精盐、咖喱粉、黑胡椒粉各适量。

【做法】用料酒、姜、蒜末把猪肉片腌制10～15分钟；芦笋洗净，去根去皮，切成长短适中的段；用腌好的猪肉包住芦笋段；把包好的卷撒上咖喱粉、精盐和黑胡椒粉，放入烤箱中烤7分钟左右即可。

【功效】芦笋的叶酸含量是蔬菜中的第一名，准备怀孕的女性常吃可以补充叶酸。

 ## 多吃能提高精子质量的食物

为了孕育一个健康聪明的宝宝，男士从孕前3个月开始就要合理补充矿物质和微量元素，以提高精子的质量。那么，哪些食物有助于提高精子的质量呢？

### 富含钙的食物

钙元素对精子的运动、获能、维持透明质酸酶的活性及在受精过程中起着举足轻重的作用。如果机体缺钙，就会使精子运动迟缓。因此男士应多吃一些富含钙的食物，如鱼、牛奶、排骨汤、虾皮、海带、金针菜、芜荽、甜杏仁。

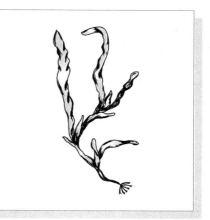

### 含有精氨酸的食物

精氨酸有提高精子质量的能力。富含精氨酸的食物有鳝鱼、泥鳅、墨鱼、海参、怀山药、芝麻、花生仁、葵花子、榛子、银杏、豆腐皮等。

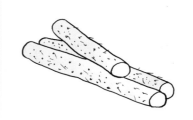

### 含有镁的食物

镁有助于调节人的心脏活动、降低血压、预防心脏病、提高男性的生育能力。含镁较多的食物有核桃仁、马铃薯、通心粉、海产品、燕麦粥等。

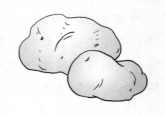

### 含有锌的食物

精子中富含微量元素锌能提高精子质量，锌对维持男性正常的生殖功能起着不可小觑的作用。因为锌是精子代谢必需的物质，并能增强精子的活力。含锌较高的食物主要有动物内脏、谷类胚芽、虾、芝麻、贝类海产品等。

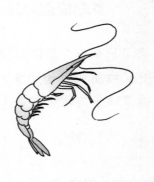

### 含果糖的食物

提高精子质量与精囊中所含果糖的数量有关。如果精液中果糖含量低，容易引起死精症。而果糖在蜂蜜及各种水果，如苹果、梨、甜橙、菠萝、葡萄中含量尤丰。

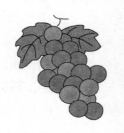

## 孕前丈夫也需要补充叶酸

为了预防先天畸形儿出生，几乎每个女性在怀孕前，都会被千叮咛万嘱咐："赶紧补点叶酸，预防宝宝出生缺陷"。但您可能不知道，服用叶酸并不是女人的专利，为了预防出生缺陷，生出聪明健康的宝宝，男人孕前同样也应补充叶酸。

宝宝虽然在母体中孕育，但宝宝的优劣很大程度上取决于受精卵的质量。男性从婚后开始每日补充叶酸，可以提高精子质量，增加女性受孕机会；再摄入如β胡萝卜素、锌等营养物质，可以更好地提升男性"种子"的数量和质量。而适当补充维生素$B_6$，则可以帮助男性的"优良种子"在女性的幸福土地上"播种、扎根、发芽、结果"，为培育健康宝宝打下基础。

美国加利福尼亚州立大学伯克利分校的研究人员分析了89名健康男性的精子质量，并记录其每日摄入锌、叶酸、维生素C、维生素E和β胡萝卜素的情况。结果显示，摄入叶酸量最高的男性，出现精子异常的概率最低。可见叶酸对于男性生殖健康是相当重要的。现在美国农业部已经推荐每日膳食标准必须保证成年男性每天摄入足量叶酸。世界上比较认可的方法是：每日补充0.8毫克叶酸增补剂来弥补食物中叶酸摄入的不足。

 ## 哪些女性孕前需要重点补充叶酸

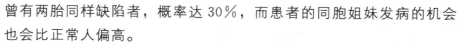

❶ 经常吃不到绿叶蔬菜及柑橘的山区或高原地区的女性。

❷ 过于肥胖的女性，可能会引起身体新陈代谢的异常，并由此导致怀孕后胚胎神经系统发育变异，她们生出神经管畸形儿的比率要比体重正常的女性高出1倍。

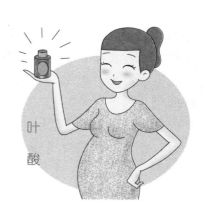

❸ 曾经有过一胎神经缺陷的女性，再次发病的概率是2%～5%，曾有两胎同样缺陷者，概率达30%，而患者的同胞姐妹发病的机会也会比正常人偏高。

❹ 年龄超过35岁的女性，因卵细胞已在体内度过了35年，由

于受孕后卵细胞的纺锤丝老化，故生殖细胞在减数分裂时容易出现异常，生出有先天畸形的孩子。

 **本月营养食谱推荐**

### 枸杞红枣茶

【原料】红枣 10 枚，枸杞子 10 克，冰糖适量。

【做法】500 毫升冷水煮沸，加入红枣、枸杞子，煮大约 5 分钟。加入冰糖，煮至溶化即可。

【功效】此茶滋补肝肾、益气补血，适合孕前夫妻饮用。

### 花生红枣粥

【原料】花生仁、红枣各 50 克，粳米 100 克，红糖 30 克。

【做法】将花生仁浸泡 1 夜，红枣去核，洗净，同洗净的粳米一起下锅熬粥，粥熟后加红糖稍煮即可。

【功效】本品润肺、和胃、止血，适合孕前夫妻食用。

### 鲜拌莴苣

【原料】莴苣 250 克，料酒、味精、食盐各适量。

【做法】将莴苣剥皮洗净，切成细丝，将丝放在碗内，加食盐少许，搅拌均匀，然后去汁。再将调料放入碗内，拌匀即成。

【功效】本品健脾利尿，适合孕前夫妻食用。

### 芹黄鱼丝

【原料】净鱼肉 150 克，芹菜 500 克，泡红辣椒、姜、蒜、精盐、料酒、味精、蛋清、淀粉、香油各适量。

【做法】将鱼肉切成粗丝，用蛋清、料酒、精盐、湿淀粉码味；选黄绿细嫩之芹黄（芹菜心）去筋切 4 厘米长节；泡红辣椒、姜、蒜均切丝；另用料酒、精盐、味精、胡椒粉、香油、淀粉调芡汁备用。锅内放油烧至六七成热时，滑入鱼丝炒散后倒出控油，炒锅内留油少许，放入泡椒丝、姜、蒜煸炒，放入芹黄炒出香味，回下鱼丝翻炒，烹入芡汁，推匀装盘即可。

【功效】此菜富含优质蛋白质和粗纤维，有利于消化吸收，适合孕前夫妻食用。

### 什锦蛋炒饭

【原料】米饭100克，鸡蛋2枚，莴苣、火腿肠各1根，鲜蘑菇3朵，洋葱半个，花生油、香葱、蒜、鸡精、精盐各适量。

【做法】将鸡蛋打入碗内，略加精盐，调成蛋液；莴苣、火腿肠、鲜蘑菇、洋葱、蒜切丁；香葱切成细末。锅内放花生油，烧热后，倒入蛋液煎泡至熟，捣烂盛出。炒锅内再放少许油，下蘑菇丁、蒜丁炒出香味后，再入莴苣、洋葱略炒；加入米饭和煎熟的鸡蛋同炒，再下火腿肠；最后加葱花、精盐和鸡精即成。

【功效】此品富含蛋白质、不饱和脂肪酸、碳水化合物、多种矿物质和维生素，适合孕前夫妻食用。

# 备孕必读：
# 养成良好习惯，消除健康隐患

 **服药、停药谨遵医嘱**

孕前因病或其他原因需要服药物时，要特别注意，因为一些药物在体内停留和发生作用的时间比较长，怀孕后可能对胎宝宝产生不良影响。一些准妈妈怀孕之后身体变化不明显，也没有妊娠反应出现，因此就认为自己没有怀孕，于是完全不考虑所服的药物是否会对胎宝宝产生影响，结果无意之中伤害了非常脆弱的胎宝宝，留下了终身遗憾。因此，为了防止上述情况的出现，在计划怀孕前3个月就应当慎重地服用药物，服药、停药谨遵医嘱。

## 忌服安眠药

有些准备怀孕的夫妻由于操劳或压力过大等原因，常常会出现失眠、乏力、头昏、目眩等症状。甚至出现精神上的疾患而影响正常的婚后生活。有的夫妇就靠服安眠药控制症状，这种做法是十分错误的，它不但不符合科学道理，而且对身体有害。据分析，安眠药

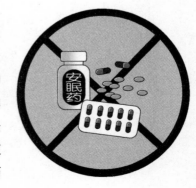

对夫妻双方的生理功能和生殖功能均有损害。男性服用安眠药可使睾酮生成减少，导致阳痿、遗精及性欲减退等，从而影响生育能力。女性服用安眠药则可影响下丘脑功能，引起性激素浓度的改变，表现为月经期间无黄体高峰出现，造成月经紊乱或闭经，并引起功能障碍，从而影响受孕能力。

### 慎服抗生素类药物

很多抗生素对胎宝宝有严重损害，准备怀孕的夫妇应当远离。例如磺胺类药，如复方磺胺甲噁唑（复方新诺明）易通过胎盘入侵胎宝宝体内，与其血液中的胆红素竞争血浆蛋白结合，使血液中游离胆红素增高，引起新生宝宝黄疸；氯霉素，可造成胎宝宝肝内酶系统不健全，肾脏的排泄功能差，损害造血功能而引起再生障碍性贫血；四环素，常规剂量就可致胎宝宝牙齿黄染、牙釉质发育不全、骨生长障碍，大剂量时还可诱发致命的脂肪肝变性等。

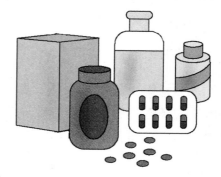

当然，并不是说对所有抗生素类药都应退避三舍，有的影响甚微，是可以服用的；而还有一类则需缩短疗程，小剂量使用。但无论是哪一类抗生素，其使用方法和用量都必须遵照医嘱。可用的抗生素类药物有：青霉素、氨苄西林、羧苄西林、头孢菌素等；慎用的抗生素类药物有：链霉素、卡那霉素、庆大霉素、阿米卡星等。

### 忌服激素类药物

激素类药物是一把双刃剑，一方面能够让您摆脱炎症、过敏等困扰，另一方面又在损害着您的组织和器官，给胎宝宝埋下隐患。大量使用雌性激素的药品，可引起男婴成年后不育；而雄激素药物可让女婴出现男性特征；服用己烯雌酚可让女婴出现阴道、宫颈的病变；而可的松则有导致无脑儿、唇裂腭裂、低体重畸形的危险。

同时，激素类药物会影响精子、卵子的质量，受孕后造成胎宝宝发育不正常。例如，出现新生宝宝缺陷、智力发展缓慢、行为异常等现象。因此，当准备要孩子时，就不能再贪图药效，应咨询一下医师，看是否需要停止服药，需停药多久才能受孕。

### 慎服维生素类药物

有人在孕前为了补足营养，服用了各种各样的维生素，又是制剂，又是含片。不过要注意，过量的维生素对身体是有害的。如：维生素 D 补充过多则可使胎宝宝的血钙增高，影响宝宝的智力发育；维生素 A 补充过多可破坏胎宝宝的软骨细胞，导致骨骼畸形、指（趾）畸形等。此外，影响胎宝宝健康的还有抗疟疾类药物、抗癫痫类药物、抗甲状腺类药物、抗肿瘤类药物等。总之，孕前准妈妈、准爸爸在用药上都不可自作聪明，以免发生问题时后悔莫及。

### 慎服退热止痛药

准妈妈服用阿司匹林、复方阿司匹林（APC）等药后，可造成胎宝宝畸形，有的还会导致新生宝宝溶血，引起头部血肿等出血倾向。因此，如果准备怀孕时伤风感冒，切不可像以往那样漫不经心，而应及时向医师咨询。

如果未准妈妈在服药期间意外怀孕，应立即将服用药物情况详细告知医生，医生可以根据药物的种类（性质）、药物用量多少以及疗程的长短等来综合分析是否有终止妊娠的必要，不要立即决定终止妊娠而留下遗憾。

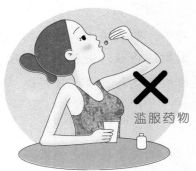

滥服药物

### 慎服中药

一直以来，中药深受人们的信赖，认为它安全可靠，不良反应小。其实中药并不像您想的那么完美，如果用之不当，也是会有不良影响的。中草药中的红花、枳实、蒲黄、麝香、当归等，具有兴奋子宫的作用，易导致宫内胎宝宝缺血缺氧，使胎宝宝发育不良和畸形，严重的还会引起流产、早产和死胎。大黄、芒硝、大戟、商陆、巴豆、芫花、牵牛子、甘遂等，可通过刺激肠道，反射性引起子宫强烈收缩，导致流产、早产。另外，有些中草药本身就具有一定的毒性，如斑蝥、生南星、附子、乌头、一枝蒿、川椒、蜈蚣、甘遂、芫花、朱砂、雄黄、大戟、商陆、巴豆等，可直接或间接影响胎宝宝的生长发育。

另外，用中药来给准妈妈进补，其心意值得嘉奖，但却不一定可取。尤其是在怀孕之后，应遵循"宜凉忌温热"的原则。凡温热补品，如人参、桂圆、鹿茸、鹿角胶、胡桃肉等均不宜服用。可适当选用清补、平补之品，如太子参、北沙参、生白术、怀山药、百合、莲子等。事实上，药补不如食补，在饮食上多下点工夫才是根本之道。

**专家小贴士**

药物对胎宝宝的影响到底有多大？一旦服用了某种药物，是否就一定意味着胎宝宝有问题，就必须终止妊娠？几乎没有哪位医生会给出百分之百的答复，这是可以理解的。但如果医生能够原则上确定准妈妈所服用的药物对胎宝宝不会有什么影响，准妈妈是可以采纳医生的看法，留下胎宝宝的。

## 孕前创造一个安全的居住环境

良好的居住环境，不仅有利于身体健康，也会让人心情愉悦，这对精子和卵子的健康以及它们成功结合，继而在子宫内着床和之后胎儿的成长都是相当有益的。

卧室选择

卧室最好选择通风良好、阳光充足、亮度适中、安静舒适的房间。房间的色彩应与家具的色彩相配合，居室要相对宽敞一些，不可放过多的家具和物品。

### 家具选择

有些年轻夫妻为追求居室现代化费尽心机，总喜欢选购一些新式家具。殊不知，有些新式家具中甲醛含量超标。甲醛是一种无色、易溶、有刺激性的气体，长期吸入将危害人体健康。因此，别买价格比较低、砍价特别容易的家具，这样的家具往往是金玉其外，败絮其中。有强烈刺激气味的家具不要买，甲醛含量严重超标。人造板制成的家具，未做全部封边处理的不要买。

 ## 别忽视办公室中的健康隐患

办公室是我们工作的地方，很多人一天中一半的时间在这里度过，对于孕前女性来说，办公室的环境也很重要。虽然办公环境不能以个人意志所左右，但可以通过改善自己所在小片区域及良好习惯来剔除办公室中的健康隐患，如伏案午睡、用脖子夹电话、长时间用手机、空气干燥、坐姿不正确等。下面我们就来一一解决。

### 隐患1：不良姿势

很多职业女性每天都要面对电脑、电话等设备，常常是用脖子夹电话，双手还得不停敲击键盘、鼠标，忙得不亦乐乎。长期不良的姿势不仅使人腰酸背痛，而且还使血液循环不畅，引起疾病。

【解决方法】每工作30分钟，起身活动片刻，即使是接杯水、伸伸懒腰对你的身体都是有好处的。同时，工作时注意坐正，有条件的，可将电话、手机用线控耳机连接，这样就不用费力用脖子夹着了。

### 隐患2：室内空气干燥

冬季干燥的寒风，似乎要挤干空气里所有的水分，加之密闭的写字楼空调整天开着，致使长期在写字楼里办公的白领，每天都会忍受"干燥"的折腾。而长期处于干燥环境中，人易出现咽干口燥、鼻腔出血等症状，还会使皮肤变得粗糙，并容易起皱纹。

【解决方法】女性朋友一定要多喝水，每天带一些新鲜蔬果，休息时可洗净食用，当然也可在办公桌前养几株绿萝、富贵竹等水生植物，蒸发出的水汽可以增加局部环境的湿度。

### 隐患3：伏案午睡

午休时，不少人喜欢趴在办公桌上小睡一会儿，但这种午睡方法不利于健康。趴在桌子上睡觉，会压迫到神经，长此以往，就会演变成神经麻痹。不少在办公室里工作的人有肩痛、手臂酸痛等问题，这可能与用胳膊当枕头睡觉和久坐有关。此外，趴在桌子上睡觉还会影响呼吸。趴在桌子上身体弯曲度增加，导致呼吸不通畅，胸廓受压也不舒服，体内氧气供应自然不足。

【解决方法】午睡时，自备一个小靠枕，放于椅背顶端，身体半躺即可小憩片刻，这样睡得舒服且不会影响呼吸。

### 隐患4：手机辐射

现代人人手一部手机是常事。但你是否知道，手机对人的辐射危害极大。手机辐射对人的头部危害较大，它会对人的中枢神经系统造成机能性障碍。长期手机不离身，易导致心悸、头晕、失眠、健忘等症状。女性在孕前尤其要注意手机的使用，避免影响身体。

【解决方法】一般手机接通瞬间释放的电磁辐射最大，最好在手机响过一两秒或电话两次铃声间歇中接听电话；睡觉时别放枕边；忌把手机当胸饰；当需要频繁接电话时，最好能使用耳机。此外，平时要多吃抗辐射的食物，如胡萝卜、黑木耳、绿茶、苹果、扁豆等。

### 隐患5：空调病

大多数公司都用空调调节室内温度，尤其在炎热的夏季，空调会让人感到凉爽，但是也很容易患上难缠的"空调病"。专家建议一般室温以 24～27℃为宜。空调机送风的空气流速很高，容易令体温骤降。所以要尽量避免长时间对着空调送风口。但是在实际情况中，很多写字楼里办公的女性的办公桌正好在送风口下方，自己已经冻得哆嗦，别人却还喊热，这种情况很常见。

【解决方法】可以与男同事或比较怕热的同事调换一下座位，若长时间在空调室内生活、工作时，应适当增添穿脱方便的衣服，特别是在膝关节部位覆盖一块大毛巾。同时应间歇站起身来活动，以促进血液循环。

 专家小贴士

　　开车的女性，车内空调要勤保养，定期清扫过滤器；长途行车时，应隔一段时间，停车出来呼吸新鲜空气，或转换成车外进气档。

 电脑族注意补水，预防皮肤干燥

　　电脑，是现代人生活工作中的必需品，很多都市的年轻人，没了手机、电脑，就好像无法正常生活，这也就所谓的"电脑族"。

　　在这类人身上常会出现一些皮肤问题，脸部常生痘痘，手部有时会出现脱皮、发痒等症状，严重时皮肤会出现斑块，有些甚至会产生水疱性皮肤炎；有些人则因为长期手部施压而容易血管扩张充血，甚至某些部位会有出血现象；有些人的脸部还会表现出红肿刺痛，局部出现比痘痘还大的丘疹，严重时还会产生脓疱。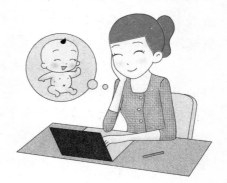

　　其主要原因就是因长期使用电脑、电脑屏幕所产生的静电辐射、粉尘、污物，吸附在皮肤上，让皮肤变脏，毛孔堵塞、逐渐变粗，痘痘滋生；同时也吸附了肌肤表层的水分，使表皮脱水。久而久之，就会出现干性肤质越来越干，油性肤质越来越油的恶性循环。因此，经常使用电脑的女性，在孕前一定要注意预防此类皮肤病。

首先，每天打开电脑之前，要用干净的湿抹布把荧光屏擦一遍，这样可清洁电脑屏幕，防止粉尘、污物。

其次，注意多饮水。电脑辐射会导致皮肤发干，你应该多喝水以补充流失的水分，每天至少要摄取2000毫升的水。如果感觉水没有味道，也可冲泡绿茶饮用。绿茶中含有的维生素具有滋养眼睛、缓解眼睛疲劳的作用。绿茶中的茶多酚具有很强的抗氧化作用，可以清除人体内的氧自由基，从而起到抗辐射、增强机体免疫力的作用。

此外，每天要喝一杯蔬果汁，新鲜蔬果不但能为人体带来营养，而且还是勤劳的垃圾清道夫，能帮助人排出体内堆积的毒素和废物。体内的垃圾少了，皮肤自然也会光洁许多。

有条件的，办公桌上可常备一些补水的护肤品，如柔肤水、精华素等，经常给脸补补水。如果能栽种一盆绿色植物，那就更好了，如仙人掌、富贵竹等都是很好的选择。

 ## 职业女性孕前忌久坐、久站

一般有几年工作经历的女性都会发现，自己患上了"职业病"。

### 久坐

在办公室的女性，常常会有这样的抱怨："哎呀，我上班这几年，肚子越来越大了，腹部都有游泳圈了！"很多办公室女性，除了睡觉外，大部分时间的姿势都是坐姿，坐办公室、坐着吃饭、看电影、开车，一天中坐七八个小时是平常的事。不过很多人大概不了解，久坐不动不只是影响身材外观，坐得不当可是会出问题的。长期久坐者容易造成血液循环不顺畅，加上缺乏正常运动，以致气血循环出现障碍，月经前及月经期常有剧烈疼痛；有些则导致经血逆流入输卵管、卵巢，引起下腹痛、腰痛，如果伴有严重的经痛，可能就是所谓巧克力囊肿，也是不孕原因之一。此外，气滞血瘀也易导致淋巴或血行性的栓塞，使输卵管不通；更有因久坐及体质上的关系，使子宫内膜组织因气滞血瘀而增生至子宫外，形成子宫内膜异位症，这些都是比较明显的不孕原因之一。

此外，长时间伏案久坐的人，易引起肥胖、颈椎病、头晕乏力、失眠、便秘等一系列疾病，因此在工作时加强健身很有必要。

如果你是久坐一族，那么应接受医生建议，每 40 分钟后休息 10 分钟，做做伸展动作或者办公室椅子操。背靠椅子，两手合抱高举，尽量伸展胸部；然后弯曲上体使手接近脚尖。注意挺身时吸气，弯曲时呼气。然后再两上臂侧平举，肘关节弯曲呈水平状；以肩关节为轴，上下运动两臂。或换做扩胸运动及上肢前后回旋运动。肘关节屈，手臂呈水平状，手指互握，手臂一起向左右摇摆，同时带动上身做转体运动。两手手指互握后，手掌外翻，使两手掌用力伸直。最后，手指互握后，两手手指相互一松一紧握的动作。

## 久站

久坐伤身，久站同样也很伤身。在商场里长期站立的售货员，也常常抱怨："唉，站一天，真受不了，不仅脚疼，而且晚上还常常抽筋，你看，我这腿上血管都有些突出了。"久站时，腰背部是人体用力最多的部位，长期站立，易导致下肢静脉扩张、迂曲，如果女性在此时怀孕，因身体的负重增加，会让准妈妈的身体行动困难，可使身体低垂部位的静脉扩张、血容量增加、血液回流缓慢，造成较多的静脉血潴留于下肢内，致下肢静脉曲张。常表现为下肢酸痛，小腿隐痛，踝及足背部水肿，行动不便，从而也加重了孕期患病、难产的可能性。

为了避免影响怀孕，女性在孕期最好能根据条件可能，调节工作时间，或与其他体位的工作穿插进行，比如站立 2 小时，其他体位工作 2 小时，也可以工作 1～2 小时后休息几分钟。实在不能离开站立工作岗位时，可用左右两脚轮换承受身体重心的办法，进行休息，或者每隔 30 分钟至 1 小时，活动一下颈、背、腰等部位，至少也要让这些部位的肌肉做绷带，常做"放松—绷紧"的动作，每次几分钟。

此外，长期站立工作应少穿坡跟或高跟鞋，以便使全脚掌平均受力，减轻疲劳。坡跟鞋脚掌用不上劲，高跟鞋腿部用力过大，都会很快引起疲劳不适。

 ## 合理安排时间，别把工作带回家

每天忙于工作的你，是否有时会将未完成的工作带回家？工作固然重要，但损伤了身体就不好了。人长期处于工作紧张情绪中，你会感到心身疲惫、经常失眠、头晕脑涨、食欲不佳，长此以往，工作、生活都会受到影响，而且还会使身体抵抗力下降易患感冒。因此，准备怀孕的女性朋友，最好能让自己的生活与工作分开，别把工作带回家，让下班后的时间真正属于你自己。

可是，如何才能做到这一点呢？毕竟工作也不能耽误。其实，只要做好以下几点，就能解决了。

### 早晨做好一天的工作计划

很多人之所以把工作带回家中做，是因为担心自己的工作无法按期完成，所以宁可动用自己的私人时间为老板无偿打工。这种人敬业的精神可嘉，只是敬业是不能以牺牲太多个人休闲时间为代价的。在此建议每天工作以前先用 10 分钟为自己今天的工作列一个计划，将工作的进度尽量细化到以小时为单位。这样你的工作会瞬间变得有条不紊，让你头脑中知道列出自己一天的工作清单。

### 下班前 2 小时检查一天的工作

每天在下班前 2 小时左右，检查一下今天的工作是否完成。没有完成的抓紧时间完成。同时，也要弄清哪些事情可以安排在明天。这样，你就可以做到心中有数，按部就班。让工作尽量在自己的工作时间内完成，从而减少占用工作之余的时间。如非要加班，也应考虑在公司里加班。

每周在家加班不能超过两个晚上

一般加班都是有特殊原因，如白天外出办公、第二天一早需执行的工作等。因此，如果要加班，建议每周不要超过两个晚上。夜晚是人休息的最佳时间，如果一两天缺乏，身体可通过几天的调试，慢慢恢复正常。

**专家小贴士**

人的精神状态需要时松时紧，切不可用过度，因为再坚韧的"皮筋"，也会有老化的一天，身体是工作、生活的本钱。

## 上下班路上的注意事项

都市生活中，最常见的一幕就是上下班那人潮汹涌的人群，因为路程较长，很多人会在匆忙的路途中，节省时间来做许多事情。虽然这样的习惯很好，但有些习惯对孕前的你可能不适宜。

在车上看书读报

上下班路上人挤车多，公交车难免经常踩刹车，车厢晃动较频繁，在这种状态下读书看报是典型的不健康用眼行为。同样，在拥挤的地铁阅读、背单词，看似珍惜时间，其实是在浪费视力。时间长了就会导致眼疲劳、头晕脑涨。

在车上睡觉

在城市的公交车上常常能看到在上班路上补觉的人。其实这样坐着睡觉不但越睡越累、腰酸腿痛，还会影响颈椎健康，而车门开关和换气风扇吹来的凉风，还容易使人着凉感冒，甚至可能导致面瘫。

那么，在无聊的上下班路上，应该做些什么呢？一般职业女性很少有锻炼的时间，与其在公交车上无聊地挤着、站着，不妨利用坐车的时间来做简便易行的塑身操，这样不但有利于身体，而且也能很好地打发无聊时间。

坐着时，双手扶住前排座椅，双腿并拢，从地面抬起5厘米左右，将鞋底悬着，坚持5～10分钟放下，然后再悬起，重复数次。这能够锻炼腹肌，减掉腹部赘肉。

站立时，抓住车内吊环，双腿前后交叉，将后退全力向前推出。这对训练前脚大腿有效。训练时不停止呼吸，保持6秒钟，左右各做1～3次。

车停止等信号灯时，可收紧腹部将注意力集中在腹部上，全力收紧6秒钟，感觉将肚脐贴近后背后，渐渐吐气放松，再收紧，反复练习至车启动后止。

 专家小贴士

锻炼需每天坚持才能见效。锻炼时，要注意安全，车在行走过程中，一定要抓稳扶手，避免摔倒。

 改正办公室内的不良习惯

准备怀孕了，一些在办公室内的不良习惯，可得改改，小心因此损伤你的"孕"力。赶快检查一下吧，如果有的话，提醒自己一定要改正。

不良习惯1：边工作边吃饭

"嘴里嚼着食物，手上还不停按键盘，看着文件"，这是很多办公室女性的真实写照。但这习惯真的不好。一边吃饭，一边用电脑，无形中拖延了进餐时间，大量外界刺激让机体对食物敏感度降低，导致食欲减退。而且，用电脑时，大脑需要频繁调动眼睛、耳朵等感官系统，参与声光信息处理，因此大脑需要大量血液供应，确保能量充足，偏偏这时胃却与它争抢有限血液，不但大脑供血不足，连消化功能也会因此削弱。因此，最好能去餐厅（桌）用餐，用餐时注意细嚼慢咽，少说多吃，吃饱喝足后再去认真工作。这样你的身体能到充足营养，工作效率也会更好。

### 不良习惯 2：如厕看书读报

在办公室待久了，有些人会误认为只有如厕时，自己才能清闲、休息一会儿，因此就拿着喜欢的书报在卫生间里看起来。其实，这种习惯真的要不得。排便过程是一次神经参与的反射活动，常在卫生间里阅读，会给神经系统造成一种错误暗示：我还没看完，慢慢来。这种暗示会让原本正常的神经反射环遭到破坏，导致排便时间越来越长，最终引起习惯性便秘。坐在坐便器上的时间过长，会使腹压增高，还会增大痔疮发生概率。所以，如厕最好能精力集中，如厕完毕后，可到休息间或阳台远眺 15 分钟，这样放松也许比躲在卫生间内休闲要好得多。

### 不良习惯 3：一有空就要化妆

一些职业女性，为了让自己的形象更加美丽，无论是吃早饭时、刚坐到办公桌前，还是午餐后，只要一有空，总会拿出化妆镜在脸上修饰一番。虽然面容精致了，但过厚粉底会堵塞毛孔，阻碍皮肤正常呼吸和新陈代谢，而且粉底中的汞元素长期刺激皮肤角质层，还会让脸部肌肤增厚甚至老化。另外，口红中的油脂成分吸附了空气中的尘埃、金属分子和病原微生物，它们不知不觉进入你的口腔，身体吸收毒素不说，还会引发口腔过敏和传染性疾病。因此，建议准备怀孕的女性，每天只要涂抹一些护肤品上班即可，相信没有修饰的面部，才是最美的。

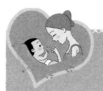

# 备孕必读：

# 孕前要常做运动

 **瑜伽对生殖系统有保护作用**

现代社会中，生殖系统的保健问题为很多人所关注。但是，不恰当的生活方式和锻炼方式，很难起到对生殖系统的保健作用。瑜伽修行者认为，生殖系统健康时，性功能才会正常。他们发现，达到这种健康状态最有效的方法是修炼瑜伽体位与呼吸。

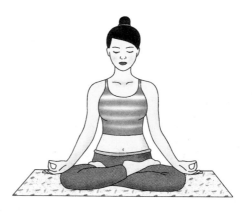

瑜伽中的很多动作可以舒展、按摩女性的子宫和卵巢，其功效一点也不亚于时下流行的卵巢保养，能有效地解决女性子宫后位及妇科疾病所带来的性交疼痛、宫冷不育等问题。瑜伽还可以通过增强耐力和伸展力来改善男性的力量，这些运动姿势优美，有流动性，像舞蹈，它可以使男性的身体尤其是下腹更加强壮，精力更加充沛，减轻前列腺炎、阳痿、早泄、射精障碍等症状。

此外，瑜伽可以提升脊椎的弹性和后背骨骼强韧强度，保持脊椎的健康。脊椎是性欲望的通路，脑垂体分泌的信息通过它才能顺利地传达到性器官。瑜伽对肾脏和腹部器官的锻炼，也有利于身体内毒素的排出，使你的体力更加充沛，让生活充满激情。因此，孕前运动，瑜伽也是不错的选择。

 **瑜伽卧蝶式，滋养卵巢**

瑜伽卧蝶式能加大整个腹腔的血流量，祛除整个脏腑的寒气，由于展开骨盆，身体最大幅度地向前弯曲，可以挤压和刺激整个骨盆血液循环的状态，温暖和滋养卵巢。卧蝶式的具体做法为：

❶ 脚心相对坐于地面，吸气，身体向上延长伸展，呼气时，身体下弯直至额头触及脚趾，保持10～30秒。

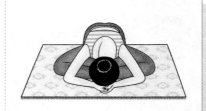

❷ 再次吸气，继续把双臂向前向下充分伸展，加大整个身体与地面的接触，呼气，上半身继续向下，保持好正常的呼吸，坚持20～30秒。

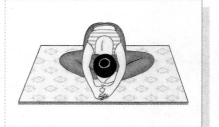

注意向下俯身时，上半身尽可能保持平直，背不要拱起来。尽力练习就好。

 **瑜伽坐角式，有利于提高性功能**

坐角式有利于减少女性的经期腹痛，减轻腰骶椎疼痛；能最大限度地锻炼髋部，所以女性怀孕前常坚持做此练习，可使以后分娩更顺利进行。此外，此练习还能扩张胸部，缓解肩痛，柔韧两手臂；消除脸部皱纹，延缓衰老；扩张整个背部，加强背部肌肉力量。具体做法为：

❶ 按基本坐姿坐好，分开两腿。

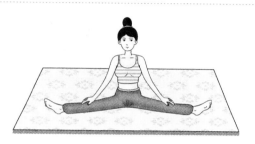

❷ 两手放于体前地面，屈肘，将上身躯体尽量贴近地面。

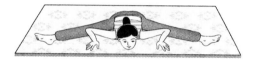

❸ 两手分开，尽量伸展，慢慢抓住脚尖。呼气，两手收回，慢慢抬起上体及头部，闭眼放松全身。

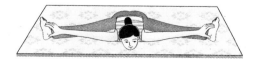

做此练习时，应将上身躯体尽量贴近地面，不要拱背。初学者可适当减小两腿之间的距离。贴不到地面也没有关系。感觉身体有伸拉的感觉就好了。有椎间盘突出症患者不宜做。

 **瑜伽桥式，有利于生殖系统健康**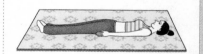

常练瑜伽桥式，能够锻炼性器官，特别利于女性性器官的收紧。此外，还可以强壮两腿，强壮腰骶椎和背部；使腹部变得平滑、有力；使臀部变窄并上翘；使身体前侧全部得以伸展。具体做法如下：

❶ 仰卧，两手放于体侧。

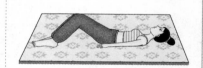

❷ 向上稍屈膝。

❸ 吸气，慢慢抬起臀部。

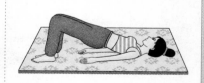

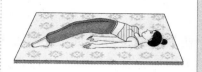

④ 伸直双膝，把腰尽量抬高，脚底贴地，收紧下巴，收紧性器官。保持此姿势数秒。

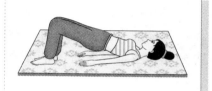

⑤ 呼气，慢慢放下所有抬起部位，保持自然呼吸。

以上练习重复2～3次。腰要尽量抬高，要领是以手掌来支撑全身。不要屈膝太多，若屈膝太多，身体抬离地面时，前侧得不到应有的伸展，许多身体部位不能得到应有的锻炼。

 **瑜伽吉祥式，保"性"助"孕"**

常做瑜伽吉祥式，可改善新陈代谢、刺激腺体、调整及强化耻骨尾骨肌肉的骨盆基部，进而增强性功能，提升性的敏感度；另外，还能消除腰部内侧赘肉，治疗低血压及便秘。具体做法为：

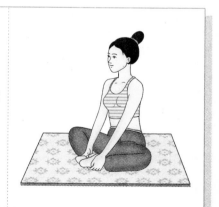

① 坐正，做深呼吸，两脚弯曲，脚板碰脚板。

**②** 吸气，身体慢慢向前弯下，使其尽量接近地面，下颌贴地，停留数秒，做深呼吸，还原调息。

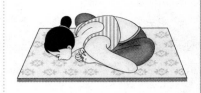

做此练习时，要尽量保持好呼吸，动作缓慢身体向前弯时，要保持背部的平直。经期时可不练此姿势。性爱的建立与我们的大脑、内分泌自主神经有着密不可分的关系，常做此姿势保"性"福。

# 特别提醒：
# 未来的准爸爸要注意几点

## 男人要警惕高温影响孕育

男性睾丸的温度应低于其他身体部位1～1.5℃，这样才会产出正常的精子。精子对温度的要求比较严格，必须在低于体温的条件下才能正常发育，温度过高有可能使精子死亡，或不利于精子生长，甚至会使精子活动下降过多，从而导致不孕。

有实验表明，每天给睾丸局部加温半个小时，只要15～20天时间，即可对睾丸生精过程产生不利影响。高温可导致精子数量减少、精子畸形、存活率低。在现实生活中男性遇到的高温因素很多，因此男性朋友应该注意远离这些风险因素和环境。尤其是准备要孩子时，应该在妻子怀孕前3个月远离高温环境，以保精子的健康。

因此，如果男性从事厨师、司机、炼钢、盛夏在户外作业的建筑工作等，准备要宝宝前要暂时调换一下工作岗位，或注意采取保护措施。此外，也不要穿紧身裤，不要洗桑拿浴，不要用过热的水洗澡；不要使用电热毯，因电热毯所产生的高温有影响睾丸产生精子的作用，导致男性不育。据统计，半数患精子稀少和不育原因未明的男性，都有过阴囊超高温的病史。

## 热水浴、蒸桑拿，丈夫忌过分频洗

劳累了一天，回到家后泡个热水浴，能感到身心舒畅，疲劳不再，有时还久久不愿起身。洗桑拿浴时，室内温度可达80℃左右，只要待上5分钟，就会汗如雨下，然后到另一个房间躺在床上，一切疼痛惆怅都将化为乌有。所以，桑拿浴对促进血液循环、细胞的新陈代谢，治疗心血管疾病，如早期高血压、动脉硬化或轻度冠心病等均有一定的疗效。

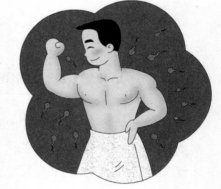

但是，热水浴或桑拿浴并非人人都可以洗，孕前男性就应慎洗。男子的精子产生于睾丸，而睾丸对温度的要求又比较严格，必须在34～35℃的条件下才能正常地生长发育。如有隐睾的患者，只是因为异位的睾丸温度比正常人高2～3℃，精子便不能生成。美国优生专家在一项调查中发现，睾丸温度升高也是影响精子功能的一个重要因素。睾丸是产生精子的器官，它十分娇嫩，温度一般比腹腔低2～3℃。当环境温度升高时，睾丸的皮肤就会松弛，以便散热；当环境温度下降时，睾丸皮肤就会收缩，以利于保温。通过这样的调节方法，人类确保精子的活力。如果长期洗桑拿浴，就等于给阴囊增加温度，使阴囊处于高温状态下，破坏精子生成的最佳温度，影响正常精子的产生。

因此，准爸爸准备要宝宝前尽量不采取热水浴或桑拿浴。

 ## 丈夫忌趴着睡，易伤"精"

生活中喜欢趴着睡的男性很多，他们认为，这是一种容易放松的睡姿。殊不知，这种睡姿不但容易压迫内脏、使呼吸不畅，对生殖系统也有一定影响。尤其是对年轻人来说，危害更大。

长期趴着睡会压迫阴囊，压迫阴囊会刺激阴茎，容易造成频繁遗精。频繁遗精会导致头晕、背痛、疲乏无力、注意力不集中，严重的话还会影响正常工作和生活。另外，趴着睡还会使阴囊温度升高，使睾丸不容易及时散热。所以，对于处于孕前准备时期的男性来说，应尽量减少或杜绝趴着睡觉。

那么，何种睡姿对生殖无害呢？一般来说，理想睡眠的原则是不压迫内脏器官，有利于休息。建议男士采取仰卧位或右侧位睡姿，这样既不压迫精囊，也不压迫心脏（左侧位会压迫心脏），对身体最好。

 ## 自行车，丈夫忌长时间骑

自行车是绿色环保的交通工具。作为一种方便快捷的代步工具，自行车一直备受人们的喜爱。但是，对于准备当爸爸的男性来说，长时间骑自行车会影响其生育能力。

骑车时身体前倾，车座正好处在人体会阴部，使后尿道、阴囊受到压迫，阴囊被固定在一个位置，无法进行睾丸内的温度调节。此外，长途骑自行车，上述部位会充血，尤其是后尿道的黏膜、前列腺、精囊等部位充血格外明显。睾丸局部受到颠簸与振荡会产生机械性损伤，可导致阴囊受损，阻碍精子的酝酿，影响生精功能。据调查，在55名爱好自行车运动的男性中，近90％的人体内生成的精子数量减少，阴囊呈现出反常的迹象。而在35名少有骑车的男性中，只有26％的人表现出此类症状。看来，骑车的确是孕育计划中一个不小的障碍。

因此，为了优生，孕前准爸爸还是暂时委屈一下，少骑或不骑自行车，还是多乘公交、地铁吧！如果实在需要骑车，每天应把时间控制在1小时之内。还可以将坐垫装上海绵套，或者安装减震装置来减轻颠簸。

## 丈夫不要长时间开车

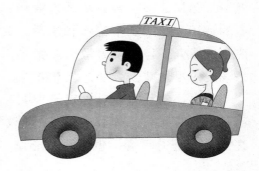

专家建议，孕前 3 个月，男性要尽量避免长时间驾驶，驾驶时不要穿牛仔裤，而要穿宽松的裤子，在坐垫上垫有凉席，增加透气性。

男科专家研究发现，以驾车为生的男性，其精子数量比一般职业的男性要少，畸形精子比例较高。由于长久驾车过程中会使男性会阴部的睾丸、前列腺紧贴在坐垫上，受到长时间挤压后会缺血、水肿、发炎，影响精子的生成以及前列腺液和精液的正常分泌而致不育。这种现象，已引起人们的广泛关注。

因此，为了优生，经常驾车的男性司机应该时刻注意保护自己。要注意穿着宽松的棉布内裤，保持良好的透气功能；在开车过程中要根据温度进行调节，夏天要注意打开空调，保持适应的温度；如果是长时间驾驶，应该注意休息与下车活动，不要使睾丸长时间处于高温状态。

 ## 丈夫不要将手机放入裤袋里

研究生殖问题的专家指出，孕前准备，男士不要将手机放入裤袋里，因为这样会影响精子的质量。手机在接通时会产生辐射，这是众人皆知的，而有研究发现，长期使用手机对男性生育能力及精子的产生也存有不可低估的潜在影响。有报道称，手机放入裤袋，可使男子精子减少三成。

裤袋是睾丸的近邻，男士经常把手机放在裤袋里，则对男性精子的威胁最大。由于睾丸组织对电离辐射十分敏感，足以造成睾丸生精功能的一次性或永久性损伤。虽然手机的电离辐射量比较小，但是长时间装带手机，其日积月累效应不可小视了，对精子这种微小且脆弱的生殖细胞所造成的伤害也许将是它所无法承受的。匈牙利科学家对 231 名男性进行了 13 个月的研究，结果发现经常携带和使用手机的男性，手机释放出的辐射会使男

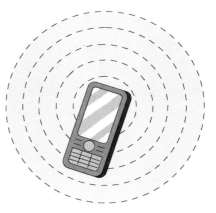

士们的精子数目减少 30％，极大减少了受孕的概率。同时，手机的辐射电磁波还将改变细胞的遗传特性，这不仅可降低男性的生育能力，还可使一些存活的精子出现异常情况，而一旦这些突变的精子成功受孕后，将威胁到后代的健康状况。这些研究结果足以表明，手机辐射对生殖可能带来不良影响。

 ## 夫妻性生活持续时间不宜过长

美国宾州大学的一项研究最近指出，人们对于长时间性爱的期待其实有误，不包括前戏在内，专家认为，良好的性爱通常持续 13 分钟或更短。就大多数人而言，从夫妻双方性兴奋开始到射精结束，性生活一般持续时间为 5～15 分钟。当然，每对夫妻的身体状况、性生活习惯不同，每次性生活的持续时间到底多长合适，并没有一个确切的标准。但有一点是可以肯定的，性生活的时间持续过长，对夫妻双方的身体会产生不利影响。

在进行性生活时，不仅双方性器官处于高度充血状态，而且身体的许多组织也参与了这一特殊生理过程，如血压升高、心跳加快、呼吸加深加快，全身皮肤血管扩张、排汗增加等，机体的能量消耗明显增加，代谢增强等。如果每次性生活的时间持续过长，就会因能量消耗过多而感到疲劳，甚至出现精神倦怠、肌肉酸痛等不适。而且，如果双方的性器官在高度充血状态下密切接触和活动时间过

长，男性易引发前列腺炎等症，女性则较易引发泌尿系统感染、月经紊乱等。

　　一旦发生泌尿系统感染或是前列腺炎，将直接影响受孕。因此，孕前准备中的夫妻在孕前要注意性爱时间不要过长。

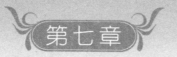

第七章

# 孕前2个月：备孕
# 进入倒计时

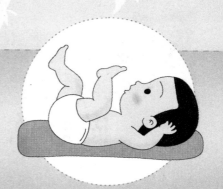

　　孕前2个月，备孕进入倒计时，身体及各
个方面的准备工作相对已比较完善。仔细想想，是不是还
有一些细节没有注意到？如饮食方面，你是否远离了含铅食物，吃
盐是否过量，孕前必补的微量元素你补充了没有等；生活方面，你是
否还在穿露脐装，洗衣时是否还在用洗衣机"混洗"，妻子是否还
在使用香水，居室里是否还放着一些不该放的植物，是否还
在坚持运动。这诸多的细节，备孕前你是否都注意
并坚持做了？

# 备孕必读：
# 做好饮食调整助"孕"力

## 远离松花蛋等含铅食物

日常生活中，有些人特别喜欢吃松花蛋、爆米花，然而这些食物都是属于含铅的食物。铅是一种对人体有害的重金属元素。但很多人并不清楚铅的具体危害，更不知道日常生活中到处暗藏这种有毒物质。因为不了解，所以不设防，加之铅中毒往往有一个渐进的过程，因此不少人中毒却不自知，直至身体出现严重问题，才惊觉早已遭了铅的暗害。

铅对人的神经系统伤害尤其严重。它会使脑内肾上腺素、多巴胺等的含量明显下降，造成神经传导阻滞，从而引起人的记忆力衰退、反应迟钝，甚至造成痴呆和智力障碍等病症。人体内摄入过多的铅，还会直接破坏神经细胞内脱氧核糖核酸的功能，使人面色灰暗、未老先衰。此外，铅会堵塞体内金属离子代谢的通道，造成低钙、低铁、低锌的情况，并且铅这种物质，一旦进入人体，就会终生滞留在体内，并且会在体内累积毒性。

食用了含铅的食物后，食物中的铅就会随着消化道进入人体内，对人体的血液系统、神经系统、消化系统、心脑血管系统、泌尿系统等造成损害。如果孕前女性误食大量含铅的食物，怀孕后身体吸收的铅90%会通过胎盘传输给胎儿，导致胎儿先天性铅中毒，进而影响胎儿的生长发育过程，严重的还会造成畸形、早产、低出生体重。通常情况下，骨骼中的铅要经过20年左右的时间，才能排出一半，因此铅对于机体器官的损害是终身的。

因此，无论是孕前还是平时，对于一些含铅食品，如爆米花、松花蛋等，要尽量少吃或不吃，以避免其中的铅毒素进入身体后给我们的健康造成危害。

## 5 类食物孕前少吃为妙

既然准备怀孕了，就不能像以前那样，想吃什么就吃什么了，在怀孕前，一些食物还是少吃为妙。

### 咖啡

咖啡对受孕有直接影响。每天喝一杯咖啡以上的女性，怀孕的可能性只是不喝此种饮料者的一半。因此，女性如果打算怀孕，就应该少喝或不喝咖啡。

### 快餐食品

如今"麦当劳"、"肯德基"等一些快餐是很多年轻人常吃的食物之一，但这些食品里含有太多的饱和脂肪酸，容易导致胆固醇过高，危害心脑血管健康；而且多数快餐的调味料都含有大量盐分，对身体极为不利。因此，要怀孕前最好不要吃快餐食品。

### 方便食品

方便面、火腿肠、卤蛋、榨菜等方便食品，虽然方便、利于保存，但含有一定的化学物质，作为临时充饥的食品尚可，但不可作为主食，长期食用，易造成营养素缺乏，怀孕前最好忌食。

### 微波炉加热的食品

微波炉是日常生活中人们经常用到的家用电器之一，一些人图方便，常用它来加热食物来食用。但经过微波炉加热的食物，易使食物营养流失，长期食用这样的食物对身体极为不利，尤其对准备怀孕的女性来说。

### 腌制食品

腌制鱼、肉、菜等食物中容易产生亚硝酸盐，食用后在与体内酶的催化作用下，易生成亚硝酸胺类的致癌物质，并能促使人体早衰，因此备孕的夫妻最好少吃。

 ## 吃盐不可过量

盐是对人类生存具有重要意义的物质之一。我们的饮食中，每天都离不开盐。有些人口味比较重，喜欢吃比较咸的食物，时间长了，对清淡的菜肴感觉没有味道。久而久之，高盐饮食就会引起高血压，更会损害心、脑、肾等一系列器官，对优生优育相当不利。

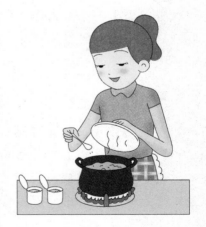

盐进入人体以后，会分解成为钠离子，钠离子渗透于血管壁，会使血管收缩。如果食盐过量，血管就会收缩得更紧，而导致血液的流动受到阻碍，这时，心脏就会自动增加压力，以便将血液输入血管中，并使血液有足够动力可畅流全身，这样一来血压自然就会升高。同时，钠离子能够聚集水分于体内，而产生水肿的现象。血压上升又发生水肿，会使血管更为紧张、紧缩，末梢动脉壁的抗力加大，流往全身的循环血液量也因水分的聚集而流量增加，结果，血压便更为增高。

盐是一把"双刃剑"，人体中钠盐过多，会导致血液中钙含量降低，引发骨质疏松。食盐量高低对心脏病、糖尿病、肾脏病等有明显影响。盐有吸收水分的作用，每吃1克盐，可吸收200～300毫升水分。吃盐越多，体内潴留的水分就越多，血管阻力就越大，血压就越高，心、肾等内脏的负荷就越重，产生脑血管意外或心力衰竭的危险性就大幅度增加。高盐饮食的人群，高血压的发病率远远高于低盐饮食人群。

因此，孕前及平时食盐都不可过量。最近，联合国卫生组织提出新的建议，将每天食盐6克改为5克。其中包括通过各种途径如咸菜、酱油、味精等调味品摄入盐的量。糖尿病非高血压患者每天不超过5克，高血压患者每天不得超过3克，糖尿病高血压患者每天不超过2克。人体实质需要量每天1～2克盐就足够了。

## 孕前必补的微量元素

女性如果在孕前体内微量元素储备不足，那么怀孕后会更容易缺乏。而微量元素对胎儿的生长发育非常重要。因此，孕前，别忘了补充一些微量元素。孕前应注意补充4种微量元素：

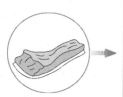

锌

锌能参与人体核酸和蛋白质的代谢过程。缺锌会导致胚胎发育受到很大影响，形成各种各样的先天畸形。因此，在怀孕前后尤其是孕后都不应偏食。瘦肉、肝、蛋、奶制品、莲子、花生、芝麻、胡桃等食品中都含有一定量的锌，但以动物食品更为丰富。

### 碘

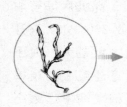

碘是合成甲状腺素的重要原料，碘缺乏必然导致甲状腺激素减少，造成胎儿发育期大脑皮质中主管语言、听觉和智力的部分不能得到完全分化和发育，增大呆小病的发病可能。目前，对于呆小病一般尚无特效的治疗方法，所以必须重视预防。因此，饮食上要多吃一些含碘较多的食物，如海带、紫菜等。

### 锰

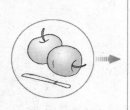

人体缺锰可以造成显著的智力低下，母体缺锰能使后代产生多种畸变，尤其是对骨骼的影响最大，常出现关节严重变形，而且死亡率较高。一般来说，以谷类和蔬菜为主食的人不会发生锰缺乏，但如果经常吃加工得过于精细的米面，或以乳品、肉类为主食时，往往会造成锰摄入不足。因此，孕前应适当多吃些水果、蔬菜和粗粮。

### 铁

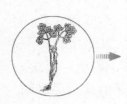

人体缺铁就会出现缺铁性贫血。如果孕前贫血，孕后多容易导致所生的婴儿红细胞体积比正常婴儿小 19％，血红蛋白低 20％。孕期应多食一些含铁丰富的食物，如黑木耳、海带、芹菜、韭菜、芝麻、大麦米、糯米、小米、黄豆、赤小豆、蚕豆、绿豆，特别是在动物肝脏、蛋黄中含量更为丰富。

专家小贴士

　　孕前丈夫也必须配合妻子一起补充微量元素。研究证明，微量元素对男性的生殖内分泌功能有重要影响，特别是影响到精液的质量。为了给胎儿创造一个良好的孕育空间，最好从孕前 3 个月起就开始服用专门针对孕妇的特殊需要而研制的微量营养素补充剂，切忌滥补。

 ## 常吃一些没有污染的野味

　　野味不一定是野生动物，它可以是野生蔬菜、水果。孕前多吃一些野菜、野果、野山菌也是补充营养的不错选择。

　　❶ 野果　野果一般都长在高山峻岭、深林、高原、戈壁沙漠，没有污染，自然生长。如野果沙棘，生长在黄土高原和戈壁沙漠中，它的果实中维生素 C 的含量是苹果的 400 倍，葡萄的 200 倍，橘子的 20 倍，山楂的 14 倍，猕猴桃的 2～8 倍，孕前男女吃些这类野果可以补充丰富的营养素，强健身体。

　　❷ 野菜　野菜富含矿物质、维生素等人体所需的营养成分，而且所含成分大多高于栽培的蔬菜，野菜风味独特，制成的菜肴不仅鲜美可口，增进食欲，还能起到很好的保健作用，如荠菜可开胃、补脑、利肝、消水肿，枸杞子能滋补肝肾、明目、清肺热、降血糖。

　　❸ 野山菌　野山菌是山野常见的各种"山珍"，有黑木耳、茶树花、姬松茸等，具有极高的营养保健效果。含有丰富的蛋白质、糖类、氨基酸和维生素等营养物质，不仅健康美味，而且热量低，饱和脂肪酸、胆固醇含量也低，而其中脂肪的组成以不饱和脂肪酸为主，不但有滋补功效，而且常吃不会发胖，有益于保持体形和润泽肌肤。

　　因此，准备怀孕，孕前适量吃些野果、野菜、野山菌，可增加营养、有利健康，对受孕十分有利。

## 一日三餐要有讲究

准备怀孕了，一日三餐不但要吃好，还要有营养，一般妇产医生会建议孕前"早餐要吃好，午餐要吃饱，晚餐要清淡少吃"，那么该如何做呢？下面就为你简单介绍一下。

### 早餐要吃好

现代很多人早起忙忙碌碌，除了洗漱外，通常都没有时间在家吃早餐。但俗话说一天之计在于晨。早餐吃饱不仅让人一天精力充沛，而且还能使体内的血糖迅速升高到正常标准。因此，不妨抽空自制一份早餐带到公司去吃。

中餐人士：早起先洗米，然后放入电饭煲中，按下煮粥键，再去洗漱，待你洗漱完成，粥也煮好了，然后将稀粥放入饭盒中，再煎一个鸡蛋，涂少许酱油，或加入一些酱菜，这样既有了主食，而且也营养可口，是比较理想的早餐。

西餐人士：早起自制一份三明治。取2～3片全麦面包，涂抹好水果沙拉酱，加入摊好的鸡蛋、一片生菜叶、西红柿，放入保鲜袋中，再拿一袋热牛奶或豆浆、酸奶等，即可上班了。

### 午餐要吃饱

一上午的工作也许会让你感到筋疲力尽，所以午餐应适当多吃一些。主食可以选择米饭、馒头、玉米面发糕、豆包等，配菜最好能吃一些富含蛋白质的食物，如鱼类、肉类、蛋类、豆制品等，以及新鲜蔬菜，使体内血糖继续维持在高水平，以保证下午的工作。

如：主食：一份米饭或馒头（可根据个人食量定）

配菜：①清蒸鲤鱼头

②青椒炒牛肉

③素炒莜麦菜

④凉拌三丝

### 晚餐要清淡少吃

晚餐要尽量清淡少吃。因为晚餐后不久人就会处于困乏时期，清淡的食物较容易消化，而且可促进肠道排毒，少吃则不易堆积过多脂肪。如果晚餐吃得过多，并且吃进大量含蛋白质和脂肪的食物，不容易消化，也影响睡眠。建议：晚餐可以将白米饭换成杂粮饭，搭配少许清炒素菜即可。这样可增加纤维素，有助于排肠毒。

**专家小贴士**

杂粮饭多由黄豆、红豆、薏仁、燕麦片、玉米等组成，胃部功能差的女性，开始可用粳米搭配少许同煮后食用，待胃部习惯后，再慢慢增加杂粮的量。

## 教你6种方法，剔除蔬果残留农药

女性在孕前多吃新鲜水果和蔬菜，这是很多妇产医生所提倡的，但现在市面上的蔬果多数都有残余农药，长期食用，毒素会在体内积累，对身体极为不利，而且还有损"孕"力，因此食用前一定要彻底剔除农药残留。下面就来介绍6种剔除农药的方法。

### 削皮法

一些带皮的蔬果，如土豆、冬瓜、山药、猕猴桃、芒果等，在食用前，可先用清水清洗，用干净纸巾拭干，再将其削皮，这样削皮时才不会让污秽或脏水污染到可食用部分，而且也不会残留农药。

### 储藏法

对于一些不易腐烂的蔬果，如南瓜、胡萝卜、芋头、土豆、洋葱、圆白菜、山药、红薯、白萝卜、西红柿、菠萝等，可先买回存放几天，这样植物体重原本含有的天然酵素，会将残留的农药逐步分解掉。一般存放 1~2 天即可，但要注意切忌放入冰箱。

### 浸泡冲洗法

对于一些带叶的蔬菜，如白菜、菠菜、生菜等，可先将其择净，再放入清水中，加少许食盐，浸泡 10~15 分钟，然后清水冲洗第二遍。不但可剔除叶片上残留的农药，还能驱除菜叶上细小虫卵或污秽。

### 切除法

喷洒农药时，农药往往会顺着其叶柄汇集在食物根蒂处。因此，对于一些带有根蒂的蔬果，可将根蒂处切除，再仔细清洗其他部分。如青椒、西红柿、韭菜、香菜、芹菜等。

### 高温烹煮法

农药属于有机化合物，高温会造成其分解，所以烹煮愈久，农药也会分解愈多。如像芦笋、竹笋、玉米、毛豆等可在清洗后，放入锅中，以沸水煮 5~10 分钟，烹煮时，锅盖要掀开，农药遇热分解，溶于热水，随着水蒸气往上飞散掉。煮后，捞出，再进行进一步加工，所剩的菜汤要及时倒掉。

### 清洁剂刷洗法

对于一些连皮食用的蔬果，如苦瓜、黄瓜、杨桃、西红柿、樱桃、茄子、莲藕等，最好用天然清洁剂（如茶籽粉、牙膏、天然橘精清洁剂），采用软毛刷蘸清洁剂，仔细刷洗蔬果表面，再用大量清水冲洗干净，再食用。

**本月营养食谱推荐**

### 苹果萝卜蛋奶饮

【原料】苹果100克，胡萝卜80克，熟蛋黄半个，牛奶80毫升，蜂蜜10毫升。

【做法】将苹果去皮、核，胡萝卜洗净，连同其余原料放入电动食物粉碎机内，搅打均匀即可饮用。

【功效】本品含有多种维生素及矿物质，适合孕前男女饮用。

### 核桃仁拌芹菜

【原料】芹菜300克，核桃仁50克，精盐、味精、香油各适量。

【做法】将芹菜择洗干净，切成3厘米长的段，下入沸水锅中焯2分钟捞出，用凉开水冲一下，沥干水分，放入盘中，加精盐、味精、香油腌渍。将核桃仁用热水泡后，剥去仁皮，再用开水泡5分钟，取出放在芹菜上，吃时拌匀即成。

【功效】芹菜除营养丰富外，还含有大量纤维素，有利于排便；核桃仁含有丰富的油脂，有利于润肠通便，适合孕前便秘者食用。

### 莲子糯米粥

【原料】糯米100克，莲子50克，白糖适量。

【做法】将糯米淘洗干净，用清水浸泡1～2小时；将莲子用温水浸泡，去心后，清水洗净；将莲子、糯米、清水适量，一起放入洗净的锅内，置于火上，先用武火煮沸，再用文火煮成糊状，加入白糖调味即可食用。

【功效】本品清心养神、补中益气，适合孕前男女食用。

### 烫面蒸饺

【原料】面粉、净肉各500克，熟肉150克，笋片100克，精盐、味精、酱油、香油、姜末各适量。

【做法】将肉切成小碎丁，笋片和熟肉也切成小丁，加佐料拌匀成馅。面粉加开水和成烫面，晾凉揉匀，擀成小薄皮，包进馅心捏边，上笼蒸熟即可。

【功效】此饺子含动、植物性混合蛋白质及丰富的碳水化合物、脂肪。还含有多种无机盐和维生素，适合孕前夫妻食用。

### 🌿 青椒里脊片

【原料】猪里脊肉200克，青椒100克，花生油30毫升，水淀粉10克，味精、葱末、姜末、精盐各适量。

【做法】将青椒去蒂、去籽，洗净，掰成小块；将猪肉洗净，切成3厘米长、2厘米宽、3毫米厚的薄片，放在碗内，加精盐、水淀粉拌匀腌渍；锅置火上，放入花生油烧至六成热，下入猪肉片，炒至肉变色时，盛入盘中；随即将青椒片、葱末、姜末放入锅内，略炒几下后，再倒入肉片炒匀，再加精盐、味精，翻炒均匀，即可装盘食用。

【功效】此菜营养丰富，含有蛋白质、脂肪、维生素、钙、磷、铁等。能丰肌肤、长气力、添精神。且能刺激唾液分泌，增加胃肠蠕动，有助消化、通便之功效，适合孕前男女食用。

# 备孕必读：
# 养成良好习惯，消除健康隐患

 **孕育健康宝宝远离露脐装**

随着社会的进步和传统观念的转变，女性的穿衣原则已日趋大胆，甚至到了无所顾忌的境地。如今各种明快简练、轻松闲适、性感浪漫的吊带背心、露脐装、吊带裙、低腰裤齐刷刷亮相街头，加之新近流行的拒戴胸罩、不穿袜子的风潮，更让一个真真切切毫不掩饰的女性风姿展露无遗，给五彩缤纷的都市平添了一道亮丽的风景线。

当今"露"装中流行最火的则是露脐装。露脐装成了现代年轻女性的专利，尤以腰部纤细、腹部无多余脂肪、肚脐平坦光滑者穿着为佳。一件惹火的露脐装，配上一条低腰剪裁的牛仔裤，走在大街上，自然抢人眼球。

可是，你在扮美的时候可别忘了给小肚子一点点关爱，因为脐部是人体最易受风寒侵袭的部位。肚脐，中医经脉学说为"神阙"穴之所在，是胎儿在孕妇腹中维系生命和提供营养的唯一通道。也是中医调治消化系统、泌尿系统病症和保健的极为重要的穴位。肚脐经常暴露在外，遭受风、寒、湿邪的侵袭，会影响到脾的运化功能，继而出现大便稀，小便次数多，肚子经常痛，手脚凉，痛经，宫寒甚至不孕等症。

因此，对于准备怀孕的女性来说，为了孕育一个健康聪明的宝宝，你可一定要远离露脐装。

 ## 洗衣机不要"混洗"衣物

如今，无论是农村还是城市，几乎每家都有一台洗衣机，有的甚至有多台。洗衣机在大多数人心目中都是一个"清洁器"，既然是清洁器，那么它本身就必定是干净的。于是，好多人一台洗衣机用个十年八年的，也没有清洗的习惯。大到床单、被罩，小到内衣、内裤、袜子，只要能放进洗衣机清洗的，就不会用手来洗。殊不知，样样都"混洗"的洗衣机正成为一些疾病的新诱因。

一般家庭的内衣裤是一定要区分开来洗的，尤其是准备怀孕的女性。比如外裤，到底有多脏肉眼很多时候是看不出来的，但是每天你坐地铁，那么多位置形形色色的人都坐过，什么细菌脏物粘在你裤子上都不知道。如果内衣外套一起洗，这些看不见的细菌有可能就会黏附在内衣裤上，极易导致真菌性阴道炎。有些女性的真菌性阴道炎反复治疗，又没有太大的改善，主要原因就是没有切断这个"污染源"。医生用药只占30%，解决了这次的阴道炎，下次不注意卫生清洁，又会发作。反反复复，还可能会引起其他更为复杂的妇科炎症。

此外，目前的全自动洗衣机因残留水不容易排放干净、脱水槽与洗涤槽之间间隙很小等原因，比传统的双缸式洗衣机更容易引起真菌的滋生。复旦大学附属妇产科医院归绥琪教授曾表示，高达60.2%的洗衣机内槽中检测出的真菌对女性来说是非常危险的。而且，使用洗衣机洗涤时，人们通常使用加酶洗衣粉，如果漂洗得不干净、不彻底，残留于乳罩上的加酶洗衣粉就会对乳房表面的上皮细胞侵蚀而发生病理性变化，从而引发乳腺炎。再加上多数家庭将洗衣机摆放在阳台、卫生间等潮湿地方，更容易加快细菌繁殖速度。

因此，洗内衣裤最好用手工搓洗，选用肥皂，不要用加酶洗衣粉。尤其是孕妇、哺乳期妇女，更应注意：应该将洗衣机摆放在通风、明亮的地方；洗完衣服后应该打开洗衣机盖子通风一段时间，让里面保持干燥状态，以促进残留水分的挥发，抑制微生物的繁殖，而且衣服应该立刻拿出在外面晾晒，不要闷在里面。如果条件许可，洗衣机在使用3个月或半年后应定期清洗。

## 女性平时少洗冷水浴

陈小姐比较贪凉，尤其是在夏天，用冷水洗浴那是常事，就连经期也不顾忌，她觉得这样特别爽。可最近不知怎么了，每次经期来临时，她的脸色苍白，肚子特别痛，连腰都直不起来，下体还伴有酸痛感，那种滋味别提有多难受了。不得已，她去了医院，医生诊断为痛经。经过问诊，医生告诉她，月经期间是女性身体状况比较薄弱的时候，而且女性月经期间盆腔会明显充血，如遇突然寒冷刺激会引起子宫、盆腔内血管痉挛收缩，发生痛经的病症。她的痛经就是贪凉造成的。

痛经分为两种，即原发性痛经和继发性痛经。女性生殖器官未发生器质性病变的痛经称为"原发性痛经"。原发性痛经的月经周期几乎都是有排卵的；痛经大多发生在月经期的开始数小时，且在2～3天内疼痛消失。原发性痛经通常发生于未婚、未孕的女性，一般对生育没有影响。由于生殖器官病变引起的痛经，称为"继发性痛经"，即病理性痛经。继发性痛经就会对生育产生影响，如子宫发育不良、子宫内膜异位症、内分泌异常等。例如人工流产、引产手术、术后宫颈狭窄或闭锁，或子宫后倾后屈使经血外流受阻，促使内膜碎片随经血倒流，通过输卵管而种植于盆腔多个部位，均可导致发病，继而引起痛经和不孕。

此外，研究发现，女性皮肤里的传感器异常灵敏，只要大脑接收到冷的信息，瞬间就会感受到冰凉，血管就会自然收缩。如果经常吃冷饮，用冷水洗澡，人体会产生一系列应激反应，如心跳加快、血压升高、肌肉收缩、神经紧张等。特别是在哺乳期、怀孕期、月经期，女性受冷水刺激后容易诱发痛经等多种妇科疾病，对女性怀孕、生理健康都会产生不良影响。

因此，女性，尤其是准备怀孕的女性平时要少接触冰冷的冷水，

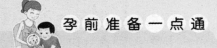
尤其是月经来临前不宜大量饮食冷饮、冰冻饮料，而应以水果和白开水代替。不宜洗冷水澡，不宜长时间待在空调房或吹电扇，不宜在水泥地板上睡午觉。

 ## 女性要停止使用香水

　　女性几乎都喜欢香水，因为香水不仅能显示一个女人的品位，还能营造浪漫情调。尤其是在炎热的夏天，香水还可以驱赶汗臭味，显示女人味。但专家也强调，香水很可能造成女性不孕。因此，对于准备怀孕的女性来说，千万别让香水挡住了宝宝的来路。

　　为什么香水会导致不孕呢？据专家分析，香水里含有麝香成分，麝香会导致不孕。长期接触麝香是会影响怀孕的，麝香有避孕的作用，而且怀孕后与麝香接触会导致流产。女性如果长期大量使用香水，就会接触大量的麝香，从而影响日后怀孕。尤其是已经怀孕的女性，接触麝香可能会影响胎儿发育，甚至流产。专家还说，有一些女性过分追求干净，使用名贵

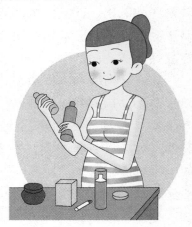

香水清洗阴道，致使阴道自身保护功能减弱，抵抗力下降，引起妇科炎症，也会在一定程度上影响不孕。

　　因此，女性朋友最好不要频繁地使用香水，如果要用，一定要选择麝香成分较低的香水。对于准备怀孕以及已经怀孕的女性来说，最好远离香水，别让香水挡住了优生之路。

 ## 丈夫久坐对孕育不利

　　男性长期保持坐姿，对健康不利。从生理学观点看，坐着会使

血液循环变慢，尤其是会阴部的血液循环变慢，导致会阴及前列腺部慢性充血瘀血，短时间保持坐姿还无大碍，但时间一长，会造成局部代谢产物堆积，前列腺腺管阻塞，腺液排泄不畅，导致慢性前列腺炎的发生。此外，长时间坐着，会使阴囊处在潮湿、密不透风的环境中，容易产生湿疹。久坐加上憋尿还可能造成细菌上行，诱发尿道炎或膀胱炎等男科感染。

前列腺炎会影响精液的数量及其成分，干扰精子的生存和活动，从而影响男性的生育能力。此外，久坐再加上长时间坐在比较软的沙发或椅子上，更会增加男性不育的概率。由于人的坐姿本来是以坐骨的两个结节作为支撑点的，这时阴囊轻松地悬挂于两大腿间，而坐在沙发或其他软椅上时，原来的支点下沉，整个臀部陷入沙发中，阴囊会被沙发及柔软坐垫的填充物和表面用料包围、压迫，静脉回流不畅，造成血液淤滞，精索静脉内压力增高，氧和营养物质缺乏，影响代谢产物的清除，从而影响精子的产生和成熟。

因此，在工作中需要经常久坐的男性，最好每隔40分钟左右起来活动一下，活动时间不少于8～10分钟为宜，坐着的时间最长不要超过2个小时。而且，椅子的坐垫最好软硬适中，这样可改善血液循环，减少患病概率。

 ## 有些植物不能放于居室内

在居室内养几盆观赏植物，气味芳香、赏心悦目，既有美化环境、增添雅兴的作用，也能调节空气。但有些花草植物的气味或花粉会使人产生不适症状，会间接影响孕育，对于准备怀孕的女性来说，尤其要注意。

有些花卉虽然颜色漂亮，但气味和花粉对人体健康有害，若长时间接触，或一次大量吸入有毒成分，往往会引起中毒，轻则过敏，重则引起神经系统症状或休克，如郁金香的花朵中含有毒碱，若过多接触它，就会促使毛发脱落。因此，对于准备怀孕的女性来说，孕前及孕中忌在室内摆放有毒的植物，主要包括郁金香、一品红、

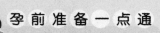

含羞草、万年青、水仙、石蒜、仙人掌类植物、五色梅、光棍树、夹竹桃、黄杜鹃、虎刺梅等。

有些花卉虽然没有毒性，但也不宜放在居室中，这些花卉主要有：

**① 百合、兰花**

百合、兰花都很美丽，但不要放在居室内，特别是不要放在卧室内，因为这两种花的香味会刺激人的神经，引发兴奋而导致失眠。

**② 松柏类植物**

松柏类植物散发的气味会刺激人体的肠胃，影响食欲，甚至使人感到心烦意乱、恶心呕吐、头晕目眩。

**③ 丁香类植物**

丁香类植物，特别是夜来香，在夜晚会散发出大量微粒，长时间吸入这种微粒，会加重心脏病、高血压患者的症状，导致患者郁闷不适、头晕目眩。

**④ 月季**

月季也会散发出气味，如果长时间将月季放在室内，使月季释放的气味浓度增加，就会使一些人出现气喘、烦闷的症状。

**⑤ 洋绣球**

洋绣球散发出的微粒会刺激人体皮肤，导致过敏、发痒。

**⑥ 紫荆花**

紫荆花会释放花粉，如果人与紫荆花的花粉长时间接触，会引发咳嗽，甚至诱发哮喘病。

# 备孕必读：
# 孕前要常做运动

## 天天散步，不用进药铺

散步就是指不拘形式地从容踱步、闲散和缓地行走。散步可使全身关节筋骨得到适度的运动，加之不受年龄、性别、体质及场地的条件限制，随时随地都可进行，还可以在轻松自如的状态下，促使气血流通，经络畅达，利关节而养筋骨，畅神志而益五脏。因此，散步不仅可以健身，还可以治疗疾病，是孕前夫妻最适合的运动方式。

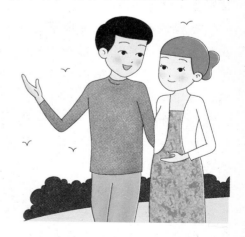

### 选择散步时间

散步的时间可选择在清晨、饭后或睡前。早晨太阳升起后是散步的良好时间。清晨散步时要注意天气变化，适当增减衣服，同时不要在车辆、行人拥挤的交通要道上散步，因为噪声和汽车尾气污染比较严重，对健康不利，最好到空气清新、四周宁静的林荫小道或公园里散步，可以使人神清气爽。饭后散步可健脾消食，行走中以手摩腹，则可增加其效果。

睡前散步，环境宜安静，以使心神宁静，产生怡悦舒适的感觉。入睡困难者，可以快速步行 15 分钟左右，而对情绪尚在兴奋之中的人，则以慢步为佳。久而久之，可起到较好的安神作用。

此外，春季也是散步的好时节，春天是百花争艳之季节，人也应随春生之势而动。春季之清晨进行散步是适应时令的最好养生法。衣着要宽松保暖，步履要和缓有序，情绪要畅达。

### 散步的要领

散步时宜从容和缓，不宜匆忙，更不宜使琐事充满头脑。这样才能使大脑解除疲劳，益智养神。同时要保持悠闲的情绪，愉快的心情不仅可以提高散步的兴致，也是散步养生的一个重要条件。散步的速度可采取缓步、快步，也可采取逍遥步。缓步是指步履缓慢，行走稳健，每分钟行 60～70 步。可使人稳定情绪，解除疲劳，也有健脾胃、助消化的功效。散步时，我们还可以配合擦双手、揉腹、抓头皮、捶打腰背、拍打全身等活动，以增强健身效果。快步是指步履速度稍快的行走，每分钟行 120 步左右。由于这种散步方式比较轻快，久而久之，可振奋精神，兴奋大脑，使下肢矫健有力。

需要说明的是，快步不等于急行，只是比缓步稍稍轻快而已，速度太快也不相宜。除此之外，还有一种被称为逍遥步的锻炼方法，所谓逍遥步是指散步时且走且停，且快且慢。行走一段距离后，停下来稍事休息，继而再走或快步走一段，再缓步行一程。根据自己的体力情况，量力而行。因其自由随便，故称之为逍遥步。散步要根据体力，循序渐进，量力而行。做到形劳而不倦，勿令气乏喘吁。

总之，散步健身最关键的一步就是持之以恒。久而久之，方可显出其保健功效。认为三五天、七八天就能奏效的想法是不切实际的。如果孕前夫妻双方坚持散步，以悠闲的情绪愉快地健身，就能为健康受孕提供良好的条件。

# 常走猫步，有助于生殖健康

猫步又称台步，指时装模特在进行时装表演时所使用的一种程式化的步子。行进时左右脚轮番踩到两脚间中线的位置，或把左脚踩得中线偏右一点，右脚踩得中线偏左一点，并产生一种韵律美。猫步是时装模特儿的一种经典步法，据说猫也是这样走的，所以就有了这样一个名字。不过现在可不是只有模特们才走猫步了，一些关注健康的人们也开始对这种步法情有独钟。因为猫步除了能增强体质、缓解心理压力外，由于姿势上形成了一定幅度的扭胯，这对人体会阴部能起到一定程度的挤压和按摩的作用。

中医学认为，人体会阴部的会阴穴是任、督二脉的交汇之点。走猫步或按压此穴不仅有利于泌尿系统的保健，而且有利于整个机体的祛病强身。肾虚了，每天抽出一定时间走走猫步，能补充肾经中经气的不足，有助于打通肾经，维护肾脏健康。肾脏的功能增强，肾精充足，肾虚引发的诸如早泄、遗尿、性功能障碍等症就能一一得到解决。

走猫步的时候，先迈半个脚长及一个脚长即可，迈出腿落步时状如稍息，完全虚无，重心在支撑腿，而后随着自己的胯和腿部肌肉的细微变化，将重心慢慢移至迈出腿。重心迁移，后腿送几分，前腿接几分。前腿一直保持松的状态，即使前腿成弓步。那么，多长时间走一步？刚开始练的时候，1分钟左右或更长，仔细体会每块肌肉、关节的细微变化，等自己很熟悉了，自然时间用得就少了。

就其功效来看，男性经常走猫步，既强壮了肾，又有助于生殖系统的健康，增强性功能，使夫妻之间的性生活和谐。而女性常走猫步，则可以减轻盆腔的充血，缓解腹部下坠感和疼痛感，有强肾健身的作用。

此外，每天做做收腹提肛也是提高性功能的好方法之一，对耻骨尾骨肌的锻炼非常有效，同时还可以减少盆腔的充血。

## 坚持跳绳，练就健康体态

跳绳是一种非常有弹性的运动方式，不受年龄、季节、地点等条件的限制，是受大家喜欢的运动。孕前夫妻常做跳绳运动，虽然对生育没有直接影响，但它可以提高身体素质，练就健康的体态。

初次练习跳绳，应循序渐进。开始时，可先跳1～2分钟后，做些放松运动，休息一会儿，再继续跳1～2分钟。然后可再休息一会儿。3天后可连续跳5分钟，1个月后可连续跳上10分钟。

跳绳时要注意速度，一开始速度可稍微慢点，每分钟100次左右，慢慢地，速度可提高到每分钟120次左右。跳绳时应穿质地软、重量轻的运动鞋，并选择软硬适中的场地，切莫在硬水泥地上跳绳，落地时避免脚跟着地，防止脚踝、膝关节受伤。

孕前夫妻双方如果都坚持跳绳，会使身体健康、心情舒畅，还有利于夫妻的感情和谐，对孕育十分有利。

 ## 常练贴墙功，快速提高肾功能

所谓贴墙功就是要贴着墙壁来锻炼的一种功法。此功能使人体督脉贯通，只要锻炼几分钟，就能迅速提高肾功能。此功的具体做法如下：

❶ 选择一处安静幽雅的空间，平静之后，将鼻尖、脚尖接触墙。

❷ 站稳后，保持原动作不变，缓缓下蹲。完全蹲下去之后，用双臂抱住下蹲的双腿。

❸ 依旧保持鼻尖贴墙的动作不变，身体缓慢起立，直到完全直立。

❹ 再重复第一次下蹲的动作。

做此练习时，应依据个人情况选择训练次数，以不感到疲劳为标准。此功看似简单，但初次练习者有难度，主要是肾气不足之人无力蹲稳，起立时乏力，重心容易向后倾斜倒地。因此，刚开始练习时必须将脚尖稍后移，具体尺度自己来把握，保持重心稳定即可，然后缓缓下蹲、起立。练习时一定要专注于脊椎的直立和身体平衡，否则一不留神就会向后摔倒。

 ## 常练排毒操，有助于肠胃蠕动

肠道是人体最大的排毒器官，人在出生后不久，就会有各式各样的细菌在我们的肠胃内安家落户。研究表明，仅成年人肠道内的细菌就有上百种。因此，肠胃排毒是机体运动排毒的关键。下面简单介绍几种有助于肠胃蠕动的排毒操。

### 转体仰卧起坐

【操作方法】保持自然站立姿势，双脚分开，与肩同宽，双手放在腰间。吐气，上半身尽量向左后方转动，至极限位置；再吸气，还原姿势。重复10～20次，反方向再练习一遍。注意转动身体时双脚不能来回转动。

### 下蹲跳跃

【操作方法】自然站立，双脚分开，与肩同宽，挺胸收腹，手持哑铃放于体前，身体重心缓缓下移至后跟。屈膝，尽量下蹲，向上跳起，同时将持哑铃的手臂举过头顶。

### 四肢着地侧抬腿

【操作方法】双手与两膝盖着地，与爬行姿势相仿。将左腿缓缓向外伸，膝关节自然弯曲，抬高至与地面平行位置。然后慢慢收回，来回做20次，再换右腿，同样的动作也做20次。如此反复，两条腿交换4次，以后可以慢慢增加交换次数。

### 撑地单抬腿

【操作方法】站立，俯身，以双手与左腿支撑身体，右腿缓缓抬至与身体成直线位置，调整呼吸，再将右小腿往里弯，注意感觉大腿后部肌肉用力收紧，保持这个姿势5～10秒钟后还原。

### 体前屈触地

【操作方法】自然站立，挺胸收腹，双脚尽量向两侧分开。吸气，弯腰并用左手指尖触及右脚附近的地面，直到极限位置，使腰部赘肉有受压迫之感，然后恢复站立姿势。重复10～15次后，换反方向继续进行。

### 单腿侧上举

【操作方法】仰卧，右腿屈膝，脚掌撑地。将左脚尖绷紧，并直腿向上举起。吸气，慢慢将右腿向外侧展开，感觉大腿内侧肌肉用力收紧。停留5～10秒钟后，呼气还原。左右腿交替进行，重复10次。

### 侧卧抬腿

【操作方法】侧卧，用右手支起头部，左手自然放在身上，双腿伸直，脚尖绷紧。然后将左腿缓缓向上抬起，至体侧最高位置，再缓缓放下，重复10～20次，换反方向做同样的动作。

 **专家小贴士**

运动时，最好选择饭后1小时进行，切忌饭前或刚吃饱进行，避免引起腹痛、岔气等不适。

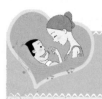

# 特别提醒：

# 受孕条件有禁忌

 ## 新婚蜜月不宜受孕

现实生活中，有些新婚夫妇由于缺乏优生学方面的知识，常常在蜜月中怀孕。实际上，新婚蜜月中怀孕给人们带来的不是喜，而往往是忧，主要表现在以下几个方面：

❶ 新婚宴尔及其之前准备婚礼的一段时间，男女双方四处奔波，操劳婚事，生活很不规律，精神也容易疲惫，容易引起睡眠不足和食欲减退、营养物质摄入也会减少，在这种状态下所产生的精子和卵子，很可能不够健全或存在某种缺陷，至少是质量不会太高，再加上新婚蜜月时性生活频繁，也会影响精子和卵子在子宫着床的环境，降低受精卵的质量。所以此时受孕，胎儿很可能出现先天不良或先天不足的情况，从而不利于优生。

❷ 有些男女刚到法定结婚年龄就结婚，这些男女青年自己尚需进一步发育成熟，如果婚后即孕，无论对母体的身体健康，还是对胎儿的生长发育都十分不利，婴儿的先天性疾病和遗传性疾病的发生率高，产妇的难产发生率也相对较高。

❸ 大量事实说明，新婚之后夫妻不仅在性生活上需要磨合，在日常生活的许多方面也需要一定的时间和精力去磨合，为今后几十

261

年的生活打下一个良好的基础。如果蜜月怀孕，一下子面临许多事情需要处理，如新娘的妊娠反应、身体状态对工作的影响，考虑孩子出生之后的抚养问题、居住条件的安排或经济开支等，很可能使两位新人在心理和能力上难以自如地调整和安排，影响新婚之后感情的进一步发展，有的个别人蜜月中就可能产生矛盾造成夫妻的不和，这显然对优生不利。

因此，为了下一代的健康、家庭的幸福，新婚夫妇应采取适当的避孕措施，推迟怀孕时间，然后选择男女双方身体都很健康、精神旺盛、体力最佳、心情愉快的时间，有计划地孕育自己的宝宝。

##  夫妻情绪压抑时不宜受孕

小霞是一个知识型的女性，丈夫是一个事业型的人，他们做事都比较有计划，25 岁结婚后，经过几年的奋斗，他们拥有了别人羡慕的房子和车子。然而，美中不足的是他们想要个孩子，一开始总也怀不上，检查双方生殖系统都没有问题，各种各样的方法试了不少，小霞的肚子依然没

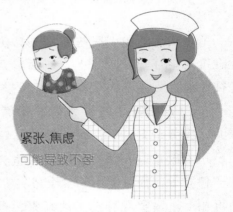
紧张、焦虑
可能导致不孕

有任何动静。夫妻俩很郁闷，情绪很低落，好不容易怀孕了，又不知道怎么回事流产了。

现代医学研究发现，人一旦处于焦虑抑郁和有沉重思想负担的精神状态，不仅会影响精子或卵子的质量，即使受孕后也会因情绪的刺激而影响母体的激素分泌，使胎儿不安、躁动，影响生长发育，甚至于流产。此外，长期处于情绪压抑状态，有可能导致不孕。英国生育研究中心最近一项调查资料显示，在不育夫妇中，能够查明不孕不育原因的大约占50.21%。研究还发现，在原因不明的不孕不育夫妇中，有相当比例源于负性情绪的影响，负性情绪是引起不孕

不育的重要原因。因为人大脑中产生情绪的区域与生殖系统是相连的，负性情绪会干扰激素（荷尔蒙）的活动，进而影响正常的排卵。情绪因素会影响人体的性腺轴，即下丘脑、垂体、卵巢这一个性腺轴，下丘脑分泌的两个重要的激素，促卵泡生成素和促黄体生成素，如果我们情绪紧张的话，就会不正常，就会影响雌激素、孕激素、雄性激素的分泌，这样就会导致排卵不规律，就会造成不孕。

因此，当小家庭发生不愉快的事情，夫妻情绪压抑时，最好暂时避免受孕。

 ## 旅行途中不宜受孕

结婚是人生的一件大事，每个人都希望自己的婚礼能留下美好的回忆。随着时代的变迁，21世纪的今天，婚礼不再以铺张排场的婚宴为代表，而是呈现着个性化与多元化。跳出传统婚宴，选择轻松、浪漫的旅游结婚，成了时下年轻人的时尚选择。一张结婚证、一次浪漫而新奇的旅行，谱写着一首首新时代的结婚奏鸣曲。但值得注意的是，新婚旅行途中不宜受孕。

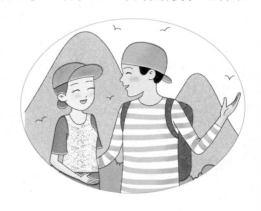

据国外医学界报道，他们调查了200对旅游结婚而途中又没有采取避孕措施的新婚夫妇，发现有20％的人发生先兆流产，有10％以上的人继发不孕，有8％的人还患有其他疾病。究其原因，多为旅游途中受孕，由于常常早出晚归，长途乘车，有时还要跋山涉水，生活没有规律，食宿无保证，休息、睡眠不充足，身体疲惫困倦；同时，外出卫生条件较差、新婚后较频的性生活等一系列不良因素对刚发育的胎儿的刺激，致使女性发生先兆流产。

由此可见，旅行途中，可使夫妻在大自然旖旎风光中心旷神怡，饱览祖国山河的壮丽景色，其乐无穷，但是，必须时刻注意旅途中的卫生保健。为了妻子的身体健康和婚后的生活美满幸福，医学界建议，在旅途中，最好避免受孕。一旦发现在旅途中怀了孕，则应及时返回家中，以免产生连锁反应而带来不良后果。

 **炎热和严寒季节不宜受孕**

炎热的夏季不宜受孕，因为夏天大量散热出汗会消耗一些营养物质，而很多人在这个季节食欲减退，消化力减弱，会妨碍营养的摄入，孕妇有妊娠反应，营养摄入量就更少，这些都不利于胎儿的生长发育，尤其是不能满足胎儿脑细胞生长发育的需要。因此，新婚夫妇若不想过早生育，最好错过炎热的夏季，暂时采取避孕措施。

有关资料显示，严寒的冬季也不适合受孕。因为在怀孕头 3 个月，正是胎儿心、脑、肝、肾等重要器官分化和形成的关键时期，如果怀孕早期在冬季，由于室内空气污染严重，胎儿是缺陷儿的相对风险明显高于其他季节。怀孕后，紧接着又到了春季，温度逐渐升高，有利于各类病毒的繁殖和生长，使病毒性疾病明显增加并常常造成流行。此外，春季天气多变，容易受凉，故使孕妇感染病毒的机会增多。因此说严寒的冬季也不宜受孕。

 **身体疲劳时不要受孕**

随着生活节奏的加快和压力的增大，现代人经常处于一种疲劳的状态。时间长了，不仅会导致免疫能力下降，使人容易患上各种疾病，还会影响到人的性能力。长期疲劳对性功能的不良影响主要表现为性欲减退、性唤起困难、勃起功能障碍（ED）和射精过快等，这显然对优生不利。

经专家研究证明，现代生活方式大大恶化了男子的生殖能力。与 20 世纪 60 年代相比，男子精子的质量已呈降低趋势。造成这种情况的原因与身体疲劳有关。能引起疲劳的现代生活因素很多，如连续的夜班，长途旅行，沉迷于夜生活，过度的体力劳动，剧烈的体育运动，摆宴席招待较多的客人，陪坐久久不散的宴席，激烈的争吵与生气，过于集中并持久的脑力劳动，频繁的性交等。

因此，在过度疲倦的情况下是不宜过性生活的，尤其是以受孕为目的的性生活更为不宜。否则不仅有害于自己的身体健康，也不利于优生优育。鉴于此，也就要求男女双方在准备怀孕性交以前，从事各种劳动要适度，注意充分休息，决不能搞得精疲力竭之后再去过以受孕为目的的性生活。

 ## 醉酒时不宜受孕

如果父母亲在受孕日喝大量的酒，而且酒醉后性生活，血液内乙醇浓度高，会影响精子、卵子的质量及受孕时的体内环境，造成精子、卵子染色体突变，生育出低能儿、畸形儿的概率会增加，或造成早期流产等。

有人认为，乙醇在体内代谢很快，2～3天后就可排出，因此醉酒后2～3天受孕，不会发生胎儿畸形。实际上，乙醇对生殖细胞的毒害作用，不会随乙醇代谢物的排出而消失，只有当受损的生殖细胞被吸收或排出后，才可能避免胎儿畸形的形成。而卵子从初级卵细胞到成熟卵子约需14天。因此，女性醉酒后最好20天后再受孕。

对于男性来讲，醉酒后可使20%的精子发育不全或游动能力差。这种精子如果和卵子相遇而形成受精卵，发育形成的胎儿有可能是不健康的。因此，男性醉酒后则要80天后再考虑受孕，因为男性从精原细胞发育到成熟具有受精能力的精子需80天左右。

因此，准备受孕的夫妇一定要做好计划受孕，在准备受孕期间避免一切不良因素的影响，养成良好的生活习惯及健康的生活行为。如果不慎酒后受孕，那么要做胎儿质量的筛查，如怀孕14～20周先天愚型筛查，20～24周系统B超检查，如唐氏筛查高危，或年龄≥35岁，最好在妊娠中期做羊膜腔穿刺，取羊水做胎儿染色体检查。

**孕前忌接受 X 线检查**

女性孕前忌接受 X 线检查，尤其是孕前 1 个月内。如果在怀孕前 1 个月内接受 X 线照射，会对优生不利。医用 X 线的照射虽少，但它却能杀伤人体内的生殖细胞。因此，接受 X 线透视的女性，尤其是腹部透视者，过 4 周后怀孕较为安全。

据调查表明，在 1000 个儿童中，发现有三色色盲的不少，他们的母亲腹部都曾接受过 X 线照射。因此，女性平时应少做 X 线检查，怀孕前 4 周内必须禁忌照射 X 线。

 **两种意外怀孕应提前终止**

女性有两种意外怀孕情况应提前终止：

❶ 采用避孕栓、避孕膏等化学机制药物避孕失败后，应终止妊娠。因为此类避孕药的作用机制是杀死精子以达到避孕的目的，所以在这种情况下怀孕就容易造成胎儿畸形。

❷ 口服避孕药失败后怀孕也应终止妊娠。目前国内通常使用的避孕药分长效与短效两种，均含有性激素。避孕的机制是用外源性的性激素来抑制机体内源性激素的分泌，干扰了子宫内膜的正常增生和分泌，影响了宫颈黏液的成分和黏度，从而达到避孕的目的。如果口服避孕药失败，通常要终止妊娠。

# 第八章

## 孕前1个月：以最佳状态迎接受孕

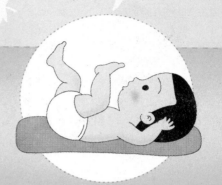

孕前1个月，备孕进入冲刺阶段，用不了多久，夫妻就该开始好"孕"之旅了。这个阶段，夫妻一定要让身心处于最佳状态，为孕育聪明宝宝做最后准备。饮食方面，有些食物女性孕前不可多吃，不可过量服用叶酸制剂，孕前缺钙要及时补充，远离快餐，谨防食物过敏；生活习惯方面，要调节不良情绪，学会自我减压，提高睡眠质量，尽量少熬夜，没事少逛商场，准备怀孕了，赶紧购买一些孕期要用的物品吧！记得做好预算，别超支哦！

# 备孕必读：
# 做好饮食调整助"孕"力

 **有些食物女性孕前不宜多吃**

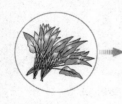

❶ 菠菜。菠菜含丰富的铁质，具有补血功能，因此很多人吃菠菜用来防止贫血。虽然菠菜中含有大量的铁，但也含有大量草酸，也就是说，菠菜中的铁并不能被人体很好地吸收，草酸还会影响锌、钙的吸收。如果孕前长期大量食用菠菜，体内钙、锌的含量就会减少，怀孕后就会影响胎儿的发育。因此，为了给宝宝储备营养，准备怀孕的女性就不宜过多食用菠菜，即使食用，也要先用热水焯一下，以减少草酸，然后再食用。

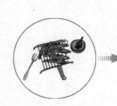

❷ 烤肉。据调查，爱吃烤羊肉的少数女性生下的孩子常有弱智或畸形现象。研究发现，这些女性和其所生的畸形儿都是弓形虫感染的受害者。当人们接触了感染弓形虫病的畜禽，并吃了这些畜禽的肉食，常会被感染。

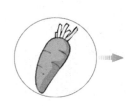

❸ 胡萝卜。胡萝卜富含胡萝卜素，还含有较多的维生素 B₂ 和叶酸，对身体非常有益，但胡萝卜不能吃得过多。根据美国约翰·霍普金医学院金南医师的研究发现，过量的胡萝卜素会影响卵巢的黄体酮的合成，使其分泌减少，有的甚至造成无月经，不排卵，从而导致不孕。这可能是由于胡萝卜素干扰了类固醇的合成进而导致不孕。

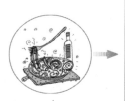

❹ 高纤维食物。一项新研究发现，过量食用高纤食物可能会降低女性生育能力。高纤维食物如全麦面包等粗粮或者意大利面，可能会导致女性内分泌紊乱。美国研究人员对 250 名育龄女性进行了为期 2 年的跟踪研究。结果发现，高纤维饮食不仅让这些育龄女性体内的孕激素降低，还导致排卵停止发生率升高。也就是说女性有月经，但是卵巢不排卵。因此，准备怀孕的女性，不宜过量食用高纤维食物。

## 过量服用叶酸制剂危害多

叶酸是人体细胞生长和分裂所必需的物质之一，主要参与核酸合成和促进氨基酸合成蛋白质，还参与血红蛋白及肾上腺素、胆碱、肌酸等重要化合物的合成。一般超出成人最低需要量 20 倍也不会引起中毒。但补充叶酸不是越多越好，还是应该有个限度，应谨遵医嘱。

一般成人的建议量是 180～200 微克，孕妇加倍，哺乳期的女性在头 6 个月需要 280 微克，之后的 6 个月则需要 260 微克。如果叶酸服用过量，可能产生毒性作用，如掩盖维生素 $B_{12}$ 缺乏的早期表现，而导致神经系统受损害；可能影响锌的吸收，而导致锌缺乏，使怀孕后胎儿发育迟缓，低体重儿出生概率增加；干扰抗惊厥药物的作用，诱发患者惊厥发作。

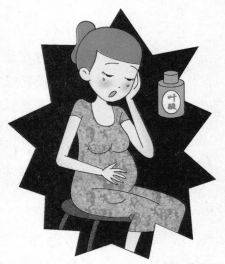

通常情况下，在肾功能正常的患者中，很少发生中毒反应。个别患者长期大量服用叶酸可出现厌食、恶心、腹胀等胃肠道症状。大量服用叶酸时，可出现黄色尿。因此，服用叶酸一定要在医生指导下进行，不可滥服。

##  孕前缺钙要及时补充

据研究，孕前不注意补钙，女性体内的钙就会在流失的过程中，调动母体骨骼中的钙，来保持血钙的正常浓度，如果钙流失得很严重，那么女性怀孕后就会出现小腿抽筋、手脚抽搐等症状，甚至因为骨质疏松引起骨软化症。此外，钙缺乏还容易诱发高血压。倘若女性在孕期补钙不足，就容易出现中度或重度的妊高征，也就是孕期特有的一种高血压水肿蛋白尿。这种高血压反

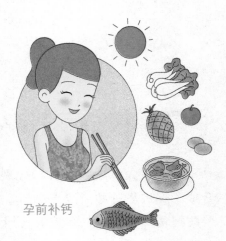

孕前补钙

应在孕妇中是最常见的，会在一段时间内持续、频繁地发生，对孕妇和胎儿带来极其不良的影响。不过，只要孕前及孕期能够做到合理、充足地补钙，就能很好地避免这些不良现象的发生。

从准备怀孕时就开始补钙，是最理想的，专家提醒必须合理、充足地补，而不能随意、过量地乱补。针对人体钙流失的现象，如今市场上出现了许多不同的钙片，孕前准妈妈们不妨适当地补充一些，200毫克/片的钙片每天可以吃2～3片。但是，除了补充钙剂以外，在饮食上也要多摄入含钙高的食物。比如说乳制品，最好每天能摄入250～500毫升的牛奶，250毫升的牛奶中大约含有200毫克的钙。另外，像虾皮、鸡蛋、蔬菜、豆制品、紫菜、海产品等都含有丰富的钙，孕前男女可适当多吃。

 ## 远离快餐助力好"孕"

快餐食品与健康的关系，一直是人们普遍关心的问题。特别是近几年来，快餐店越来越红火，麦当劳、肯德基和比萨饼店在中国开了无数家分店。小孩子越吃越上瘾，大人也觉得既快又方便。

对于准备要宝宝的男女来说，最好远离快餐。因为高脂肪、高胆固醇、高糖以及高精加工食品，会增加生活习惯病的发病危险，快餐是把这"四高"集于一体的食品。正如"快餐"名字的暗示——把人们的机体带入快速衰亡的进程。

快餐为我们节省了时间。然而，在时间就是金钱的当代，我们却正用着争分夺秒的速度摧毁着我们的健康。用白色粉末几分钟内调制的猪骨汤拉面，省却了一天熬制的辛苦，味道却一样精美无比。殊不知，我们吃进肚里的与家中营养丰富的猪骨汤全然不相干。

20世纪50年代以来，加工食品中填入了3000多种人工合成的化学物质。我们喜欢食物有漂亮的外观，香浓的口感，喜欢它是方便快捷的，还可以保存足够长的时间。于是那些可以满足这些需要的食品添加剂被大量地加入我们的食物。甚至某些食物与其所标示的名称本身根本毫无关系，完全是食品添加剂相互糅合的杰作。

因此，孕前如果不能完全了解掌握食材的来源，为了优生，请远离快餐，尽可能自己烹饪。

食物过敏祸及好"孕"

　　生活中人们常会看到这样一些现象，有的人吃了鱼、虾等食物后，会发生腹痛、腹泻、呕吐，或是皮肤奇痒难熬等，都是食物过敏现象。并不只是消化系统和皮肤的异常才是过敏反应。很久以来，医学的研究就已经告诉我们，身体的一些不适反应，比如易怒、疲惫、紧张、焦虑、攻击行为、反应迟钝等，很可能是食物不适引发的过敏反应，这对受孕是不利的。

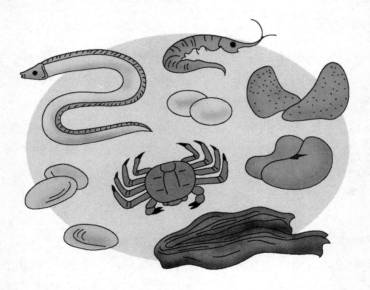

　　大多数食物过敏是由我们日常食物中的蛋白质引发的。所以占据过敏食物排行榜前列的很多竟是我们喜欢的日常食物，如奶酪、酸奶、小麦制品、橙子、鸡蛋、贝类、马铃薯、山药、辣椒等。

　　当然，并不是所有的过敏食物都必须忌口。如果饮食后感到不适，如头晕、腹胀、消化不良等，很可能是你对某种食物过敏。找出它来，可以在严格忌口后，每隔4天适量吃一次，改变身体的过敏记忆，同时减少食物不耐症状的出现。

## 本月营养食谱推荐

### 鲜榨橙汁

【原料】橙子250克。

【做法】将橙子去皮、籽，放入榨汁机榨汁，倒入杯中即可。

【功效】橙子具有生津止渴、开胃下气之功效，营养极为丰富而全面，常饮，可帮助消化，防治便秘。适合孕前男女饮用。

### 鸡丝粥

【原料】宰杀干净的母鸡1只，粳米100克，精盐、油菜（或小白菜）各适量。

【做法】将母鸡放于沙锅内，倒入适量水，置于文火上熬鸡汤，鸡汤倒入大汤碗内；粳米淘洗干净，放入锅内，加入鸡汤、撕成丝的鸡胸肉、精盐，锅加盖置于火上，煮成粥。离火前撒些油菜或小白菜，营养更丰富。

【功效】本品滋补五脏、补益气血，适合孕前女性食用。

### 凉拌素什锦

【原料】黄瓜、胡萝卜、莴苣、鲜香菇、鲜口蘑、西蓝花、番茄各100克，植物油、高汤、鸡精、酱油、精盐、花椒、白糖各适量。

【做法】将各种原料择洗干净。黄瓜、胡萝卜、莴苣切成寸段，鲜香菇、鲜口蘑、西蓝花、番茄切片。然后将各种原料在热水中焯熟。锅中加油，花椒炸出香味后拣出。将各种原料用花椒油、高汤、精盐等调料拌匀即成。

【功效】本品营养全面，尤其富含维生素，适合孕前夫妻食用。

### 火腿莜麦菜

【原料】莜麦菜400克，三文治火腿50克，精盐1小匙，味精1/2小匙，清汤、水淀粉各适量，色拉油2大匙，葱花、蒜末各少许。

【做法】莜麦菜洗净切段；锅中入清汤，加少许油、精盐烧沸，放入莜麦菜焯水，捞出摆在盘中；火腿切丁。净锅入底油，下葱花、蒜末爆香，放入火腿丁，加清汤与调料，熬制均匀后，勾薄芡，淋在莜麦菜上即可。

【功效】本品具有改善饮食、补充维生素的作用，适合孕前夫妻食用。

### 🌿 黑芝麻饭团

【原料】粳米、糯米各 100 克，红豆 200 克，黑芝麻、白砂糖各适量。

【做法】将粳米、糯米洗干净，用清水泡 1 小时左右，入电饭煲中蒸熟；将红豆洗净，浸泡 4 小时后，放入锅中煮熟烂，捞出，捣成泥；黑芝麻炒熟装盘；将米饭盛出，包入适量红豆沙、白砂糖，双手捏紧成饭团状，依次制作其余饭团；最后，将饭团在黑芝麻盘中滚一层芝麻即成。

【功效】本品营养丰富，还具有养血的功效，常食会使女性的皮肤细腻光滑、红润有光泽。

# 备孕必读：

# 养成良好习惯，消除健康隐患

## 提高睡眠质量，调节不良情绪

　　睡眠是人缓解疲劳，恢复体力的最主要途径，也是孕前重要的养生之道。长时间的睡眠不足、失眠会导致神经衰弱和抑郁症，而神经衰弱患者的病症又会加重失眠。睡眠不足、失眠的最大影响是精神方面的，严重一点会导致精神分裂和抑郁症、焦虑症、自主神经功能紊乱等功能性疾病，以及各个系统疾病，如心血管系统、消化系统等，这显然对孕育是不利的。因此，女性孕前一定要保持良好的睡眠。

　　那么，如何判断睡眠是否充足？瑞士科学家建议，不妨做一个非常简单而又有趣的小试验：晚上正常睡眠时间躺在床上，一只手臂外展，手中轻握一个金属小勺，床边下方放置一个大盘子，然后看好手表，闭上眼睛。当小勺掉在盘子里把你惊醒时，说明你刚才已经睡着。此时再看一下手表，前后时间差便是你入睡所需时间。

　　如果你5分钟内入睡，说明你睡眠欠缺，应马上延长睡眠的时间。

　　如果你5～10分钟内入睡，以后应该适当延长睡眠时间。

　　如果你10～15分钟内入睡，说明情况良好。

如果你15分钟以后才能入睡，说明你的睡眠充足。

如果测试结果是你的睡眠不足，那么你就需要做一下生活作息的调节了。现代研究发现，夜间0:00～4:00，机体各器官功能降至最低；中午12:00～13:00，是人体交感神经最疲劳的时间。因此，0:00以前22:30～23:00之间上床，到0:00进入最佳睡眠状态，最能养阴，睡眠效果最好，可以起到事半功倍的作用。而午觉只需在中午休息30分钟到1个小时即可。要知道，人只有在最佳睡眠时间入睡，才能起到最好的效果。

但现实生活中，都市的夜生活让许多年轻人变成了实实在在的夜猫子，想睡都很难，这该怎么办？

### 积极改善睡眠环境

睡眠的好坏与睡眠环境关系密切。在15～24℃的温度中，可获得安睡，而过冷或过热均会使人辗转反侧。所以，如果是刚住进新房的小夫妻，不放改善一下卧室的用具，以保证睡眠充足。阳光明媚时，将被褥拿出去晾晒一番，可去除被褥中的浊气、细菌、螨虫；平时经常开窗通风，保持室内空气新鲜；选择软硬合适的床垫；选择一款适合自己的枕头，软硬要适中，长度要比肩宽一些，枕芯柔软且具有弹性、透气、防潮、吸湿等作用；天气干燥时，可用加湿器为室内增加湿度；冬季寒冷，睡觉前不妨放个暖水袋把被窝弄得暖和些，身体暖和后，精神也会放松下来，这样更容易入睡。

### 选择正确的睡眠姿势

从医学的角度说，右侧卧最好。如果仰卧，身体是伸直的，全身肌肉不能得到放松，加上舌根容易压住咽部，引起打鼾。俯卧，胸部和腹部受到压迫，会影响心肺的功能。而侧卧尤其是右侧卧，避免心脏受到压迫。

### 经常失眠者睡前应放松情绪

失眠，是非常折磨人的一种症状，长期失眠的人，神经较为敏感，且易产生焦虑、恐惧等不良情绪，影响人的正常生活、工作、学习。因此，有失眠的人，睡前最好能放松情绪，冷静地接受现实，同时要认识到失眠时，只要能做到身心放松，即便是整夜不眠，也无大碍。当思维中出现杂念无法入眠时，可采取逆向导眠法，即想一些曾经历过的愉快事情，并沉浸在幸福情景之中，不要去控制杂念，接受它，并迁延思绪，这样大脑皮质会由兴奋疲劳而转入保护性抑制状态，促进自然入眠。

 **专家小贴士**

失眠时，不要随便吃安眠药，应遵医嘱，最好不要依赖药物。睡眠质量不佳时，可在白天适当做些家务活，或做体操，避免过度疲劳；也可阅读报纸杂志，以调节情绪，对消除疲劳、缓解压力，改善睡眠都有好处。

### 夜间没睡足，可以适当午睡片刻

午睡是缓解工作疲劳的好方法，特别对晚上失眠的女性更为适宜。因此，建议备孕的女性，不妨中午用餐后，稍作休息，选择最为舒适的姿势，午睡15分钟，这不仅补充体力，增强工作效率，而且对身体健康也有好处。

 ## 日出而作，尽量少熬夜

人们之所以能够清晰地分辨昼夜，原因在于人体生物钟的作用，其控制部位在下丘脑的视神经交叉处。而促进人体生长发育的生长激素，更多的是在夜间由垂体前叶分泌。

如果孕前及孕中常常熬夜，就会导致生长激素分泌的紊乱，从而妨碍自身的健康及怀孕后胎宝宝的发育，严重者可以导致胎宝宝发育停滞。同时，人体肾上腺皮质激素的分泌是在黎明至清晨这一段时间开始的，这种激素能够促进糖类的代谢，为身体提供热量。

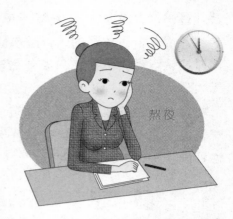

人脑的活动需要大量的蛋白质。这一物质的合成与补充同样是在夜间完成的。人在白天用脑后，大脑本身需要在夜间利用睡眠来补充营养及恢复功能。准妈妈因工作或娱乐熬夜过度会引起大脑疲劳。由于脑血管长时间处于紧张状态，会出现失眠、烦躁、头痛、胸闷等症状，还可以诱发妊娠高血压等疾患。

为了妊娠期间自身及胎宝宝的健康与发育，准妈妈尽量不要熬夜，最好每天晚上 9 点半左右睡觉。这也是顺应人类"日出而作"之需要。

 ## 妻子要提前换掉高跟鞋

脚有"第二心脏"之称。脚的健康，往往离不开鞋。对于准备怀孕的女性来说，脚与鞋就显得更加重要了。

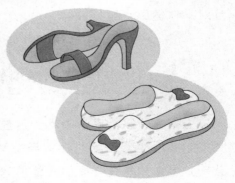

准备怀孕的女性不宜穿太高的高跟鞋，因为经常穿高跟鞋对人体健康不利，有的甚至会导致不孕。女性穿上高跟鞋后总是脚掌先着地，这就会使骨盆受到更多的压力。而骨盆承受的压力过大后，其附近的肌肉就会退化，子宫的韧性变得松弛，无力托起子宫，很容易导致不孕。此外，常穿高跟鞋可能是导致精神分裂的因素之一。当人在正常行走时，两腿会感受到和谐的刺激，通过神经递质多巴胺刺激脑部。而穿上高跟鞋，就会使小腿绷紧、重心发生改变，而减少多巴胺对脑部的刺激，进而改变大脑皮质活动，有可能引起精神分裂。

尤其是到了孕期，女性更不宜穿过高的高跟鞋。因为肚子一天天增大，体重增加，身体的重心前移，不仅使站立或行走时腰背部肌肉和双脚的负担加重，还会使身体站立不稳。在步行的过程中，为了保持身体平衡，会自觉地腰椎向前，胸椎往后，使脊柱弯曲度增加，时常感到累上加累，腰酸背痛加剧，不利于身体健康。而且，准妈妈经常穿高跟鞋，容易使子宫下坠，膀胱受压，时间长了，还会引起尿频及产后子宫脱垂，使骨盆倾斜，不利于日后分娩等。

当然，高跟鞋不是绝对不能穿，而是要尽量少穿。在正式场合，一双得体的高跟鞋是必要的，但通常鞋跟的高度和其对身体的危害成正比。正常鞋跟的高度应该为2～3厘米，最高不要超过5厘米，这样可增加足弓弹性，站立时身体更挺拔，行走时也较为轻松有力。因此，在孕前准备时期，女性要换下不符合标准的高跟鞋，而选择有能支撑身体的宽大的后跟、鞋跟的高度在2厘米左右、鞋底上有防滑纹的大小合适的鞋子。同时，还要注意选择透气性好、舒适大方的布鞋，以防产生湿气，刺激皮肤，形成脚癣。最好准备两双稍大一点的鞋子，因为怀孕后脚会随着体重的增加发生水肿。注意高跟鞋和便鞋轮换着穿，可以使脚得到适当放松。

 ## 小夫妻切莫长期赖床贪睡

对于上班族男女来说，一到周末就会赖在床上不想起床，好多都是早饭不吃，一睡睡到十来点，总想着难得有休息日要好好睡个够。但医学专家指出，长期赖床有损健康，久睡则会睡出毛病。

### 肌肉乏力

长期赖床，会影响肌肉的张力。因为机体经过一夜的休息，早晨肌肉和骨关节通常变得较为松弛。赖床的人，因肌肉组织错过了活动良机，起床后时常会感到腿软、腰骶不适、肢体无力。如果醒后立即起床活动，一方面可使肌肉组织张力提高，另一方面将夜晚堆积在肌肉中的代谢产物排出，这样有利于肌肉纤维增粗变韧。

### 越睡越困

生理学家研究发现，人在睡眠时呼吸变慢，血液中二氧化碳含量增多。如果每天睡上十几个小时，血液中积蓄的二氧化碳就会变成人体内的麻醉剂，使人昏昏沉沉，这就是很多女性朋友为什么越睡越想睡的原因。同时，睡眠时间过长，还会使人的大脑皮质因为抑制过久而降低兴奋性，导致反应迟钝、记忆力下降。此外，由于睡眠时基础代谢降低，多余的热量会转变成脂肪蓄积在体内，从而导致人体发胖。

### 室内空气污染严重

卧室的空气早晨最污浊，不洁的空气中会有大量病毒、细菌、二氧化碳和尘粒，这对呼吸道的抗病能力有影响，即使虚掩窗户，也有 30% 的空气未能流通。因而那些闭窗贪睡的人容易患感冒、咳嗽、咽炎等疾病。

因此，对于准备当爸爸妈妈的夫妻来说，为了孕育一个健康聪明的宝宝，切不可长期贪睡。清早按时起床，呼吸一下新鲜空气，参加一些户外活动，会使你一天精神饱满、心旷神怡。

## 夫妻没事少逛大商场

处于孕前准备期的夫妻尤其是妻子，没事最好少逛拥挤的大商场。许多人都有这样的经验，进入大型百货商场后不久，便出现头痛、眩晕、恶心欲呕、胸闷气急、心跳心慌等一系列不适症状。这就是"百货商场综合征"。

形成这种综合征的原因与百货商场中的环境污染直接有关。我国不少大城市的卫生、环境部门对大型商场环境的监测表明，不少商场空气流通不畅，这首先表现为空气含菌量大。据有关测试，位于市中心区的大型商场在普通的营业日，开门后1小时，空气中的细菌含量即高于大门外45％以上，3小时达70％以上，9小时后达120％以上。在双休日，相应时段的含量还要增加30％以上。其次是悬浮颗粒浓度超过规定限度。位于市中心区的大型商场在普通的营业日，开门后1小时，空气中的悬浮颗粒浓度高于大门外60％以上，3小时后达230％以上，9小时后达9倍以上。在双休日，相应时段的含量还要增加25％以上。而悬浮颗粒物中存在不少对人体有害的物质，它们可引起呼吸道疾病。最后是大型商场的二氧化碳浓度高，最高时可比室外高3倍以上，过多的二氧化碳可使人血压升高、头晕脑涨。

除上述之外，商场内陈列的大量衣服、织物、塑料制品、化妆用品、机油、皮鞋油、颜料，以及各种清洁剂、洗涤剂等化学产品等，其分子逸散物都可能导致有过敏体质的人发生过敏反应。这显然不利于怀孕。

因此，夫妻孕前应减少去大型商场的次数。在不得不去的时候，一定要减少在商场逗留的时间。

# 备孕必读：

# 为好"孕"到来做好准备

 **调节不良情绪，赢得最棒一胎**

情绪是人身心健康的决定因素，现实生活中，因生气、烦恼、抑郁、悲伤等情绪不稳而生病、病情加重的例子并不少见。但作为备孕的小夫妻，你们是否知道情绪的好坏也会影响受孕率。那么，不良情绪会对孕育产生什么影响呢？

### 影响受孕率

中医认为，"清心寡欲之人和，则得子定然贤智无病而寿"。良好心理状态与优生有着密切关系，情绪的激烈变化和极度疲劳势必导致气血逆乱，经络闭塞，脏腑功能紊乱，精气耗散，干扰精卵结合，影响受孕。因此，夫妻生活时，要保持精神愉快，心情舒畅，排除一切思虑、忧郁和烦恼，才能孕育最棒的宝宝。

### 加重妊娠反应

妊娠反应，女性怀孕的征兆。但并非所有女性都会出现不适的反应。这多与情绪有关系。一些女性在孕前情绪不佳，怀孕后恶心、呕吐、乏力和食欲改变，疑虑重重、心情郁闷，对分娩的痛楚感到恐惧，在这些不良情绪的影响下，腹中的胎儿也会产生一种不安状态，导致孕妇种种不适。因此，无论孕前还是孕后都要保持心情愉快，即使面对宝宝带来的不适，也要相信这只是暂时的，一切都会好起来的。

### 影响胎儿发育

有关研究发现，准妈妈的情绪与胎儿的发育有密切关系。孕早期准妈妈情绪波动，肾上腺皮质激素分泌增加，可能导致流产或生育出畸形儿。孕6个月后，胎儿神经系统发育到相当程度，当准妈妈受到惊吓、忧郁、悲痛时，内分泌会发生变化，释放一种名为"乙酰胆碱"的化学物质，可以通过血液经胎盘进入胎儿体内，影响胎儿正常的生长和发育。因此，调节好情绪，在整个孕期是非常重要的，凡事不要较真，要学会放开，多转移思路，开解郁闷情绪。

### 影响胎儿的性格

人常说"母子连心"，虽然胎儿还在母体中，但准妈妈的情绪变化对胎儿的影响却很深。如：准妈妈经常哭泣、伤感，容易使宝宝形成胆小、懦弱的性格；准妈妈经常处于恐惧中，容易使宝宝产生行为偏激、固执、自卑的性格。因此，为了胎儿的身心发育，孕前要调节好情绪，孕后可常出门散步，感受一些美好的事物，少接触让自己心情抑郁的事。

### 易导致难产

分娩给女性带来的痛楚如果不是亲身经历，是没有办法体会的。怀孕后的女性情绪较为脆弱，特别是进入临产的准妈妈，会因害怕分娩而处于焦虑不安和躁动的心理状态。持久的情绪紧张会造成心理上、生理上的变化，这种变化又会延长或增强情绪紧张，从而产生恶性循环。而往往因此，难产的事情终究会发生。因此，在孕晚期的女性要学会放松心情，臆想着自己能顺利分娩，此时家人尤其是丈夫最好能多陪伴妻子，给予其最大的心理安慰。

## 考虑自己的经济能力，做好开支预算

经济能力是孕育和养育孩子的物质基础，这一点在孕前一定要做好开支预算。要知道生养孩子的费用绝不是一笔小的开支。从计划怀孕时开始，有诊疗费、住院费、婴儿用品购买费用等等，此外婴儿出生后的育儿费也是一笔数额不小的支出。因此，若想在稳定的环境中抚养婴儿，就需要一定程度的经济能力做后盾。

作为年轻的小夫妻，在准备要孩子之前，不妨做一个开支预算表，考虑大概要花费的费用，避免因为经济负担过重，影响了夫妻感情，及正常的生活需求。

一般怀孕期间花费最大的是生活费用。从怀孕开始，要增加准妈妈的营养，并且在怀孕的不同时期，应适当调整准妈妈的饮食，以满足准妈妈对营养物质的需求。在计划怀孕时，应将这部分开支考虑在内。

随着怀孕，女性的身体外形会发生改变。因此，就须通过穿着打扮来修饰身体的变化，如设计裁剪良好的孕妇装，保护准妈妈和胎儿的腹带等。这些服装或用品的专用性非常强，当怀孕结束后就不会再使用，所以在购买时，价格因素占有重要的地位，但是更重要的是这些物品使用的舒适性。

在孕产期，为保证胎儿和准妈妈的安全，同时为生产做必要的准备，例行的产前检查是不能免的。怀孕期间，有可能会出现许多意想不到的事情，如前置胎盘、早产等。在计划时，应将这些可能出现的意外考虑在内，做适当的心理和费用准备，以免事到临头，慌乱不堪。

最后，还应考虑到分娩时的手术费用、住院费用以及新生儿出生后的费用。总之，孕期的一切花销，应该都以预算为准。

一旦有了预算表，你花钱的手脚就会被捆起来了。当你想要购买预算之外的物品时，就会考虑再三，常常以忍痛割爱告终。当然，这一点也可以让你不乱花钱。

**专家小贴士**

职业女性在孕前要考虑清楚，如果计划近期夫妻事业有大发展，那最好等事业稳定后再准备要孩子，毕竟养育孩子需要暂时牺牲一人的发展来一心一意养育。

 ## 挑选合适孕妇装，为孕期做准备

随着胎儿在母体中的发育，准妈妈的体形会日益变化，腹部增大，乳房逐渐丰满，胸围增大，这些都会使你无法再穿未孕时的衣服，因此，最好提前购买一两件孕妇装。那么，该如何挑选合适的孕妇装呢？

一般可根据以下原则挑选孕妇装。

### 宽大舒适

孕妇的身体较为臃肿，尤其腹部的膨大更显得笨拙，因此款式主要以身体的活动不受拘束及方便为原则。一般家常的服装以舒适为第一前提，而工作时的孕妇装则多少要透些职业装的气息。

此外，裤子应当选择弹性大的孕妇专用裤子，有背带的最好，或者可以任意调节裤腰尺寸的裤子。孕后不要再穿紧身衣裤或紧束腰，这些紧衣服会影响胎儿的发育。裤带及袜带不可过紧，以免影响下肢的血液流通。

### 式样简单

衣服的颜色、图案可根据个人的爱好选择，但最好以简单、朴素为好。这样可以给人以精神振奋和愉快的感觉。一般条状花纹能使准妈妈看上去相对苗条一些，而色彩鲜艳的图案会增加准妈妈的臃肿感。

### 易穿也易脱

孕后身体较为笨拙，因此衣服一定要选择方便穿、脱的衣服，如上衣胸、腹、袖口要宽松，宜前开襟或肩部开扣、V字领；传统的上小下大的连衣裙装，也因为适合不同月龄的准妈妈而经久不衰；上下身分开的衣装非常易于穿脱，非常适合准妈妈的笨重身体。

此外，还有最普遍的款式"背带裤装"，背带裤的带子较宽，不会勒胸脯，而且它比较适合孕期腹部膨隆的变化，又不会勒到腰部，穿在身上可以掩盖腹部、胸部、臀部的粗笨臃肿体形，给人以宽松自然的美感。

### 防暑保暖

除了看款式外，还应注意衣料的质地。一般以轻柔、耐洗、吸水、透气为原则。这样的衣料有助于吸收汗液，保持皮肤干净，不过准妈妈需时常清洗衣服，所以选料时应要考虑好洗和耐洗的因素。

此外，还可根据孕期季节购买衣服。若孕期在夏季，要选择轻薄、透气、吸汗的衣料，最好穿孕妇裙，既宽松又凉爽，还可防止发生汗疹、疖肿等皮肤感染；若在冬季，冬天宜穿厚实、保暖、宽松的衣服，如羽绒服或棉织衣服及保暖好的毛织品，以防止受寒、感冒。记得夏季出门应戴凉帽，冬季要围围巾。

如果现有的款式准妈妈觉得不够满意，可以到服饰店去选购一些自己喜欢的布料，自行变装或请店员帮忙修改。一般外出衣服准备1～2套，平时穿着准备2～3套即可。

 **提前准备好孕期所需小物件**

即将怀孕了，一些小物件可别忘记购买，否则等到孕后，也许你会感到手忙脚乱。

### 内衣

随着宝宝的到来，准妈妈会感到原来的内衣基本穿上后很不舒服。因此，孕前一定要准备几件孕期内衣。孕期准妈妈的体表温度要比平常提高2～3℃，所以怕热不怕冷，而且新陈代谢加速，腹部、胸部和皮肤都会有膨胀的感觉。因此，准妈妈的内衣应选择比以往较轻薄、更柔软的质地。宜选择纯棉、纯毛等天然纤维制造的内衣，既可吸汗，对胎儿也有一定保护作用。忌选择含化纤成分的布料，因为化纤布料在加工时使用化学药剂处理，如直接与准妈妈皮肤接触，会因准妈妈皮肤敏感性的增高而引起皮肤发炎，会对胎儿不利。

### 乳罩

乳罩是女性必备的用品之一，孕期乳罩更需注意挑选。一般从怀孕到生产，乳房约增加到两个罩杯大，而且乳房重量的增加，下围会加大。因此，孕妇宜选用穿着舒适、肤触柔软、有软钢托的乳罩。一方面可避免压迫乳腺、乳头，造成发炎；另一方面也可使乳房有支持力，避免乳房下垂。乳罩肩带尽量宽，以免勒入皮肤，扣带应该可调节；选择前扣型乳罩以利于穿着和产后哺乳。忌穿过紧的乳罩，易使纤维织物进入乳管，造成产后无奶或少奶等病症。

### 内裤

随着胎儿的发育，准妈妈的腹部会逐渐膨大起来，这时，以前的内裤便不能再穿了。最好选用能够包囊整个腹部的三角短裤，既便于穿着，又能保持腹部的温暖。内裤的质地应以弹性大、吸湿性强的纯棉制品为佳。此外，由于妊娠过程中阴道分泌物增多，阴道的酸度下降，容易导致病菌侵害，因此每天都需要更换，所以最好能多备几条内裤。

### 鞋

怀孕之后，身体的重心发生变化，一双合适的鞋对保证行走安全有着极为重要的作用。选择鞋时应注意以下几点：

(1) 有能支撑身体的宽大后跟。

(2) 鞋跟高度在 2 厘米左右。

(3) 鞋底上有防滑纹。

(4) 宽窄、长短适中。

(5) 鞋的重量较轻。

建议买鞋时，最好在晚上去买，或者买回家后，晚上试穿一番。因为准妈妈的双脚比白天要大。当然，也可听从鞋店店员的建议。要知道鞋子太紧，脚容易痛；鞋子太松，走起路来就会不太安全。买鞋一定要以舒适为首要考虑因素，必要时还得牺牲外形与美观。

### 床上用品

被褥：要选择全棉布包棉絮。准妈妈适宜睡木板床，但要避免床板过硬，应铺上较厚的被褥，以便身体躺卧时得到缓冲力。

被套、床单：要选择纯棉质地的，不宜使用化纤混纺织物品。

枕头：以 9 厘米（平肩）为宜。枕头过高会使颈部前屈而压迫颈动脉，颈动脉是大脑供血的通路，受阻时会使大脑血流量降低而引起脑缺氧。

蚊帐：要选择密封性好、透气的。这样的蚊帐既可避蚊防风，还可吸附空间飘落的尘埃，过滤空气，有助于准妈妈安全度过整个孕期及月子期，避免受风、着凉。

竹纤维凉席：竹纤维具有天然抗菌、抑菌、除螨、防臭和抗紫外线功能，而且被誉为"会呼吸的纤维"，有了它夏季不会感到闷热难耐，也不会因普通凉席太凉，而使准妈妈生病。

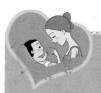

# 备孕必读：

# 受孕进行时

 受孕，夫妻必备5个条件

受孕是一个非常复杂的生理过程，精子和卵子结合形成受精卵，受精卵再种植（又叫着床）到子宫内膜上生长发育，称为受孕。受孕又是一个奇妙的过程，要想成功完成这个过程，夫妻双方必须具备以下生育条件：

### 妻子身体健康，卵巢功能正常

卵巢是女性重要的性腺器官，掌管着女性生殖与内分泌两大重要功能，负责排卵和分泌重要的女性激素。身体健康、月经正常的女性，每个月经周期都会有一个健康成熟的卵子排出，这样才有机会怀孕。对于月经不正常或卵巢功能不健全的女性，就不太容易受孕。

### 男性身体健康，能提供优质精子

男性身体健康，能产生足够数量的形态和活力均正常的精子，以及适宜精子生存的液体——精液。正常的精液呈乳白色或淡黄色，每毫升精液中的精子数一般在6 000万～2亿个。有活动能力的精子占总数的60％以上，畸形精子占总数的15％以下，精子排出后可存活

48～72小时。如果精子达不到上述标准，就有可能不能使女方受孕。

### 夫妻关系和谐，在排卵期内有正常的性生活

男性精子富有活力，妻子也能正常排出优质的卵子，但要成功受孕，必须在排卵期进行性生活才可能受孕。女性卵泡破裂排出卵子，可存活 16～24 小时，精子在女性生殖道内能生存 1～3 天，每个月经周期仅有 24 小时的受孕机会，而最佳的受孕期最好是在卵细胞排出的 15 个小时以内。因此，如果在非排卵期进行性生活就不会怀孕。

### 生殖道畅通，有适宜精子运动的阴道环境

男女生殖道畅通无阻，精子才能顺利排出进入阴道，然后毫无阻挡地到达输卵管与卵子相遇受精，发育成受精卵。受精卵也可以顺利地进入子宫腔。在这个过程中，妻子必须具备适宜精子运动的阴道环境，因为适宜的阴道环境则是精子运动的助力。通常阴道的 pH 值为 4～5，呈弱酸性，不利于精子活动，只有当妻子高潮时分泌足够的碱性物质，精子才会在弱碱性氛围下奋勇前进。

### 为受精卵着床和发育提供适宜的子宫内环境

精卵结合后成为受精卵，受精卵会一边发育一边向子宫方向推进，3～4 天后到达子宫腔，6～8 天就埋藏在营养丰富的子宫内膜里，然后继续发育为胎宝宝。受精卵发育和子宫内膜生长是同步进行的，如果受精卵提前或延迟进入子宫腔，这时的子宫内膜就不适合受精卵着床和继续发育，那么也就不可能受孕了。

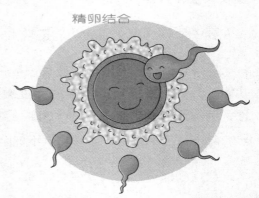
精卵结合

以上任何环节缺一不可，任何一个环节出现问题，皆可造成不孕症。因此，为了健康受孕，计划要孩子的夫妻，应共同积极为上

述条件的最优化做好充分的孕前准备。

专家小贴士

准备孕育宝宝的夫妻，孕前应去医院咨询，进行生殖检查，如有疾病尤其是生殖方面的问题应及时治疗，以保证成功受孕和分娩。

## 和谐性生活提高受孕概率

性生活是生命孕育的主要途径，如果夫妻有和谐的高质量的性生活，也就是人们所常说的性高潮，它的确有利于提高受孕率和实现优生优育。极度性高潮不但提高受孕概率，还有助于实现优生。这是由于在高质量的性活动中，夫妻感情投入、精力投入，整个生殖系统也会处于最佳的生育状态。

男性若在性和谐中射精，有利于精子与卵子及早会合。而女性的性高潮更加重要，女性在性高潮过程中，子宫颈碱性分泌液的增多，不仅有利于精子的游动和营养供应，还可以中和阴道的酸性环境，对精子具有很重要的保护作用。在性高潮中，女性的子宫颈稍张开，这种状态可保持30分钟之久，为精子进入提供了方便，非常有利于精子直线运动。因为这种情况下子宫位置几乎与阴道形成直线，精子运行的路程大大缩短。

许多夫妇性生活不和谐，主要是因为不了解男女性反应周期不同的缘故。男性性冲动来得快、强烈、旺盛，女性性欲驱动缓慢、程度弱；男性很快进入性高潮，一射精就消退，女性性兴奋缓慢，持续时间长，消退也慢；男性性欲较早集中在性器官上，通过性交、射精得到满足，女性性欲较迟集中在性器官上，不仅要有性器官的刺激，还需要在语言、心理、乳房和唇部方面的刺激；男性对房事的性感受快而显著，女性却不明显。不了解这些不同的性反应周期，就会发生：丈夫性欲已相当强烈，妻子却"毫无起色"或姗姗来迟；丈夫性高潮已过，妻子却刚刚出现性冲动；丈夫射精结束，阴茎软缩，妻子却想得到局部刺激；丈夫性欲满足，安然入睡，妻子却想获得性心理满足……如此不协调，夫妻生活岂能和谐，又怎能让孕育质量锦上添花？

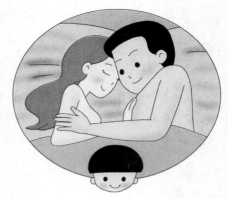

性欲望或性冲动是双方都有的，而不是一方热烈，另一方漠然处之、不以为然。因此，要想得到和谐的性生活，首要一点是夫妻双方都有性生活的要求，并在性生活前互相有所表示或暗示；还要了解男女不同的性反应周期规律，消除性欲出现的时间差，争取双方性欲同步出现。房事前做好"调情性"工作，房事后做好"后嬉"工作，千万不要独自酣睡，冷落妻子。

##  创造浪漫温馨的受孕环境

为生育而进行的交合是最神圣、最伟大的结合。然而，这一神圣时刻对受孕环境也是有许多讲究的。良好的环境能使准备怀孕的女性情绪稳定、乐观。在这期间受孕更有利于优生。

最佳受孕环境包括适宜的气候环境，不在大风、大雾、大雨、大寒、大暑、雷电、日食、月食时受孕，因为恶劣的自然环境会给夫妻双方的心理带来不利影响，会使精神紧张，也会使身体因寒热感到不适。此外，还需要有安静、清洁、温馨、空气清新的卧室环境。恬静而清洁整齐的受孕环境，会对人们的心理产生正面的影响，有利于夫妻双方心情舒畅和情意缠绵，可以在最佳的环境下受孕，有利于精卵结合、着床，这对于以后胎儿的正常生长发育是有益的。

受孕最好在家中进行。家中比较安宁、卫生，夫妻对家庭环境又比较熟悉和放心，能做到精神放松、情绪稳定，有利于优生。此外，选择最佳环境条件，要求夫妻双方感情融洽、思想统一、步调一致，还要注意兼顾工作、学习等，在经济和物质方面做好必要的准备。良好的环境条件，不仅是优孕所必需，也有利于优养优教。

## 排卵前1周受孕概率最高

医学研究显示，丈夫的精子从人体排出后在妻子生殖管道中平均的存活时间分别为：阴道0.5～2.5小时，宫颈48小时；子宫24小时，输卵管48小时；而一个卵子从卵巢排出后在输卵管存活时间为12～16小时；受精的发生是在输卵管的卵丘或附近。虽然排卵后卵子刺激的一些趋化因子会加速精子的运行速度，但是排卵后精子再起跑肯定会失去很多受孕机会。

因此，为了获得优质的受精卵，目前男科专家建议精子应提前起跑，就是说夫妻应在排卵前一周每两天性交一次，这样可使精子提前或准时到达输卵管和卵子会合。已经有研究报道称，这种性交方式比排卵后性交的受孕率有显著提高。

## 有利于受孕的两大性爱姿势

实际上，性爱体位本身对于受孕没有直接影响，也不用科学家去研究。你只需要确认一点：怎样让精子距离子宫更近！因此，只要能将精子送到最深处，每个人的姿势都可以不同。尽管如此，我们还是值得研究一下：你用哪些体位更容易将精子体贴地送到子宫里呢？

### 仰卧位

仰卧位是性生活的传统体位。女方仰卧，臀部稍抬高，两腿屈起，性交后继续仰卧20～30分钟，使精液不致立即外溢。仰卧位是女性受孕的最佳体位。采用这种性交体位时，位于上方的男性一次次冲刺都能更深地触到女方宫颈，等于无形中帮助精子更快更容易地"找到"卵子与之结合。而对于女方而言，平躺仰卧的姿势方便精液射在宫颈口周围，当宫颈外口浸泡在精液中时，给精子进入子宫创造了有利条件。而男方在最后冲刺的时候，尽量接近深处，也是使精子路程缩短的方法。

 专家小贴士

　　在采用男上女下的传统体位时，别忘了在妻子的臀下垫一个小枕头，使她下半身处在倒置的位置。性爱后，如果体力允许，女方可把双腿朝空中举起，如果体力不支，也可以把双腿举起靠在墙上。这样可以防止精液流到外面。无法高举双腿的时候，最佳的姿势就是侧卧，膝盖尽量向胃部弯曲。

### 胸膝位

　　胸膝位是指女方俯身跪于床上，胸贴床垫，两手置于头部前方，两大腿分开，男方也跪于床垫上然后交接。这种体位可使精液较好地停留于女方阴道里不易流出，也是容易受孕的体位。

　　不论采用何种体位，为了避免性交后精液外溢，性交前应养成良好的习惯，最好于性交前排解小便。通常性交后不宜立即排尿，以免精液溢出，减少怀孕的机会。

 选择适当的性生活频率

　　有人说，孕前准备，丈夫需要养精蓄锐，平时禁止房事，只待排卵期一到一举成功；也有人说，准备怀孕时，要尽量多同房，这次不中下次中，"广种薄收"。各执一词，难以适从。其实这两者都太极端，性生活过少或过频都是对受孕不利的。

性生活频率过低，精液在体内储藏时间过久，会造成精子自然衰老、死亡，活动能力下降，异常精子数量增多，从而影响精子质量，不容易受孕。何况女性每月仅排卵一次，卵子的受精活力亦只是十几个小时的高峰时间，要确定准确的排卵时间，谈何容易。

精子的产量是有一定限度的，性生活过频势必影响精子数量，这种质量不高的精液，就是遇上了排卵期也未必能受孕。因为精子在没有完全发育成熟时，与卵子相会的"后劲"会大大减弱，受孕的机会就会自然减小。过频的性生活还可以导致女性免疫性不孕。对于能够产生特异性免疫反应的女性，如果频繁地接触丈夫的精液，容易激发体内产生抗精子的抗体，使精子黏附堆积或行动受阻，导致不能和卵子结合。因此每天1次或多次性生活，受孕的成功率会大打折扣。

孕育专家认为，精子的质量与性交频率有很大关系。正常健康的男性，每天约能产生1亿个精子，精子生成后，要在附睾里停留一些时间，才能逐步成熟起来。如果想要宝宝，以受孕为目的的夫妻性生活以3～4天1次为宜，这种性生活频率产生的精子质量比较高。

## 让音乐增加受孕"性趣"

性心理学家发现，夫妻进行性生活时，一定的音乐刺激会带来性的诱惑和兴奋，特别是那种情调绵绵的柔和音乐，能赋予夫妻双方缠绵的情意，从而为夫妻双方进一步的性行为做好充分的身心准备。适合助性的音乐有：

### 流行音乐

在夫妻以受孕为目的的性生活中，听一些节奏感强的流行歌曲，将非常有利于调动伴侣双方的热情。流行歌曲的风格多种多样，无论是节奏紧张的迪斯科，还是旋律富于变化的流行舞曲，都是不错的选择。

### 波萨诺瓦

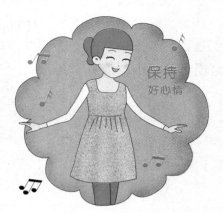

保持
好心情

如果说有一种音乐可以令所有女人都疯狂的话，那么非波萨诺瓦莫属。这是种由爵士乐和桑巴舞曲混合而成的音乐。巴西人的热情加上轻柔的旋律，能让所有女人感到身心愉快，甚至产生性冲动。

### 电子音乐

电子音乐可以改变性爱的速度。有时候它并没有歌词，节奏也很简单，但是这类音乐能营造出与众不同的性爱氛围。

当然，民族音乐、布鲁斯等音乐都是性爱时不错的选择，当温情而浪漫的音乐在耳边轻轻响起时，它撩动着夫妻双方的心绪，推动着彼此向对方献出爱，小生命也会在这欢乐的性爱氛围中悄悄诞生。

 ## 把握易受孕的黄金时刻

从情绪的角度来讲，人体都有一个情绪变化周期，直接与人体的内分泌环境相关联。恐惧、焦虑、愤怒都会影响受孕的质量。据研究，人在一天之中的生理变化是不同的，通常情况下，人体的功能在早上 7～10 点处于上升的趋势，下午 4 点以后则呈下降趋势，下午 5 点以后则重复这个周期；到了晚上 11 点以后又急剧下降。综合分析，晚上 9～10 点是一天当中受孕的最佳时机。

此外，中国民间自古就有"雷电不同房""酒后不入室"之说。从科学角度来讲，这些说法是有一定道理的。"雷电不同房"是说情绪波动对受孕质量的影响。如果受孕时外部环境恶劣，势必会使夫妻双方的情绪受到影响。而情绪的变化会导致人体内分泌环境的不稳定，对受孕不利。"酒后不入室"是因为乙醇进入人体会影响精子和卵细胞的质量，进而影响受精卵的质量，严重的还会造成胎宝宝先天畸形。

## 按摩穴位，提高夫妻生活质量

按摩是一种中医保健疗法。夫妻在行房前为了更好地达到唤起目的，不妨相互做按摩，这样不仅能使对方更快进入角色，而且对治疗性功能障碍有一定疗效。不过，需要注意的是，按摩需要掌握力度和手法，避免弄痛对方而适得其反。下面就来介绍一些简单的按摩手法。

### 仰卧位按摩

被按摩者仰卧，双手指腹由颈部开始抚摸，逐步过渡到双侧乳房，再沿双侧乳线拉长抚摸距离，从乳房经腹部抚摸下腹、腹股沟、大腿内侧，进而延伸至生殖器。注意，按摩力度要轻柔。

### 俯卧位按摩

被按摩者俯卧，按摩以腰背开始，逐渐向上抚摸至胸部、颈部、头面部，然后再摩回胸腰、双侧大腿内侧，如此上下往返按摩。按摩至胸背部时，双手可绕至胁下，同时摸至双侧乳房，再回摩胸腰。

### 侧卧位按摩

被按摩者侧卧，一手抚摸腹部，另一手抚摸背部，力度以轻柔为宜。然后逐渐拉大抚摸幅度，力度可用力一些，但注意不要过大，由腹部抚摸至胸部、双乳房、腹部、下腹、双大腿内侧，最后接触外生殖器时，动作要小心、轻触，逐渐延伸与内部相接触。

**重视清洁卫生，实现优生优育**

为了你们的身体健康和优生优育，在夫妻生活的前后，都要注意个人的清洁卫生，一般应该采取下列措施。

### 洗个温水澡

进行夫妻生活之前，应该先洗澡，清洗掉身上的汗渍，消除汗臭。洗澡时，要特别注意外生殖器官的清洗，把阴茎上的污垢除去，尤其是龟头冠状沟上的垢泥、包皮过长的包皮垢，及大小阴唇皱褶中的污垢等，以免性交时，将这些污垢带进阴道内。

 **专家小贴士**

洗澡水不宜过热，以皮肤感到温热即可，没有条件洗温水澡的，也应用一盆温热水清洗外生殖器官。

### 刷牙漱口除异味

性生活前最好刷牙漱口，夫妻同床共枕，头靠头，脸对脸，说说悄悄话以及亲热、接吻都是零距离接触，如果满嘴异味，难免会使对方有所不适，如恶心反感，从而降低性欲，引起性生活不和谐。

### 准备好清洁物品

在性生活过程中，难免会在床单、被褥上留下不宜清理的黏液，因此为方便清理，可提前备好卫生纸，在床上铺上干净的毛巾或小垫子，可以垫在女性的臀部和阴道口下方，这样就不必担心清洁问题了。

## 经期"行房"影响怀孕

经期是女性生理的一个特殊时期，虽然一些新婚或久别重逢的夫妻，难免会产生性冲动，但如果碰上行经，最好能忍耐几天，因为从夫妻双方的健康和将来怀孕的角度来说，经期同房对身体的危害是极大的。

### 易加重经期不适

月经来潮，子宫内膜出血，一部分子宫内膜破裂脱落，有些血管也开放暴露，此时性交，局部受到刺激后会增加月经量，还会造成下腹重坠疼痛，同时还会延长行经的时间，加重月经期的不适症状。

### 易患妇科炎症

经期时，女性由于经血的排出，阴道内的酸性环境被冲淡，抵抗力减弱，如果此时性生活，很容易将细菌带入阴道内，而且经期子宫内膜脱落形成创面，子宫口也呈微张状态。这些致病"集团"菌蜂拥上行，穿过子宫颈，进入子宫腔，并在子宫腔的创面上大量繁殖，极易引起阴道炎、盆腔炎、子宫炎等，给女性带来疾病和痛苦。也许有人会认为经期使用避孕套会比较卫生，但事实上，避孕套只能用来阻止精子进入阴道，但不能防止把外面的细菌带入阴道，所以这样做同样是不卫生的。

### 易导致女性不孕或宫外孕

经期同房，房事时造成的负压使大量致病菌被"吸入"输卵管，致病菌在输卵管繁殖，引起输卵管炎，使其肿胀、坏死、化脓，形成瘢痕粘连，只有棉线粗的输卵管腔即被堵塞。如果精子与卵子不能相遇，不孕症就此形成。而一些女性虽然输卵管未完全被阻塞，但精子与卵子相遇后形成的受精卵却因不能通过狭缝进入子宫腔，于是只能就地种植，在输卵管长大，这就造成了宫外孕。不仅有碍健康，而且可能造成威胁生命的后果。

### 经期性交会导致尿道刺激综合征

在经期性交，女性月经分泌物进入男性尿道，会使男性发生尿道刺激综合征。

### 经期性交会产生抗体，导致免疫性不孕

抗体与我们体内的免疫反应息息相关。当外来异物第一次进入人体时，人体会对它毫无防备，它可以长驱直入。但当它对身体进行破坏时，免疫系统就产生了一种抗体，这种抗体具有识别能力和杀伤能力。因此，当它再次入侵时，抗体就会被激活，对入侵者全力阻击，将其排斥在外，即使进入人体也被杀死。这就如同为防治疾病对身体所注射的疫苗，它能在病毒入侵身体时，将其杀死或排除在外。一般非经期同房，丈夫的精子并不与妻子血液中具有免疫功能的细胞相接触，而经期同房精子得以与血细胞相遇，部分人的免疫细胞会在此时产生抗精子的抗体。这种抗体可存在于女性宫颈黏液及血清中，当精子再次到来时，会激发机体产生免疫排斥反应，从而影响精子与卵子结合。同时抗精子抗体可使精子震颤，活力降低。抗体有时还会将进入子宫腔内的精子杀死。由上述因素引起的不孕，医学上称免疫性不孕。

**专家小贴士**

经期行房事不仅不卫生，而且经期阴道随时都可能流血，此时同房易将经血弄得到处都是，事后很难清洗干净，恐怕多数人都不愿意这样。

# 特别提醒：
# 做好孕前心理调适

 **泰然处之，生育无须压力**

面对怀孕，一些女性常会感到有压力。一方面担心有了孩子后未来的生活压力；另一方面则更担心是否能孕育一个健康聪明的宝宝，在这个短暂而艰辛的 10 个月内，孩子是否能顺利分娩。种种担心，让一些女性对孕育望而却步，尤其是那些已经有过一次失败孕育经历的女性。

其实，女性的身体就像一条"高智能的工业生产线"，对待受精卵关怀备至，把调控能力发挥到极致，一路呵护它发育生长，直至一个生命体呱呱坠地。而在这条智能生产线上，也会因种种原因产出废弃品。面对女性首次产生受精卵，有时也会让内分泌系统不知所措，不知道如何应对是好，因此偶尔也会出错。

一些初次怀孕就发生自然流产或胎停的女性，此时的心情真是沮丧到了极点！她们迫切地想知道到底出了什么问题？为什么与胎宝宝无缘？于是到医院去做各种检查，但最终还是无果。因为首次孕育就出现流产的原因较多，即便是很有经验的妇产科医生也常常给不出一个明确的答案。

其实，女性的生殖系统，具备完备的淘汰机制，只要是不合格的受精卵，基本都会被它挑出、摒弃。因此，千万不要因为一次失败经历而失去孕育的信心，放松心情，泰然处之，心理轻松了，压力没有了，才能更好孕育出健康、聪明的宝宝。

## 怀孕是一种自然功能

面对怀孕，一些初尝禁果就怀上宝宝的少女，会认为很容易；而婚后三年五载没有受孕的女性，则感到难如登天。怀孕存在一种不确定因素，这与夫妻双方的身体、情绪、生理有着密切关系。不过，客观来看，生儿育女是人的自然功能，和吃饭一样简单和自然。

古人云："食色，人之性也！"吃饭和性是人类与生俱来的本能，即使是刚出生不久的婴儿，在他饥饿时，他也会嘴巴到处转来转去，寻找的是母亲的乳头，来填饱肚皮，而不会去思考，自己吃饱后，食物会进行怎样的消化吸收过程。

怀孕也是如此，它是一种自然功能。在愉悦的性爱之后，接下来的复杂过程是由内分泌系统和各个生殖器官去共同参与完成的。它们会自然而精确地调整到最佳状态，让精子与卵子顺利地会合，进入子宫着床，接着使受精卵发育成长，一直到分娩。整个过程自动地进行着，不需要你插手干预，这个复杂而神奇的生命旅程，几乎都能圆满完成！而那些内在的发展变化，通常是在人体内自行发育的，是一种本能，无须去干预，你只要记得孕期学会如何呵护自己，那么你的宝宝也会如你一样健康地发育成长。

要相信自己的身体功能，你的体内孕育着无限的生命力！不要为所谓的疑虑所控制，放松心情，去除杂念，做好迎接宝宝的准备！

## 切忌精神上过于抑郁

有的女性，由于生活、工作不如意，往往精神疲惫，易怒，胸闷乳胀，四肢无力，腹部胀气，苦恼万分，精神负担很重，抑郁成疾。这种情况不但不利于身体健康，而且还影响受孕，即便将来怀孕恐怕对胎儿也是有一定影响的，所以一定要克服抑郁的症状。平时应该多吃一些富含色氨酸的食物，如鱼肉、鸡肉、蛋类、奶酪、燕麦、香蕉、豆类及其制品等。

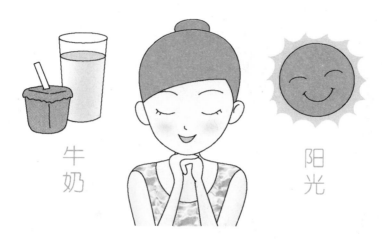

牛奶　　阳光

　　另外，多晒晒太阳、与朋友聊聊天、多参加一些娱乐活动都可以改善抑郁。

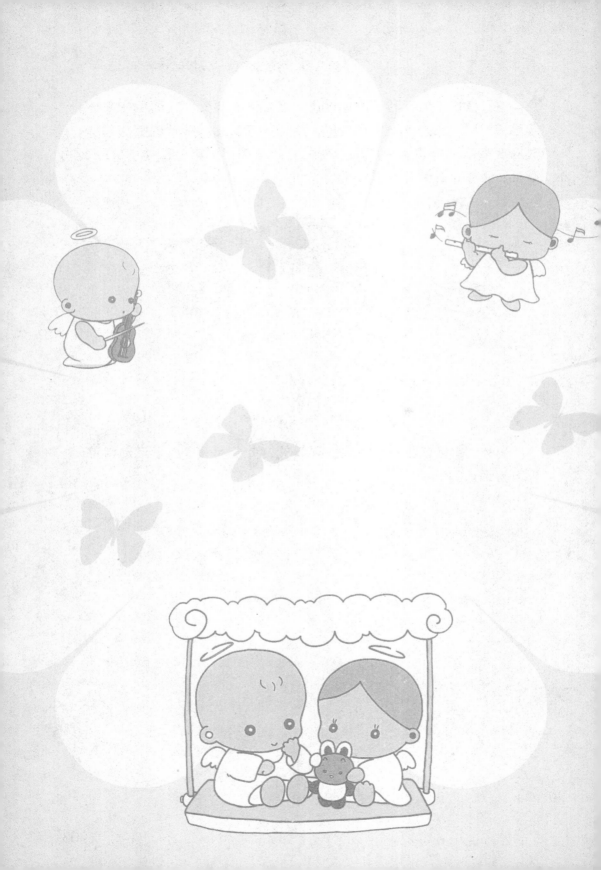

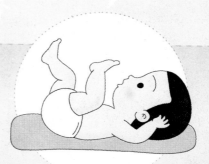

## 第九章

# 了解孕期常识：做好孕期保健

怀胎十月，是女性一生中最特别、最重要、最需要受到关爱的时候，也是最幸福的一段日子。如果说子宫中的胎宝宝是一枚果实，那么准妈妈就是一棵孕育生命的大树。小生命萌发所需的全部营养与能量，都来自于他的母亲。因此，腹中的小生命使准妈妈生活中的一切都变得慎之又慎。因此，了解一些孕期常识，做好孕期保健，对于孕育一个健康宝宝是十分有益的。

# 备孕必读：
# 怀孕征兆与确定怀孕

 **妊娠呕吐**

多数女性怀孕 6 周以后会出现唾液分泌增多、食欲不振、恶心呕吐等现象，呕吐多在清晨或空腹时发生。有些准妈妈特别喜好吃酸性和生冷食物。晨吐，多在怀孕后 12 周左右，即 3 个月时自行消失。少数人的早孕反应比较剧烈，持续时间也比较长，有的甚至在整个孕期都有反应。晨吐的两大痛苦是，对某些气味特别敏感，以及特别厌恶 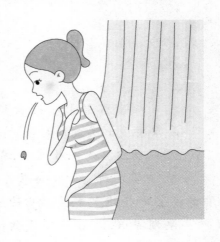 某些食物。一些气味可能"直达胃部"，让你立刻作呕。有些准妈妈对某些味道重的食物，如甜点、咖啡、大蒜，孕前并不反感，可孕后看了就反胃。奇怪的是，你开始特别想要吃一些以前从来不爱吃的食物或以前认为没有滋味的食物。

## 月经停止

停经是怀孕早期的最早、最重要的信号。月经周期一向正常的已婚育龄女性，如果月经过期超过 10 天以上，就应考虑到有怀孕的可能；如停经超过 2 周以上就需要到医院检查原因。但环境变化或精神刺激也会引起月经推迟或闭经，因此不要急于做出判断。

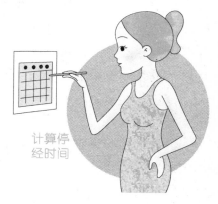

计算停经时间

## 乳房变化

怀孕后，在雌激素和孕激素的共同刺激下，于第 8 周起，准妈妈的乳房逐渐胀大，变得更加柔软丰盈，乳晕变暗、乳晕上细小的乳腺变大。乳头和乳晕部颜色加深，也有人会产生第二乳晕，乳头周围有深褐色结节，12 周以后还会分泌少许清水样乳汁。如果有以上情况出现，也是怀孕的信号。

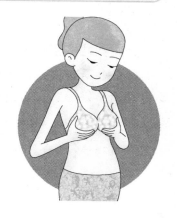

## 情绪不稳

当你怀孕后，除了生理上表现出晨吐、月经停止、尿频、乳房丰盈改变外，其实情绪也会出现变化，如快乐、兴奋、疑惑、焦虑等心情，当然这些情绪也依据每个人的性情不同而有不同的感受。

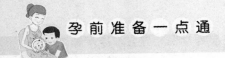
下面就来举例说明。

### 兴奋，充满幸福感

对于一个长期以来一直想要怀孕的女性来说，"你怀孕了"，这个消息可能会让你心醉神迷，终于如愿以偿。因为胎宝宝的到来，你可能会感到你的人生在瞬间充实了，生命完整无暇，你将在 10 个月后，成为一位幸福的妈妈。

### 快乐，但充满疑惑

一些计划孕育宝宝的女性，当得知自己怀孕了，除了快乐之余，也许会充满疑惑。如：自己是否能尽到做个好母亲的责任？是否能怀孕到足月并承受分娩时的痛苦折磨？能否养育好新生儿？等等。其实，充满疑问是很正常的，你可以试着给自己一些信心，学会应付即将到来的改变。

### 担忧，焦虑不安

一些女性在刚怀孕时，会感到焦虑不安，认为自己还没做好完全的孕前准备，会对孩子的发育产生影响。适当的担忧是正常现象，要注意调整好心态，正确对待妊娠反应，保持心情舒畅，按时产检，相信只要你努力了，胎宝宝会发育得很健康。

### 疑惑，难以置信

一些女性在怀孕最初几周并没有什么异样的感觉，所以对自己怀孕了这个事实感到疑惑，"自己真的怀孕了吗?"不过，只要再等等，你就会发现自己的身体在发生变化：腰围在增长，乳房丰盈且发生变化，晨吐频发等这些情况都在告诉你，"胎宝宝真的在你体内生长着"。

## 尿频和排尿不尽

怀孕 8 周以后，准妈妈可能有排尿次数增多的现象，有时排尿后还有尿意。这是由于怀孕后子宫增大后压迫和刺激膀胱引起的。怀孕 12 周以后，子宫超出盆腔，膀胱不再受压迫和刺激，尿频症状自行缓解。到了妊娠后期，胎儿逐渐长大的头再次压迫膀胱，尿频症状会再次出现。

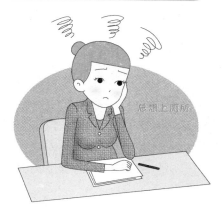

## 基础体温升高

女性正常的基础体温呈双向曲线，即排卵前较低，排卵后升高。如月经到期未来潮，基础体温保持 36.7～37.2℃ 的低热状态一直持续 3 周以上，这时就可以确定已经怀孕。测量基础体温的女性可以由此知道早期怀孕。

## 全身无力、嗜睡

怀孕时身体易困乏劳累，容易嗜睡，这是受雌激素变化的影响。激素可以自行调节变化，以保护准妈妈。由于怀孕产生的疲倦与你过去经历过的疲倦感完全不同，尤其在怀孕的前 3 个月里，你的身体会强迫你睡觉。这种异常的疲倦通常

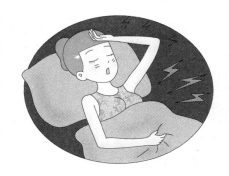

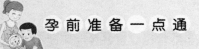

过了前 3 个月就会消退。当你的身体渐渐习惯于怀孕时，就不再会感到特别疲倦，渐渐恢复体力。

 医院检测确定是否妊娠

确定自己怀孕了，并非一件容易的事，尤其是在怀孕早期。因为妊娠最初的几周时间里，诸如晨吐、乳房变化、尿频等征象还不明显。所以，要想确定自己是否怀孕了，最好能去正规医院做检测，通过经验丰富的妇产科大夫及一些客观指标来判断是否妊娠。

一般医院可通过以下方法进行检测。

### 妇科检查

妊娠期间，女性的生殖系统，尤其是子宫，有较为明显的变化。女性可在月经刚过几天时进行妇科检查，如果检查发现阴道壁和子宫颈充血、变软，呈紫蓝色；子宫颈和子宫体交界处软化明显，以致两者好像脱离开来，子宫变软、增大、前后颈增宽而变为球形，并且触摸子宫引起收缩，则可断定已经妊娠。

### B 超显像仪检查

若受孕 5 周时，用 B 超显像仪检查，显像屏可见妊娠囊，孕 7～8 周时出现胎心搏动。

### 宫颈黏液

一般女性在妊娠后，卵巢内黄体会进一步发育，分泌大量孕激素。因此，宫颈黏液涂片可见许多排列成行的椭圆体，由此来断定是妊娠现象。

### 妊娠试验

妊娠试验就是检测母体血或尿中有无绒毛膜促性腺激素。女性可在空腹状态下抽血，通过化验，检测体内是否存在胚胎绒毛滋养层细胞，如果有，即可确定妊娠。

此外，还有一种自我妊娠测试。女性可在排卵性生活后 10 天，可运用早孕试纸进行自我检测。操作简单，只需一条试纸，无须其他辅助材料且灵敏度高。使用时将试纸带有 Max 标记线的一端插入被检测女性的尿中，平放片刻。20～30 秒钟后即可显示结果：若试纸条上出现一条紫红色带为阴性（未怀孕），若试纸条上出现两条紫红色带则为阳性（怀孕）。

 专家小贴士

怀孕固然是一件幸福的事，但为了避免意外情况发生，最好能在确认怀孕后，接受一次妇产医院的诊疗。因为有时自己以为是怀孕了，但实际上是卵巢发生疾病、子宫外孕或葡萄胎等异常的病态，所以切不可大意。

# 备孕必读：

# 孕期母子变化

 准妈妈胎宝宝孕1月变化

### 准妈妈的身体变化

| 第1周 | 我们通常所说的"十月怀胎"，是从末次月经的第一天开始算起的，因此，第1周实际上是为卵子的受精做最后的准备！ |
|---|---|
| 第2周 | 本周开始进入排卵期，准妈妈的阴道分泌物增多，无色透明，卵巢中开始孕育一个成熟的卵子，卵子被释放，进入输卵管，这个过程叫做排卵。排卵的时间通常在下次月经到来之前的12～16天。 |
| 第3周 | 妊娠从本周开始，精子和卵子结合形成受精卵，宝宝就是由这个受精卵发育而成的。 |
| 第4周 | 本周，准妈妈的子宫开始变软、增大，子宫颈充血水肿。当受精卵植入子宫内膜时可能有意外发生，如宫外孕等。 |

## 胎宝宝的发育状况

**第1周**　　这时准妈妈尚未受孕，所以宝宝还不存在，由于预产期的推算是根据母亲最后一次月经的日期，因此本周可以说是受孕前期。

**第2周**　　妊娠是以制造具有妊娠可能性的卵子和精子作为开始，大约是在月经周期的第5～13天，卵泡成熟，这时子宫内膜增生。月经周期的第13～20天时是最佳怀孕期，准爸妈要共同调整身体健康状态，在最佳时间完成孕育的使命。

**第3周**　　本周精子和卵子结合形成受精卵，这个最初的受精卵呈盘形，被厚厚的胚叶暖暖地包裹着，被称为卵细胞，它开始迅速地分裂再分裂，形成一串细胞。之后，受精卵开始变大，但不是马上附着在子宫壁上，而是先经过3～4天的运动，到本周末到达子宫腔，准备着床。

**第4周**　　本周，胎宝宝只有2～2.5毫米，刚刚完成着床，是一个由三层组——外胚层、中胚层和内胚层构成的胚胎，他的所有器官和身体部位都将由这三层组织发育形成，最初的胎盘也是在这个阶段由这三层构成的。着床后的胚胎慢慢长大，这时大脑的发育已经开始，在卵子受精后1周，受精卵不断地分裂，一部分形成大脑，另一部分则形成神经组织。到本周末，胎盘开始发育，便可以提供给宝宝成长所需的营养和氧气了。这个时候包裹宝宝的羊膜囊（或叫羊膜腔）形成了，体积很小，其中的羊水会在宝宝生长发育时起到保护作用，而卵黄囊会在胎盘发挥功用之前，为宝宝制造红细胞和输送营养物质。

此时的超声波是看不清妊娠迹象的，所以准备做 B 超检查的准妈妈，可以推后几周，这段时间可以多方获取信息，为自己挑选一个好的产检医院。

## 准妈妈胎宝宝孕 2 月变化

| | 准妈妈的身体变化 |
|---|---|
| 第5周 | 　　本周，如果月经该来还没来，准妈妈就可通过家用怀孕试纸检测出是否怀孕了。在温暖的子宫里，胚胎在迅速地生长发育。这时，逐渐增大的子宫会压迫膀胱，使准妈妈频繁产生尿意。由于荷尔蒙的影响，准妈妈的肚子或者腰部常处于紧绷状态，肠管的蠕动变得非常缓慢，从而容易引起便秘。 |
| 第6周 | 　　随着孕期荷尔蒙继续增加，准妈妈很容易感到恶心，不仅仅是在早晨，整整一天，可能都会很想呕吐。准妈妈的基础体温仍持续升高尚未下降，准妈妈会感到更加的疲惫。乳房变得又大又软，乳晕有小结节突出，触碰时还可能觉得疼痛。此外，妊娠期胃灼热症也会在本周出现，准妈妈可能会经常感到胃部不适，有烧灼感，并伴有心口痛，如果准妈妈的胃部烧灼感很严重，可在医生的指导下用药。 |
| 第7周 | 　　本周，准妈妈的子宫壁变得很软，宫颈变厚，以保护子宫。而且，准妈妈会感到很疲劳，开始出现恶心呕吐，即"早孕反应"，这种异常的疲倦通常过了前 3 个月就会消退，当准妈妈身体渐渐习惯于怀孕时，就会恢复正 |

| | |
|---|---|
| 第7周 | 常的精力。准妈妈的心率突然加快，新陈代谢率增高了25%。由于子宫压迫，准妈妈跑厕所的次数也比过去频繁多了，但是并不会感到尿急、尿痛等现象，这种尿频属于正常的孕期现象，无须治疗，更不会影响到胎宝宝。 |
| 第8周 | 由于子宫的迅速成长扩张，有的准妈妈可能会第一次有腹部疼痛的感觉。本周是最可能患上孕期呕吐症（晨吐）的时间。呕吐的强烈程度与荷尔蒙数值成正比，怀多胞胎的准妈妈会感觉更恶心。另外，准妈妈对气味越来越敏感，胃也开始变得敏感了，这些也是导致晨吐的原因之一。 |

## 胎宝宝的发育状况

| | |
|---|---|
| 第5周 | 本周，胎宝宝从头到臀部长约1.25毫米，胚胎可以分为躯体和头部两部分，中枢神经系统开始发育，宝宝的脑与脊髓开始形成。本周面部器官开始形成，鼻孔可清楚地看到，在头部的两侧可辨认出眼与耳的痕迹，眼睛的视网膜也开始形成了。肝脏与肾脏开始发育，虽然骨骼在一段时间内还不会骨化（变硬），但肌肉与骨骼也开始发育。宝宝的心脏开始有规律地跳动及开始供血。 |
| 第6周 | 本周，胎宝宝从头部到臀部长2～4毫米，大约是苹果种子的大小，看起来有点像蝌蚪，但他已经拥有脑，宝宝的头部开始形成。尽管胎宝宝的心脏像深红色的种子那样小，但却有了自主心跳，并拥有了自己的血液并开始循环流动。原始的消化管道以及腹腔、胸腔、脊椎开始形成，包括肾脏和肝脏在内的其他主要器官继续发育，连接脑与脊髓的神经管闭合。最终要发育成为睾丸或卵巢的部位有一簇细胞。胳膊与腿的雏形像是身体上的小蓓蕾。 |

| 第7周 | 本周，胎宝宝从头部到臀部长4～5毫米，尾巴基本消失，看起来有点像人了，但其头部仍然凹凸不平并向前弯曲。可以清楚地看到胎宝宝的上、下肢，在其末端有裂，以后这些变成手指和脚趾。可以看到胎宝宝的嘴唇、舌头和乳牙牙蕾。宝宝的心脏已经分化成了左右两个腔，每分钟大约跳动150次，是成人的2倍。肝、肾、肺、肠道和内部性器官的发育正在接近于完成。胎宝宝在所有重要器官开始形成的关键期是非常脆弱的，因此需要避免接触任何有潜在危害的物质，因为它们可能会对发育产生不良影响。 |
|---|---|
| 第8周 | 从本周起，胚胎可称为胎儿了，胎宝宝从头部到臀部长14～20毫米。胎宝宝的大部分内脏器官，如心、脑、肝、肺和肾的发育已经初具规模。肠道在脐带处开始形成；心脏跳动开始正常，并且其泵血的功能增强；可以在胎宝宝那薄如蝉翼的皮肤下面看到血管网。上肢和下肢已生长得较长，肩、肘、髋以及膝等关节已能看出；胎宝宝的脊柱变直，可以直立身体，胎宝宝的两手放在腹部，膝盖向下弯曲，姿势就像在游泳。虽然准妈妈没有什么感觉，但胎宝宝已经开始四处移动了。 |

 ## 准妈妈胎宝宝孕3月变化

## 准妈妈的身体变化

| 第9周 | 本周，准妈妈的子宫已增大了2倍，大概有网球那么大。随着子宫逐渐增大，准妈会感觉到整个身体都在发生变化。准妈妈的体重没有增加太多，但准妈妈的乳房更加膨胀，乳头和乳晕色素加深。因此准妈妈需要使用新的乳罩，让胸部感到更舒服一些。准妈妈的腰围也增 |
|---|---|

| | |
|---|---|
| 第9周 | 加了很多，可能常感到腿部紧绷发疼，腰部酸痛。准妈妈的头发和皮肤也在发生着细微的变化。准妈妈的血液也在增加，到妊娠晚期，准妈妈会有比孕前多出45％～50％的血液在血管中流动，多出的血液是为了满足胎宝宝的需要。 |
| 第10周 | 本周，准妈妈的子宫已经长到一个大橙子那么大了。胎盘已经成熟，它是支持胎宝宝生长发育的营养大本营。准妈妈的肚子越来越大，身体开始变形。体重快速增加，腰更粗了，胸更大了。乳头上可能会长出白色的小微粒，这些微粒内含有白色的润滑剂，提早为母乳喂养做好准备。受孕激素的影响，准妈妈的情绪波动也会很大，常会因一点小事而大动肝火。这种情绪并不会永远如此，每一个孕期的女性都会有相同的感受。 |
| 第11周 | 本周，准妈妈的子宫看起来像个柚子，子宫随胎宝宝生长逐渐增大，宫底可在耻骨联合之上触及到，胎宝宝已经充满了整个子宫。准妈妈可能会发现在腹部有一条深色的竖线，这是妊娠纹，也许面部也会出现褐色的斑块，不必太担心，这些都是怀孕的特征，随着分娩的结束，褐色的斑块会逐渐变淡或消失。本周准妈妈的乳房会更加膨胀，乳头和乳晕的色素加深，同时阴道有乳白色的分泌物出现。本周，准妈妈体内的血液在增加。正常妇女体内有5升血，到分娩时将增加1升——血量几乎增加了20％。 |
| 第12周 | 本周，准妈妈发生流产的概率大大减小了，这时候，可以好好地享受一下孕育宝宝的乐趣和幸福了。如果准妈妈以前感觉恶心、呕吐，现在症状开始减轻。本周，最好去医院让医生为准妈妈做胎儿项部半透明区超声波扫描，检测唐氏综合征。 |

## 胎宝宝的发育状况

| | |
|---|---|
| **第9周** | 本周，胎宝宝从头部到臀部长 22～30 毫米，看起来已初具人形。胚胎期的小尾巴在这时候已经消失。现在，所有的神经肌肉器官都开始工作了。眼皮几乎覆盖了双眼，鼻子已成形。手部在手腕处有弯曲，两脚开始摆脱蹼状的外表，可以看到脚踝。手臂更加长了，臂弯处肘部已经形成。 |
| **第10周** | 本周，胎宝宝从头部到臀部长 31～42 毫米，重约 5 克，形状像扁豆荚。胎宝宝的手腕和脚踝已经形成，能分辨出上面的手指与脚趾。大部分关节也形成了。胎宝宝脑的发育非常迅速，他的头与身体相比，仍然明显过大。眼睛和鼻子清晰可见。宝宝的神经系统开始有了反应，许多内脏器官开始发挥作用。肺开始发育，胃和肠道正在腹部发育，肾脏迁移到了上腹部，心脏也发育完全。宝宝的生殖器官已经在生长了，虽然这时候还不能通过 B 超辨认宝宝的性别。 |
| **第11周** | 本周，胎宝宝从头部到臀部长 44～60 毫米，重约 8 克。这是胎宝宝生长的关键一周，他的身高增长一倍，宝宝的成长速度在本周越发惊人，小家伙已经完全成形了，到本周末，头部和身体的长度会基本相同。胎宝宝的主要器官——肝、肾、肠道、脑和肺已完全形成并开始工作，这些器官在以后的时间里需要继续生长。心脏开始向所有内部器官供血，并通过脐带与胎盘进行血液交换。胎宝宝的指甲和绒毛状的毛发开始出现。虽然现在仍为孕早期，但宝宝却能够打哈欠、吸吮和吞咽了。 |
| **第12周** | 本周，胎宝宝从头部到臀部长约 61 毫米，重 8～14 克。宝宝的手指和脚趾完全分开，部分骨骼开始变得坚硬。生殖器官开始呈现出性别特征。声带正在形成，位于脑底部的垂体开始产生激素。这个阶段，胎宝宝能做许 |

**第12周**　多令人惊奇的动作，如伸伸胳膊、踢踢腿、皱皱眉头、吸吮拇指等。从本周开始，宝宝在今后的6个月中的主要任务就是让自己长得又结实又健康，为将来出生后能够独立生存做准备。

## 准妈妈胎宝宝孕4月变化

### 准妈妈的身体变化

**第13周**　本周，许多准妈妈会觉得胃口大开，食欲旺盛，食量猛增。现在胎宝宝正在迅速地长大，需要的营养物质更多，丰富的营养会通过准妈妈的嘴，源源不断地供给新生命。这时还要注意均衡营养，食物的种类应该丰富，包括充足的蛋白质（肉、蛋、奶）、适量的碳水化合物（五谷杂粮）、低脂食品（鱼、奶）、多种维生素和微量元素（水果、蔬菜）、富含钙和铁的食物（海带、鱼虾）以及适量的水。

**第14周**　本周，准妈妈的妊娠反应现象消失，食欲增加。由于胎宝宝的成长需要更多的营养成分及氧气，所以准妈妈的心脏负担达到了准妈妈所能承受的最高值。准妈妈现在体内雌激素水平较高，盆腔及阴道充血，阴道分泌物增多。准妈妈的皮肤偶尔会有瘙痒的症状出现，但是不会出现肿块。由于孕激素水平的升高，使小肠的平滑肌运动减慢，会使准妈妈遭受便秘的痛苦。同时，扩大的子宫也压迫肠道，影响其正常功能。解决便秘的最好办法就是多吃含纤维素丰富的水果和蔬菜，还要多喝水。

第15周 本周，对于过去有怀孕史的准妈妈来讲，可能会发现胎动的时间比过去提前了，这都是正常的，不必担心。如果准妈妈是近亲结婚者、35岁以上的高龄孕妇、分娩过染色体病患儿、多次自然流产或死产等孕妇，就需要去做检查，确定一下胎宝宝的健康状况。本周，准妈妈会发现自己的裤子变紧了，这时就应该考虑穿孕妇装了。

第16周 从本周开始，准妈妈能感觉到胎动的美妙时刻离你越来越近了。实际上，一些女性在上周或本周就能够感觉到"第一次胎动"了，但大多数人要等到第18周以后才会感觉到。如果准妈妈是第一次怀孕，也许还会更晚一些，直到20周，才能感觉到宝宝的胎动。现在，准妈妈的体重可能已经增加了2～4.5千克，子宫已经约250克了，羊水也继续增加，约有250毫升。血量和羊水的增加、胎盘和胎儿的支撑系统以及变大的胸部使准妈妈的体重大大增加。

 专家小贴士

这个时期胎宝宝的生长发育很快，现在有必要进行家庭监护了，以利于随时了解胎宝宝的情况。监测的内容包括监测胎动、胎心音、测量宫高、体重等。正常胎动一般每小时3～5次，孕7～8月最为活跃。准爸爸可以用听诊器在准妈妈的腹部听到胎心音，每分钟120～160次。从下腹耻骨联合的上沿至子宫底间的长度为宫高，从20周起一般每周增加1厘米。

## 胎宝宝的发育状况

| 第13周 | 本周，胎宝宝从头部到臀部长65～78毫米，体重为13～20克。这时的胎宝宝就像一条小金鱼，比几周前的比例更匀称了。他（她）的身长虽比手指短，但是脸部特征已经很明显。双眼已向脸部中央更靠近了，嘴唇能够张合，胎宝宝的脖子完全成形，并能支撑头部运动。本周，胎宝宝非常必要的器官系统——产生荷尔蒙的、吸收营养物质的和过滤废物的都行成了。胰腺、胆囊和甲状腺已经形成，肾脏可以产生尿。骨髓正在制造白细胞，帮助抵抗出生后的感染。 |
|---|---|
| 第14周 | 本周，胎宝宝从头部到臀部长80～93毫米，重约25克。这个时候的胎宝宝生长速度很快。生殖系统正在发育之中，可以区分出性别。现在，宝宝的皮肤上覆盖了一层细细绒毛，这层绒毛在宝宝出生后会消失。此时，宝宝的头发也开始迅速地生长，头发的密度和颜色在宝宝出生后也会发生改变。胎宝宝此时在妈妈的肚子里已经可以做很多事情了，如皱眉、做鬼脸、斜着眼睛，可能他也在吸吮自己的手指等，科学证明这些动作可以促进大脑的发育。 |
| 第15周 | 本周，胎宝宝从头部到臀部长104～114毫米，重约50克，身长和体重发生了很大的变化。宝宝的腿长超过了胳膊，手的指甲完全形成，指部的关节也开始活动了。胎宝宝开始长出眉毛，头发继续生长。现在胎宝宝薄薄的皮肤上有一层细绒毛，好像是一条细绒毯盖在他（她）身上，这层绒毛通常在出生时就会消失。宝宝的听觉器官仍在发育中。中耳内非常小的听骨也开始变硬，但由于脑的听觉中枢还没有发育，因此胎宝宝还不懂所听到的声音的含义。 |

**第16周**

本周，胎宝宝从头部到臀部长108～116毫米，重约80克。胎宝宝体重增加，活动能力大增。现在是胎宝宝非常快乐的时光，他（她）能够做出各种各样的活动，随时玩弄脐带，嘬拇指，握拳、伸脚、眯眼、吞咽、转身，甚至还会翻跟头！如果这是初次妊娠的宝宝，通常再过几周准妈妈才能辨别出这些运动。胎宝宝的生殖器官已经形成，通过B超可以分辨出胎宝宝的性别。如果通过羊膜穿刺术取出羊水标本，检测在羊水中宝宝脱落的细胞和分泌的化学成分，可以获得有关宝宝健康的重要信息。

## 准妈妈胎宝宝孕5月变化

### 准妈妈的身体变化

**第17周**

本周，准妈妈的小腹更加突出，过去的衣服无论如何也穿不上了，必须穿上宽松的孕妇装才会感到舒适。准妈妈的体重最少长了2千克，有的准妈妈甚至长了5千克。如果准妈妈感觉到了下腹像有一只小虫似的一下一下地蠕动，或者感觉像小鱼在腹中游动，这正是胎宝宝在羊水中蠕动、挺身体、频繁活动手和脚、碰撞子宫壁而引起的胎动。本周，准妈妈的尿频现象将消失。

**第18周**

本周，准妈妈的精力逐渐恢复，性欲有所增强。这主要是由于体内雌激素大量增加，导致盆腔的血流量增多，使性欲提高，且更易达到高潮。孕中期，准爸妈动作温柔的做爱是相当安全的，如果有什么顾虑，可以及时咨询医生。

**第 19 周**

本周，在肚脐下方约 1.8 厘米的地方，准妈妈能够很容易就摸到自己的子宫。准妈妈的体重增加了 3～7 千克，新陈代谢加快，血流量明显增加。大量的雌激素使少数准妈妈的脸上出现黄褐斑和黑斑，但也有相当部分的准妈妈皮肤上没有出现任何异样。如果准妈妈皮肤上出现暗色斑块，不必过虑，这是孕期很常见的现象。对大多数女性来说，这种暗色斑在分娩后不久就会消退。但准妈妈现在仍然需要做一些防护工作，比如尽量避免受到阳光的暴晒。

**第 20 周**

本周，准妈妈肯定能感到胎宝宝在不停地运动，比如做一些翻滚的动作。有时他（她）的运动太剧烈，让准妈妈晚上睡不着觉。在以后的 10 周里胎宝宝的运动将非常频繁，直到孕后期把子宫撑满为止。从现在起，预计每周准妈妈的体重会平均增加 0.45 千克左右。如果你怀孕之前体重偏轻，可能需要多增加一些。现在，子宫日渐增大，将腹部向外挤，致使肚子向外鼓胀。由于子宫增大，压迫盆腔静脉，会使准妈妈下肢静脉血液回流不畅，可引起双腿水肿、足背及内、外踝部水肿尤多见，下午和晚上水肿加重，晨起减轻。由于子宫挤压胃肠，影响胃肠排空，你可能常常感到到饱胀、便秘。

## 胎宝宝的发育状况

**第 17 周**

本周，胎宝宝从头部到臀部长 11～12 厘米，重约 100 克。这个时期的胎宝宝迅速生长，脂肪开始在宝宝的皮下集聚，可以起到保暖功能并提供能量。现在，胎宝宝能听到妈妈体外的声音了，有些声音甚至会使他跳跃。自由胎宝宝在练习呼吸，所以他（她）的胸部一起一伏，肺也开始呼出羊水了。虽然宝宝的头仍然很大，但看起来

**第 17 周**

已经开始和身体的其他部分成比例了。胎宝宝的双眼更大了，但仍紧闭着，睫毛和眼眉毛长得更长。此时的胎宝宝拥有了更多的头发、眉毛和睫毛，并有小小的手指甲和脚趾甲。他的小心脏每天可泵出 24 升的血液。

**第 18 周**

本周，胎宝宝从头部到臀部长 12.5～14 厘米，重约 150 克。胎宝宝开始频繁地胎动了，他（她）一刻不停地转动着、翻转着、扭动着以及拳打脚踢着，通常这一切说明其健康状况良好。本周，胎宝宝原来偏向两侧的眼睛开始向前集中。胎宝宝的骨骼差不多已成为类似橡胶的软骨，并开始逐步硬化。胎宝宝的肠道开始运动，形成的胎粪积聚在肠道内。如果是个男宝宝，这个阶段，其前列腺正在形成。从现在开始，在几周内准妈妈会真切地感受到胎宝宝的胎动，胃部感到飘来飘去，许多准妈妈都记录下了第一次感到胎动的时间。

**第 19 周**

本周，胎宝宝从头部到臀部长 13～15 厘米，重约 200 克。本周胎宝宝最大的变化就是感觉器官开始按照区域迅速的发展。在脑部，分管触觉、味觉、嗅觉、视觉和听觉等神经细胞正在分化。胎宝宝此时开始能够吞咽羊水，肾脏已经能够制造尿液。胎宝宝的胳膊和腿现在已经与身体的其他部分成比例了，他（她）在子宫中远比你想象的要活跃很多，他的动作不但灵活，而且越发协调。

**第 20 周**

本周，胎宝宝从头部到臀部长 14～16 厘米，重约 255 克。到本周，怀孕的旅程已经走了一半。现在，胎宝宝的味觉、嗅觉、听觉、视觉和触觉等感觉器官发育的关键时期。宝宝现在能够听到并可以识别出妈妈的声音。现在，分管每种感觉的神经细胞长入脑部特定的区域。尽管神经细胞数量增加的速度减慢，但已开始形成记忆与思维功能所需要的复杂的神经联系。

## 准妈妈胎宝宝孕6月变化

### 准妈妈的身体变化

**第21周**

本周，准妈妈会觉得呼吸变得急促起来，特别是上楼梯的时候，走不了几级台阶就会气喘吁吁的。这是因为日益增大的子宫压迫了准妈妈的肺部，而且随着子宫的增大，这种状况也更加明显。由于体重增加，准妈妈比平时更容易出汗。此时胎宝宝和母体的生长发育都需要更多的营养，要注意增加铁质的摄入量，胎宝宝要靠吸收铁质来制造血液中的红细胞，这一阶段妈妈出现贫血的机会也多了起来。应该多吃富含铁质的食物，如有必要，也可在医生的指导下补充铁剂。

**第22周**

随着子宫的增大，准妈妈身体的重心发生了变化，突出的腹部使重心前移，为了保持平衡，准妈妈不得不挺起肚子走路。从本周开始，准妈妈体重大约以每周增加250克的速度在迅速增加。子宫也日益增高，压迫肺部，由于骤然增加的体重和增大的子宫，使准妈妈的体重越来越重。准妈妈的肚脐可能不再是凹下去的，它可能是平的，也可能很快会凸出来。乳房开始分泌初乳，使乳头保持湿润，保护哺乳时的乳头。

**第23周**

本周，由于腹部的隆起，影响了消化系统，某些准妈妈可引起消化不良和胃有灼热感。因此，准妈妈应少食多餐，这样可减轻胃部的灼热感。饭后轻松的散步将有助于消化。准妈妈还会发现阴道分泌物增加，这也是正常的，不用担心。这时的胎动次数有所增加，并更加明显。准妈妈现在可以试试和腹中的宝宝做做游戏。

**第24周**

本周，随着体重的大幅增加，支撑身体的双腿肌肉疲劳加重，隆起的腹部压迫大腿的静脉，使身体越来越沉重。有些准妈妈会感到腰部和背部容易疲劳，甚至腰酸背疼。有时准妈妈还会感觉眼睛发干，畏光，这些都是正常的现象，不必担心。如果经常感觉头晕，就要及时就医，这可能是贫血的征兆。

## 胎宝宝的发育状况

**第21周**

本周，胎宝宝从头部到臀部长约16厘米，重约300克。胎宝宝的体重正在不断增加。这个小家伙现在看上去变得滑溜溜的，他（她）的身上覆盖了一层白色的、滑腻的物质，这就是胎脂。它可以保护胎宝宝的皮肤，以免在羊水的长期浸泡下受到损害。不少宝宝在出生时身上都还残留着这些白色的胎脂。宝宝用以认知世界的感觉器官天天在发育。舌头上的味蕾已经形成，脑和神经终端发育良好，使他能感受到触觉。通过超声可以看到，他在吸吮自己的拇指或在摸自己的小脸蛋儿。

**第22周**

本周，胎宝宝从头部到臀部长约19厘米，重约350克。胎宝宝的脑开始迅速生长，尤其是位于脑中心产生脑细胞的生发基质，这一结构于出生前消失，而宝宝的脑还将持续生长至5岁。胎宝宝的指甲完全形成并继续生长。如果是男宝宝，睾丸开始从骨盆向下降入阴囊内，原始精子在睾丸里已经形成。宝宝现在有了汗腺，血管仍然可见，但皮肤不像以前那样透明了。

**第23周**

本周，胎宝宝从头部到臀部长约20厘米，重约455克。23周的胎宝宝看起来已经很像一个微型宝宝了。由于皮下脂肪尚未产生，这时胎宝宝的皮肤是红红的，而且皱巴巴的，样子像个小老头。皮肤的褶皱是给皮下脂肪的生长留有余地。由于宝宝内耳的骨头已经完全硬化，因此现在他的听觉更加敏锐。胎宝宝能分辨出来自子宫外和准妈妈身体内部的不同声音。宝宝的嘴唇、眉毛和眼睫毛已各就各位，清晰可见，视网膜也已形成，具备了微弱的视觉。胎宝宝的胰腺及激素的分泌也正在稳定的发育过程中。此时在胎宝宝的牙龈下面，恒牙的牙胚也开始发育了，为此你要多补充些钙质，为宝宝将来能长出一口好牙打下基础。

**第24周**

本周，胎宝宝从头部到臀部长约21厘米，重约540克。如果胎宝宝在本周出生，在医生精心照料下他（她）不是完全没有可能存活，但存活的可能性较小。胎宝宝除了听力有所发展外，此时其呼吸系统也正在发育。他（她）还在不断吞咽羊水，但是通常并不会排出大便，那得等到出生以后了。

 **准妈妈胎宝宝孕7月变化**

### 准妈妈的身体变化

**第25周**

现在，准妈妈的腹部变得更大，下腹部与上腹部都变得更为膨隆。子宫底上升至脐上三横指处，子宫底的高度为21～24厘米。子宫也越来越大，可压迫到下腔静脉的回流，出现静脉曲张，有的准妈妈还会出现便秘和痔疮、腰酸、背痛等症状。另外，随着腹部的不断增大，准

| | |
|---|---|
| **第25周** | 妈妈会发现肚子上、乳房上会出现一些暗红色的妊娠纹，有的准妈妈脸上的妊娠斑也明显起来，这是皮肤伸展的标志。 |
| **第26周** | 这个阶段，准妈妈可能会觉得心神不安，睡眠不好，这是在怀孕阶段对即将承担的母亲的重任感到忧虑不安的反应。这是正常的，准妈妈不必为此自责，关键是应该为了胎宝宝的健康发育保持良好的心境。随着子宫的增大而使横膈上升，心脏被推向上方，靠近胸部并略向左移；心脏的工作量增加，原因是心率加速和心搏量加大。随着胎宝宝的成长，子宫日渐变大，由于无法抵抗子宫的压挤，肋骨从下往上弯曲，产生疼痛感。子宫还会压迫胃，影响胃的消化功能。准妈妈应去医院做一次血液检查，一些准妈妈会在此时发生孕期糖尿病或贫血症状加重，应该根据医生的建议进行防治。 |
| **第27周** | 本周，羊水量会下降一半。这个时期，准妈妈的血压会略有上升，不用过于担心。但是，如果出现体重突然增加等症状，则有患病的可能，需及时去医院诊治。这时，准妈妈自己洗脚、系鞋带都很困难。腿部抽筋很可能会越来越严重。腿部抽筋一般发生在晚上，但在白天也有可能发生。伸展小腿肌肉，脚趾向前伸直，然后向胫骨处勾脚，能够起到一定的缓解作用。 |
| **第28周** | 日渐增大的胎宝宝使准妈妈妈的肚子有了明显沉重感，宫高在21～24厘米，70%的准妈妈这时都会发现自己长了妊娠纹。偶尔觉得肚子一阵阵发硬发紧，这是假宫缩，准妈妈不必紧张。由于身体新陈代谢消耗氧气量加大，活动后容易气喘吁吁。腹部向前挺得更为厉害，所以身体重心移到腹部下方，只要身体稍微失去平衡，就会感到腰酸背痛或腿痛。有时这种疼痛放射到下肢，引起一侧或双侧腿部疼痛。心脏的负担也在逐渐加重，血 |

**第28周**

压开始增高，静脉曲张、痔疮、便秘这些麻烦，接踵而至地烦扰着准妈妈。离分娩已经不是很遥远了，如果准妈妈还没有参加分娩课，那么自己也应该认真了解一下有关分娩的知识了。

## 胎宝宝的发育状况

**第25周**

本周，胎宝宝从头部到臀部长约 22 厘米，重约 700 克。胎宝宝大脑细胞迅速增殖分化，体积增大，这标志着胎宝宝的大脑发育将进入一个高峰期。胎宝宝在妈妈的子宫中已经占据了相当多的空间，宝宝最重要的生命线——脐带变得厚而有弹性，里面有一条静脉和两条动脉，外面包了一层结实的胶状物质，防止脐带缠绕和打结，以保证胎盘和宝宝之间的血流畅通无阻。同时，胎宝宝口腔和嘴唇区域的神经现在开始越来越敏感，为出生后寻找母亲的乳头这一基本动作做准备。

**第26周**

本周，胎宝宝从头部到臀部长约 23 厘米，重约 910 克。皮下脂肪开始出现，但并不多，胎宝宝还是显得瘦瘦的，全身覆盖着一层细细的绒毛。此时胎宝宝的肺仍在发育成熟中。宝宝的脊柱强壮了，但仍不能支撑正在生长的身体。研究发现，这个时候胎宝宝的大脑对触摸已经有了反应，而且胎宝宝的视觉也有了发展，他的眼睛已能够睁开了。如果用一个打开的手电筒照射准妈妈的腹部，胎宝宝就会自动把头转向光亮的来处，这说明胎儿视觉神经的功能已经在起作用了。

**第27周**

本周，胎宝宝从头部到臀部长约 24 厘米，重约 1 千克。随着皮下脂肪的增多，胎宝宝越来越胖了。宝宝这时候眼睛已经能睁开和闭合了，同时有了睡眠周期。吸吮拇指可能是宝宝最喜欢的运动之一，这可增强其面颊和下巴的肌肉，并使他安静下来。宝宝的肺继续发育生长。

| | |
|---|---|
| **第 27 周** | 舌头上与面颊内面长出了具有功能的味蕾，比较高级的脑功能越来越复杂。 |
| **第 28 周** |   本周，胎宝宝从头部到臀部长约 25 厘米，重约 1.1 千克。这时的胎宝宝几乎占满了整个子宫，随着空间越来越小，胎动也在减弱。尽管胎宝宝现在肺叶还没有发育完成，可如果万一发生早产，胎宝宝在器械帮助下也可以进行呼吸。现在，宝宝非常喜欢听到母亲的声音，因此要多与宝宝说话。此时，男宝宝的睾丸开始下降进入阴囊，女宝宝的阴唇仍很小，还不能覆盖阴蒂，在怀孕最后几周两侧的阴唇将逐渐靠拢。下周，胎宝宝将正式进入妊娠晚期，宝宝的主要任务将是增加自己的体重。 |

 ## 准妈妈胎宝宝孕 8 月变化

### 准妈妈的身体变化

| | |
|---|---|
| **第 29 周** |   胎宝宝越长越大，他（她）在母体内的活动空间相对会越来越小，胎动也会逐渐减弱，但现在胎宝宝还是比较好动的。准妈妈这时会觉得肚子偶尔会一阵阵地发硬发紧，这是假宫缩，是这个阶段的正常现象。要注意休息，不要走太远的路或长时间站立。现在子宫所在的位置会对膀胱造成压力。准妈妈可能感觉又回到了孕期的头 3 个月，频繁地上厕所，总感觉膀胱里的尿排不净。甚至在笑、咳嗽或者轻微运动时，也会有尿排出。准妈妈从本周开始，需要每两周做一次体检，最后一个月还将变成每周做一次体检。为了准妈妈和胎宝宝的健康和安全，这是很有必要的。 |

**第30周**

妈妈这时会感到身体越发沉重，肚子大得看不到脚下，行动越来越吃力。呼吸困难，胃部不适。一旦发生不规则宫缩应立刻停下来休息，最好中午睡个午觉。到了孕晚期，白带会越来越多，护理不恰当就可能引起外阴炎和阴道炎，导致胎宝宝在出生经过阴道时被感染。因此，日常生活中要注意保持外阴清洁卫生。

**第31周**

这个阶段，子宫底已上升到了横膈膜处，准妈妈会感到越发的呼吸困难，喘不上气来。吃下食物后也总是觉得胃里不舒服。34周左右时，胎宝宝的头部将开始下降，进入骨盆，到达子宫颈，这是在为即将到来的分娩做准备。那时准妈妈就会觉得呼吸和进食舒畅多了。很多准妈妈觉得睡眠更加不好，特别是肚子大了，起、卧、翻身都有困难，怎么躺都不舒服。可以在睡前请老公帮忙，轻柔地按摩你的腿、脚和背部，帮助肌肉放松。

**第32周**

这时准妈妈会感到很疲劳，休息不好，行动又更加不便，食欲因胃部不适也有所下降。阴道分泌物增多。宝宝的头下降，压迫到了准妈妈的膀胱，因此尿频更加严重了。每天中午最好保证有1小时的午睡时间，但午睡要有个限度，最多不能超过2小时。

## 胎宝宝的发育状况

**第29周**

本周，胎宝宝从头部到臀部长约26厘米，重约1.25千克。这时胎宝宝的皮下脂肪已初步形成，看上去比原来显得胖一些了。手指甲也已很清晰。此时如果有光亮透过妈妈子宫壁照射进来，胎宝宝就会睁开眼睛并把头转向光源，这说明胎宝宝的视觉发育已相当完善。宝宝的脑长得非常快以至于向外挤压着柔软的颅骨，现在的头和身体也成比例了。脑的沟回越来越多，神经细胞之间正在建立联系，所以脑反应变快、作用增强。

| 第30周 | 本周，胎宝宝从头部到臀部长约27厘米，重约1.36千克。这时，宝宝的胎毛（早期的体毛）正在消失。头上的头发变浓密了，眼皮一睁一闭的。脚趾正在生长。骨髓已经取代了肝脏的制造血液中红细胞的任务。骨骼正在变得更硬，脑、肌肉和肺继续发育成熟。现在，许多宝宝采取了头向下的姿势，这是最普遍、最容易分娩的姿势。 |
|---|---|
| 第31周 | 本周，胎宝宝从头部到臀部长约28厘米，重约1.59千克。这时胎宝宝的肺部和消化系统已基本发育完成，身长增长减慢而体重还在增加。脑的发育正在进行最后的冲刺。肺将是发育成熟最晚的重要器官。这周胎儿的眼睛时开时闭，他（她）大概已经能够看到子宫里的景象，也能辨别明暗。在这期间，当有红光透过子宫时，宝宝的瞳孔开始放大。他（她）的眼皮常常在活跃时睁开，在睡觉时闭上。 |
| 第32周 | 本周，胎宝宝从头部到臀部长约29厘米，重约1.8千克。他的身体和四肢还在继续长大，最终要长得与头部比例相称。胎宝宝全身的皮下脂肪更加丰富，皱纹减少，看起来更像一个婴儿了。胎宝宝的内脏器官正在发育成熟，脚趾甲全长出，头发仍在生长。虽然他继续坚持练习睁眼、闭眼，但他每天有90％～95％的时间是在睡眠中度过的。 |

**准妈妈胎宝宝孕 9 月变化**

## 准妈妈的身体变化

| | |
|---|---|
| **第33周** | 　　准妈妈这时体重大约以每周 250 克的速度增长，主要是因为胎宝宝在出生前的最后七八周内体重猛增，这段时间胎宝宝增长的体重大约是此前共增体重的一半还要多。妈妈现在会感到尿意频繁，这是由于胎头下降，压迫膀胱的缘故。准妈妈还会感到骨盆和耻骨联合处酸疼不适，不规则宫缩的次数增多。这些都标志着胎宝宝在逐渐下降。沉重的腹部使准妈妈更加懒于行动，更易疲惫，但还是要适当活动。 |
| **第34周** | 　　如果准妈妈是初产妇，那么这时胎宝宝的头部大多已降入骨盆，紧压在准妈妈的子宫颈口。而经产妇的胎宝宝入盆时间会较晚一些，有的产妇胎宝宝在分娩前才会入盆。这个阶段，准妈妈的腿脚肿得更厉害了，这时也不要限制水分的摄入量，因为母体和胎宝宝都需要大量的水分。如果你发现自己的手或脸突然肿起来，那就一定要去医院治疗了。 |
| **第35周** | 　　因胎宝宝增大并逐渐下降，很多准妈妈会觉得腹坠腰酸，骨盆后部肌肉和韧带变得麻木，有一种牵拉式的疼痛，使行动变得更为艰难。平时做起来很简单的事情，现在你会感觉很累。大约在分娩前一个月，宫缩就已经开始了。有些人刚开始时还没感觉，只有用手去摸肚子时，才会感受到宫缩。到了孕晚期，这种无效宫缩会经常出现，且频率越来越高。 |

**第36周**

准妈妈的肚子已相当沉重，上下楼梯和洗澡时一定要注意安全，防止滑倒。做家务时也一定要注意动作轻缓，不要过猛，更不能做有危险的动作。本周，如果胎宝宝已经下沉到骨盆，肋骨和内脏器官可能会有轻松愉快的感觉。准妈妈可能会发现自己"烧心"的情况会有所好转，呼吸也会变得更容易了。但是准妈妈可能比以前更频繁地去卫生间，压力的变化会让准妈妈感到腹股沟和腿部非常疼。

## 胎宝宝的发育状况

**第33周**

本周，胎宝宝从头部到臀部长约30厘米，重约2千克。准妈妈子宫里的空间已显得很拥挤，胎宝宝的活动余地也小多了。这时胎宝宝的皮下脂肪已较前大为增加，皱纹减少，身体开始变得圆润。胎宝宝的呼吸系统、消化系统发育已近成熟。有的胎宝宝头部已开始降入骨盆。如果是个女孩，她的大阴唇已明显隆起，左右紧贴。如果是个男孩，他的睾丸很可能已经从腹腔降入了阴囊，但是也有的胎宝宝的一个或两个睾丸在出生后当天才降入阴囊，别担心，绝大多数的男孩都会是正常的。这说明胎宝宝的生殖器官发育也已近成熟。

**第34周**

本周，胎宝宝从头部到臀部长约32厘米，重约2.275千克。此时胎宝宝应该已经为分娩做好了准备，将身体转为头位，即头朝下的姿势，头部已经进入骨盆。从这时起医生会格外关注胎位，胎位是否正常直接关系到你是否能正常分娩。如果胎儿是臀位（即臀部向下）或是有其他姿势的胎位不正，医生都会采取措施进行纠正。胎宝宝的头骨现在还很柔软，而且每块头骨之间还留有空间，这是为了在分娩时使胎宝宝的头部能够顺利通过狭窄的产道。但是现在身体其他部分的骨骼已经变得结实起来。

**第 35 周**

　　本周，胎宝宝从头部到臀部长约 33 厘米，重约 2.55 千克。胎宝宝的胳膊和腿丰满起来，已占据了子宫的大部分空间，所以很难再四处移动。这个时期，胎宝宝的中枢神经系统正在发育成熟，消化系统基本发育完毕，肺通常也完全发育成熟，如果宝宝在这个时间早产的话，很少会发生呼吸问题。

**第 36 周**

　　本周，胎宝宝从头部到臀部长约 34 厘米，重约 2.75 千克。由于子宫的空间越来越小，胎宝宝的活动受到限制，四处扭动的次数减少，但胎动通常更有力和更明显。也许准妈妈的腹部有胎宝宝脚后跟的形状。这个阶段，大多数胎宝宝会采取头朝下的姿势准备出生。

 **准妈妈胎宝宝孕 10 月变化**

## 准妈妈的身体变化

**第 37 周**

　　胎宝宝在母腹中的位置在不断下降，下腹坠胀，不规则宫缩频率增加。妈妈会不断地想上厕所，小便次数增加，阴道分泌物也更多了，要注意保持身体清洁。本周宫缩比上周更加频繁，你可能怀疑自己是不是快生了，其实，这只是正常的宫缩并不是临产宫缩。只有当正常宫缩时断时续一整天或一整晚后才称为临产宫缩。子宫分泌物增多，有些孕妈妈的子宫口会提前张开。现在最重要的是要充分休息，迎接随时可能来临的分娩。

| | |
|---|---|
| **第38周** | 现在，准妈妈的心情可能很矛盾，既盼望宝宝早日降生，可一想起分娩需要熬上几个甚至十几个小时的疼痛，就会很恐惧。在表示分娩的真正的子宫收缩之前，孕妇会经历假阵痛收缩。假阵痛收缩不同于子宫收缩，且是没有规律地出现，只要稍加运动，阵痛就会消失。在孕期的最后几周，准妈妈的脚还是会非常肿胀，这都是正常的，会在分娩后消失。 |
| **第39周** | 从本周开始，准妈妈感到腹部的隆起有些撑不住了，活动更加不便。临产前，产妇的依赖性增加，被动性加强，行为幼稚，要求别人关心自己，主观感觉异常的体验明显增多，对体内的胎宝宝活动尤其关注。更多的女性在临产前感到紧张和不安，害怕分娩疼痛、胎宝宝畸形、产道裂伤等。还有些准妈妈害怕生女孩而受到歧视。其实，这是为迎接新生宝宝而做的最后冲刺，不妨卸下包袱，轻装上阵。 |
| **第40周** | 如果现在准妈妈还在全心全意地等待着宝宝的出生，那么一定要保持淡定和平稳的心态。也许在本周的某一天，或者下周，准妈妈就会感觉到腹部像针扎似的痛，如果这种疼痛变得越来越长、越来越剧烈、越来越集中时，产程多半就已经开始了。一旦阵痛间隔时间小于30分钟，就要到医院做好待产准备了。 |

**专家小贴士**

从第37周开始，应每周进行一次产前检查，医生会在每周一次的体检中检查胎宝宝是否已经入盆，估计何时入盆，胎位是否正常且是否已经固定等。如果此时胎位尚不正常，那么胎宝宝自动转为头位的机会就很少了，如果医生也无法纠正，那么很可能会建议你采取剖宫产，以保证你和宝宝的安全。

## 胎宝宝的发育状况

**第 37 周**

本周，胎宝宝从头部到臀部长约 35 厘米，重约 2.95 千克。到这周末胎宝宝就可以称为足月儿了（38 周到 40 周的新生儿都称为足月儿），这意味着，宝宝随时可能降临人间，母子很快就要见面了！尽管在怀孕的大部分时间里，宝宝依靠母亲的保护来抵御感染，但他自己的免疫系统也渐渐地开始发育。出生后免疫系统将继续发育，母乳喂养会增强宝宝的免疫力。

**第 38 周**

本周，胎宝宝从头部到臀部长 35 厘米，重约 3.1 千克。胎宝宝的头在准妈妈的骨盆腔内摇摆，周围有骨盆的骨架保护，很安全。现在胎宝宝身上原来覆盖着的一层细细的绒毛和大部分白色的胎脂逐渐脱落、消失，胎宝宝的皮肤变得光滑。这些物质及其他分泌物也被胎宝宝随着羊水一起吞进肚子里，储存在他的肠道中，变成黑色的胎便，在他出生后的一两天内排出体外。胎盘开始老化，转运营养物质的效率降低，开始出现血块和钙化斑。

**第 39 周**

本周，胎宝宝从头部到臀部长约 36 厘米，重约 3.25 千克。胎宝宝现在还在继续长肉，这些脂肪储备将会有助于宝宝出生后的体温调节。这个小家伙的身体各部分器官已发育完成，其中肺部是最后一个成熟的器官，在宝宝出生后几个小时内他才能建立起正常的呼吸模式。

**第 40 周**

本周，胎宝宝从头部到臀部长 37～38 厘米，重 3.4～4 千克。现在，胎宝宝所处的羊水环境有所变化，原来的羊水是清澈透明的，现在由于胎宝宝身体表面绒毛和胎脂的脱落，及其他分泌物的产生，羊水变得有些浑浊，呈乳白色。胎盘的功能也逐渐退化，直到胎宝宝娩出即完成使命。大多数的胎宝宝都将在这一周诞生，但真正能准确地在预产期出生的婴儿只有 5%，提前两周或推迟两周

**第40周**

都是正常的。但如果推迟两周后还没有临产迹象，那就需要采取催产等措施尽快生下胎宝宝，否则胎宝宝过熟也会有危险。分娩后，胎盘从子宫壁剥离下来，当宝宝呼吸到第一口空气时，脐带将停止工作。呼吸促使心脏和动脉的结构发生变化，从而使血液转动到肺里。

# 备孕必读：
# 了解孕期困惑

 **如何推算宝宝的预产期**

　　一旦确认怀孕，准爸妈一定都急切地想知道小宝宝将在什么时间出生，也就是推算预产期。通常情况下，女性的怀孕期约为 280 天，即 40 周左右，俗称"十月怀胎"。预先推算出宝宝的出生日期，无论对于准妈妈做好临产准备，还是做好有关迎接新生宝宝的事情都至关重要，切不可忽视。那么该如何推算预产期呢？推算预产期主要有以下几种方法：

末次月经推算法

　　用这种方法推算预产期是最常用、最简便的方法。一般情况下，如果准妈妈月经周期规律，每 28～30 天行经 1 次，末次月经又记得准确，就可以用公式计算。推算时：

　　预产期月份＝末次月经第一天的月份＋9 或－3

　　预产期天数＝末次月经第一天的天数＋7

　　按整个妊娠期 280 天计算，具体的方法是：

　　预产期月份＝末次月经第一天的月份＋9 或－3

　　预产期天数＝末次月经第一天的天数＋7

这样，所计算得出的时间就是预产期。例如，最后一次月经是在 2 月 1 日，则月份 2 十 9＝11 月，日期 1 十 7＝8 日，那么预产期应该是 11 月 8 日。如果末次月经是在 4 月以后，则采取减 3 的方法计算。如末次月经来潮是 4 月 2 日，就是月份 4－3＝次年 1 月份，2 十 7＝9 日，即次年 1 月 9 日为预产期。如果用农历计算，则月份计算相同，只是日期加 7 天改为加 15 天。通常情况下，每 3 周来 1 次月经的女性，其妊娠期限应为 40 周－1 周＝39 周；每 4 周来 1 次月经的女性，其妊娠期限应为 40 周；每 5 周来 1 次月经的女性，其妊娠期限应为 40 周＋1 周＝41 周。

### B 超推算法

孕前经期紊乱或有排卵延迟现象的准妈妈，则可以在妊娠第 8 周左右，去医院请医生用超声波来测量胎宝宝的头臀径（从头顶量到臀部）。根据这些数据，医生即可估算出正确的预产期的最佳指标。

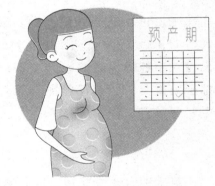

### 胎动日期推算法

第一次怀孕的准妈妈约于第 18 孕周出现胎动，有过生产经验的准妈妈比初次怀孕的女性提前 2 周出现胎动，即在 16 周末已能感觉胎动。其计算公式分别为：

初次怀孕预产期＝胎动出现日期＋22 周

再次怀孕预产期＝胎动出现日期＋24 周

### 早孕反应日期推算法

孕前月经周期不规律的准妈妈，或忘记了末次月经日期，或产后、流产后月经尚未来潮又怀孕了的准妈妈，只要记得恶心呕吐等早孕反应出现的时间，也可以用以推算预产期。因一般早孕反应出现在孕 6 周左右，故计算公式为：

预产期＝早孕反应出现日期＋34 周

准妈妈通过以上方法可以自行推算宝宝出生的日期。另外，如果准妈妈既记不清末次月经时间，又无早孕反应，且没有感知胎动，可由医生通过 B 超及子宫底高度协助推测预产期。

这里需要说明一点，预产期并不等于分娩期。我们说女性怀孕期是 280 天，这是根据统计算出来的日子。因为怀孕 280 天后生产的女性比率最高。因此，才有最后一次月经来潮日加 280 天为预产期的算法。不过，真正的生产日期会因为许多不同因素而改变。根据实际观察，大多数准妈妈的生产时间都出现在预产期的前后 2 周。因此，预产期和生产时间相差在 2 周以内都算是正常。产科将预产期的前 3 周和后 2 周称为正常生产期，而 90％的婴儿也都是在正常生产期内出生的。

## 孕期还能过性生活吗

十月怀胎为夫妻二人的生活增添了许多喜悦和企盼，夫妻恩爱愈加浓烈。在性生活方面，怀孕后，除了怀孕初期和末期，女方会因早孕反应、身心疲劳等性欲略受影响外，其他时间性欲一般无明显减退，男方的性欲则往往有增无减。而且孕后不必避孕会给人以解放感，提高了夫妇的性感，会使两人的结合变得更加强烈。这段时光是婚姻生活中十分美妙的篇章。不过，孕期不正确的性生活会给胎宝宝带来严重的影响。一方面他的生长需要一个安静的洁净环境，而准妈妈有性生活，必然导致准妈妈的心跳加快，气血翻涌，这直接破坏了安定的环境，使胎宝宝没有安全感，影响其生长发育；另一方面，精子的湿热会使胎宝宝出生后易长痘、疹、疥、疮之类的皮肤病。因此，孕期夫妻虽不需要完全禁欲，但节制是十分必要的。那么，孕期应如何管好自己的情欲呢？

### 怀孕 1～3 个月内要避免性生活

怀孕最初 3 个月内不宜过性生活，这是因为女性怀孕后内分泌功能发生改变，对性生活的要求降低。同时还有心理方面的因素，担心性生活会影响胎宝宝的正常发育和安全；也有身体方面的因素，如身体笨重、不灵活、行动缓慢、不方便等。更重要的是妊娠头 3 个月里，由于胚胎正处于发育阶段，特别是胎盘和母体子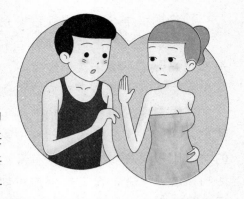宫壁的连接还不紧密，如果进行性生活，很可能由于动作的不当或精神过度兴奋时的不慎，使子宫受到震动，很容易使胎盘脱落，造成流产。即使性生活时十分小心，由于准妈妈盆腔充血，子宫收缩，也会造成流产。因此，准爸爸应了解这一情况，可以用其他方式交流夫妻感情。如果准爸爸不能做到这一点，就容易造成准妈妈的不愉快和夫妻感情上的隔阂，从而影响胎宝宝的健康成长。

### 怀孕 4～7 个月可适当过性生活

怀孕 4～7 个月是孕中期，准妈妈比较稳定，可适当过性生活。性生活前要清洁外阴，排尽尿液，准爸爸也要清洗外生殖器，选择不压迫准妈妈腹部的性生活姿势。性生活时间不宜过长，每次不宜超过 10 分钟；并注意不要直接强烈刺激准妈妈的性器官；动作要轻柔，插入不宜过深，频率不宜过快。性生活结束后准妈妈要注意排尿，并用温开水清洗外阴，以防泌尿系统感染和宫腔内感染。如果这个阶段性生活过频，用力过大，或时间太长，就会压迫腹部，导致意外发生，比如胎膜早破或流产。

### 怀孕 8～10 个月要禁止过性生活

妊娠晚期，特别是临产前的 1 个月，胎宝宝开始向产道方向下降，准妈妈子宫颈口放松。倘若这个时期过性生活，羊水感染的可能性较大，有可能发生破水。同时，孕晚期子宫比较敏感，受到外界直接刺激，有突发子宫加强收缩而诱发早产的可能。因此，孕晚期一定要绝对禁止过性生活。

在孕期过性生活，以精液不入阴道为好。因此，最好使用体外排精或使用避孕套。另外，需要指出的是，如果孕前有病症以及遗传病者一定要在孕期杜绝过性生活，千万不要让一时的冲动给您带来终身的遗憾。具体来

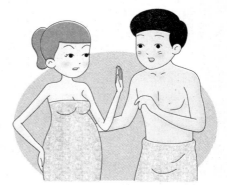

说，有这几种情况的准妈妈要特别注意：习惯性流产史、子宫颈闭锁不全史、早产史或早期破水、有阴道炎或内科疾病及有产前出血或前置胎盘情形的准妈妈等。

禁欲期对准爸爸来说是必须忍耐的时期，应想方设法转移注意力，避免性刺激。孕期是家庭生活的一个特殊时期，幸福和风险并存，夫妻间一定要相互关心、相互理解，默契配合，方可顺利渡过难关。

 ## 胎动什么时候出现

对于大多数准妈妈而言，胎动是种令人兴奋的体验，是让人能亲身感觉到生命正在自己的腹中孕育的证明。

如果您是第一次怀孕，那么在孕 18～20 周，您就会注意到胎动；如果不是第一次怀孕，那么在16～18周，甚至更早期即能感觉到胎动。这主要是因为，最早的胎动感觉起来像鱼在游泳或翅膀在舞动一般，准妈妈常误以为是消化不良、胀气或饥饿所

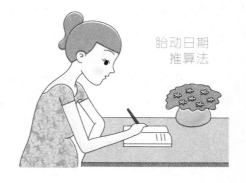

胎动日期
推算法

致，但有经验的准妈妈比较了解会发生些什么征兆，因此能较早确认出胎动的感觉。为何会发生胎动呢？胎宝宝逐渐发育长大后，会

伸展屈曲的四肢，这些动作可以帮助胎宝宝肌肉适当地发育，胎宝宝约自第 8 周起即会开始运动，此时脊柱亦开始进行细微的小动作。在这个时候的胎动母亲还无法察觉。自第 16 周结束后，胎宝宝完全发育的四肢会开始活跃地运动，通常母亲在这个时候可以感觉到胎动，但有些人可能不知道这是什么感觉。胎宝宝的"拳打脚踢"、转身等动作，不仅能被感觉得到，也能看得到。随着胎宝宝渐长，腹中胎宝宝的动作会越来越多、越来越有规律，准爸爸也能够在孕妻腹部明显地摸到宝宝的动作了。

胎宝宝主要有 4 种活动模式：肢体运动：伸伸胳膊、扭一下身子等，每一下动作持续时间一般为1～15秒；下肢运动：也就是我们常常感觉到的胎宝宝的踢腿运动，这种动作很快，力量比较弱，每一下胎动持续时间一般在 1 秒以内；胸壁运动：比较短而弱，一般母亲不大容易感觉得到；全身性运动：整个躯干的运动（如翻身等），这种运动力量比较强，而且每一下动作持续的时间比较长，一般为3～30秒。

胎动，是胎宝宝在宫内安危的一个重要指标，通过胎动计数，可以了解胎宝宝在宫内的情况。胎动正常，表示胎盘功能良好，输送给胎宝宝的氧充足，胎宝宝发育正常。掌握了胎宝宝的胎动规律，就能发现胎宝宝活动是否正常。胎动一般情况下是有规律的，当然，也受一些因素影响而发生变化。妊娠月份不同，一天内测定的时间不同，胎动次数会有差异；羊水多少、母亲情绪变化、使用药物等都会使胎动发生一些变化。胎动于 30～32 周最显著。临近足月时，胎宝宝逐渐占据子宫的空间，其运动明显地受到限制。虽然受到限制，胎宝宝偶尔还是会发出用力的一击，但胎动次数相对减少。

正常情况下，胎动减少就是胎宝宝宫内缺氧的重要信号，常见于胎盘功能减退、胎宝宝宫内缺氧，是胎宝宝宫内窘迫的信号。但胎动过频，往往是胎动消失的前驱症状，也应当引起重视。那么，准妈妈应如何计数胎动呢？

准妈妈采取一个舒服的姿势，每天早、中、晚各选 1 个时间段，数 1 小时胎动。这个时间段可以根据自己的时间灵活掌握。例如，早上起床前的 1 小时，中午午休的 1 小时，晚饭后的 1 小时。然后将 3 小时的胎动次数相加乘以 4，即为 12 小时胎动次数。如果 12 小时胎动次数大于 12 次，为正常；如果 12 小时胎动次数少于 10 次，属于胎动次数减少，就应该仔细查找原因，必要时到医院进行胎心监测。

## 孕期能做运动吗

女性怀孕后，其生理上会发生一系列变化，内脏器官负担加重，活动不便，极容易引起疲劳，常常出现喜静厌动的慵懒现象，尤其是在孕早期，往往坐下就不愿起身。许多准妈妈站着想坐着，坐着想靠着，靠着想躺着，躺下就不愿意起来。长此以往，准妈妈的新陈代谢将会减弱，抵抗力下降，体质会一天天变差。

准妈妈在怀孕期间适当运动能够促进血液循环，提高血液中的氧含量，增强准妈妈的心脏和肺功能，消除身体的疲劳和不适，使准妈妈可以储备更好的能量以备分娩。而且运动还可以促进母体及胎宝宝的新陈代谢，适当的、合理的运动能促进准妈妈的消化、吸收功能，可以给胎宝宝提供充足的营养，既增强了准妈妈的体质，又使胎宝宝的免疫力有所增强。

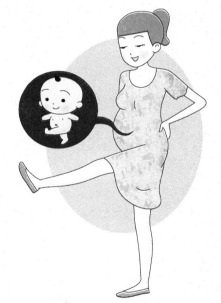

准妈妈无论在哪个时期进行运动，在运动过程中都要注意自我控制，随时观察自己的脉搏、体温，如果出现头晕、气短、宫缩频率增加、某个部位疼痛、阴道突然有血丝或大量流血，要马上停止运动，如果症状不能缓解，要尽快去医院检查。

孕期的前 3 个月做运动一定要小心，很多准妈妈以为这个时候刚刚怀孕，肚子也不大，自认为可以做剧烈运动。但事实上这个时候胚胎在子宫里还没有牢固地"安营扎寨",剧烈的运动很容易导致流产,因此这个阶段最好不要进行剧烈运动。至于孕期适宜做哪些有氧运动,那就要根据自己的喜好和体质来决定。比如准妈妈可以散散步、做简单的韵律舞、打打太极拳等,这些有节奏性的有氧运动可以每天定时做一两项。此外,做些简单的家务也是不错的选择。

锻炼时的运动量以运动时心跳每分钟不超过130次为宜,在运动后10分钟内,能恢复到锻炼前的心率为限。

运动对准妈妈来说好处可谓多多,但并不是每个准妈妈都适合运动的。以下人群在怀孕期间不宜做运动锻炼:

❶ 有过先兆流产、先兆早产、死胎史、双胎史、羊水过多、前置胎盘、阴道流血、腹部韧带松弛、子宫颈可能提前开口的准妈妈,都不宜做运动锻炼。

❷ 如果准妈妈患有心脏病,或是肾脏泌尿系统的疾病,或是曾经有过流产史,也不适于做孕期运动。

❸ 患有妊娠高血压患者,由于血压不稳定,也不适于运动。

❹ 怀了双胞胎的准妈妈也要小心为妙,不宜随意运动。

## 孕期开车要注意什么

如今,人们的生活节奏特别快,很多准妈妈在有七八个月身孕的时候还要坚守在自己的工作岗位上,而且很多准妈妈上下班还要自己开车。虽然许多报道说准妈妈开车不利于母子健康,但对于一些不得不自己开车或乘车上下班的准妈妈来说,应遵守哪些开车和乘车准则呢?

### 一定要正确系好安全带

一些"大肚子"准妈妈不管是自己开车还是乘车,都不喜欢系安全带,害怕那样会勒到肚子,压迫胎宝宝。事实上,准妈妈比平常人更应该系上安全带。因为车在行驶中难免颠簸或急刹车,准妈妈如果不小心撞到仪表盘，会比普通人更危险。准妈妈系安全带的正确方法是：安全带的肩带置于肩胛骨的地方，而不是紧贴脖子；肩带部分应该以穿过胸部中央为宜，腰带应置于腹部下方，不要压迫到隆起的肚子。身体姿势要尽量坐正，以免安全带滑落压到胎宝宝。

### 驾驶时最好靠在椅背上

驾驶时最好靠在椅背上，如果准备一个小靠垫，效果会更好。最好不要采取前倾的姿势驾驶，以免腹部受到方向盘的挤压碰撞。另外，怀孕期间准妈妈的神经比平时更敏感，容易疲劳、困倦、情绪不稳定。因此，如果路况不好，最好不要长距离驾驶，以确保安全。

### 控制开车速度

在开车时一定不要开得太快，准妈妈应该把速度控制在每小时60千米以内，这样才能保证在一般情况下不出现急刹车、急转弯等紧急制动。开车也应尽量不上高速公路，这一点是每一位准妈妈必须注意的。

### 慎开新车

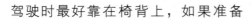

准妈妈应慎开新车，因为新车里面可能会有一些气味，所以新车买回家后应该先开车门、车窗，放掉一部分化学气味，然后可以放些竹炭、菠萝或者羊毛垫等可以吸收异味的东西。

### 避免开车节奏过猛

准妈妈在开车的时候应该避免紧急制动、紧急转向，因为这样

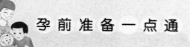

的冲撞力过大，从而可能使准妈妈和胎宝宝受到惊吓。

### 空调温度不要调得太低

车内空调一般调到 26℃为佳，准妈妈坐在里面最好不要低于这个温度。如果不是太热的情况下，可以关掉空调，打开车窗改吹自然风。

### 忌穿高跟鞋

女性开车最忌讳穿不合适的鞋子，比如拖鞋、高跟鞋、塑料底鞋等都不好，最好是穿运动鞋或者是布鞋。准妈妈更是要注意这个问题，本来怀孕的时候可能会出现水肿现象，再穿上高跟鞋等不合适的鞋子，一是不舒服，二是在遇到紧急情况的时候很容易因为鞋跟高等原因造成交通事故。

### 长发要梳起

女性爱美是天性，但是在开车的时候要有所收敛。例如，您要是开车的话，一头乌黑亮丽的长发就应该梳起来，尤其是在开着车窗的情况下更应该梳起来，因为车窗外的风很容易把头发吹乱，导致头发挡住视线。这对于每一个女性都适用，尤其是准妈妈更应该小心，这样才可能把任何一个可能发生的危险都规避掉。

### 仪表台上不要放硬物、利器、香水瓶等

很多人开车都喜欢在车前方的仪表台上放很多东西，如香水瓶、纸巾盒子、钥匙等。其实，放这些东西不仅使车内显得很凌乱，最关键的是一旦紧急刹车时，很容易伤害到坐在前排的人。而香水中的乙醇成分也比较多，这种气味对准妈妈也不是很好，所以尽量不要把香水瓶放在车里。

此外，如果准妈妈开车的时间很长，一定要定期去正规的汽车保养处或者 4S 店做车子的除臭杀菌护理，尤其是夏天常用空调要适时去更换空调滤心，这样才能保证准妈妈在驾驶或者乘坐汽车的时候有一个干净、整洁、清新的健康环境。

## 什么时候去医院待产最佳

临近预产期，对准妈妈来讲，已到了负担最重的时期。什么时候去医院待产？这是准妈妈及其家属最关切也最难把握的事情。这就难免使许多准妈妈在预产期前后相当一段时期内与紧张不安相伴，担心把握不好住院分娩的时间。其实，正式临产会有特定的标志，当有下列情况之一，您可以去医院待产：

### 规律的腹阵痛

当出现规律的子宫收缩亦即您感觉有规律的腹阵痛，开始时较稀疏，10 多分钟出现 1 次，持续 10 多秒，渐渐地 5～6 分钟 1 次阵痛，持续 20～30 秒。宫缩是正式临产的标志。

### 破水

破水前羊膜破裂会有液体不由自主地自阴道流出，羊水虽与尿液近似，但尿液流出可以控制，自己难以区别时请医生帮助鉴定。通常前羊膜是在宫缩剧烈、胎宝宝快娩出时才破裂，若在规律宫缩前就破裂，也就是正式临产前破裂，称为"胎膜早破"，它属产科异常情况之一。一方面，有可能导致脐带脱垂

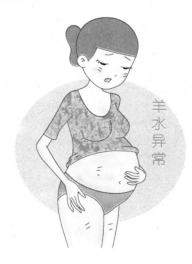

羊水异常

受压，胎宝宝缺血、缺氧，窒息死亡；另一方面，如破膜时间超过24 小时仍未分娩，感染的危险性将大大增加。所以，无论何时，一旦发生了胎膜破裂，均应立即去医院。

初新妈妈从临产到新生命呱呱坠地，其间多数要经历 10 多小时的时间，了解了临产的征兆，就能把握好去医院的时机，既可以免除去医院晚了将胎宝宝产在家中或路途中的危险，也不致因假临产

而往返跑医院折腾或过早住院待产。不少准妈妈不习惯医院的环境，过早住院会增加紧张焦虑情绪，影响正常分娩。

对于没有妊娠并发症的准妈妈，如果在接近预产期的期间，虽还没有临产的征兆，我们建议她最好还是在预产期前后 1～2 天就到医院报到。总之，一方面，过早入院待产，在医院中吃住不习惯，特别是睡眠不充足，反而会给待产的准妈妈带来负面影响；另一方面，准妈妈如因未有产兆出现而迟迟不入院，则可能会发生过期妊娠（妊娠超过预产期两周）。所以，在预产期前后 1～2 天入院是最佳选择。

经系统产前检查，发现准妈妈有下列情况，应按医生建议提前入院待产，以防发生意外：

❶ 患有内科疾病如心脏病、肺结核、高血压、重度贫血等，应提前住院，由医生周密监护，及时掌握病情，及时进行处理。

❷ 医生检查确定骨盆及软产道有明显异常者，不能经阴道分娩，应适时入院进行剖宫产。

❸ 重度妊高征，或突然出现头痛、眼花、恶心呕吐、胸闷或抽搐者，应立即住院，以控制病情的恶化，待病情稳定后适时分娩。

❹ 胎位不正，如臀位、横位，多胎妊娠，需随时做好剖宫产准备。

❺ 准妈妈有急产史者，应提前入院，以防再次出现急产。

❻ 有前置胎盘、过期妊娠者等，应提前入院待产，加强监护。

总之，对于有并发症的准妈妈，医生会根据病情决定其入院时间，准妈妈及其亲属应积极配合，不可自作主张，以防发生意外。

 ## 剖宫产好还是自然分娩好

剖宫产，本来是一种不得已的补救手术，现在却被当做常规临床手段。近年剖宫产率在各级医院特别是城市医院呈明显上升趋势。目前，北京、上海等城市医院剖宫产婴儿均在 50% 以上，有的医院竟高达 80％。事实上，城市女性普遍实行剖宫产，采取自然分娩的主要是经济实力较差和进城的民工阶层。剖宫产已上升为社会地位和经济实力的标志，同时成为一种流行时尚。下腹留有一道刀疤居然被视为 21 世纪中国"新女性"的身体特征。难怪在医院里自然分娩的女性有的倍感失落和自卑，人们都在说剖宫产的种种好处：婴儿的脑部避免了阴道挤压，智力高于自然分娩产儿，其头形更为漂亮；剖宫产使阴道不至于松弛，有利于产后夫妻性生活和婚姻质量；剖宫产有利于保持体形等。

专家们认为：剖宫产的好处在于避免了自然分娩过程的疼痛，相对于它带给母婴的并发症和后遗症便显得不可取，剖宫产只能限于产妇和婴儿的病理因素的补救手术。首先，手术增加产妇大出血和感染的可能性，产后出现各种并发症的可能性是自然分娩的 10～40 倍，疼痛和恢复时间也较长。剖宫产创伤面大，产妇易患羊水栓塞，羊水进入血液导致产妇生命威胁，它是近年产妇一大死因，也给日后再孕带来了难度，即便 3 年后再次怀孕，子宫也容易破裂。由于手术后需要禁食，明显影响母乳喂养，这对刚脱离母体的婴儿的免疫力提高十分不利，一旦婴儿有先天缺陷则更容易死亡。从新生儿角度来看，剖宫产带来的不良影响也不小。由于孩子未经产道挤压，有 1/3 的胎肺液不能排出，出生后有的宝宝不能自主呼吸，即患上所谓的"湿肺"，容易发生新生儿窒息、肺透明膜等并发症。同时，剖宫产也可能因未真正达到胎宝宝成熟而造成医源性早产，引发一系列早产儿并发症，如颅内出血、视网膜病或残废甚至导致死亡。另外，一些医生进行手术时操作不慎，伤害新妈妈和胎宝宝的事件也举不胜举。据一所医院的统计资料：1995～1999 年剖宫产儿的死亡率为 10％，是同期自然产儿死亡率的 2 倍多。另外，剖宫产费用和保养费用都昂贵，是自然分娩的 3～4 倍。

其实，正常分娩时，虽然胎宝宝头部会受到挤压，甚至变形，但一两天后即可恢复正常。胎宝宝受压的同时，也是对脑部血管循环加强刺激，为脑部的呼吸中枢打下更多的物质基础，出生后容易激发呼吸而呱呱啼哭。此外，胎头经过子宫收缩与骨盆底的阻力，可将积存在胎宝宝肺内以及鼻、口中的羊水和黏液挤出，有利于防止吸入性肺炎的发生。这些都是剖宫产所不及的。

研究也证实，剖宫产与自然分娩的孩子在智力上并无差异。所以说，剖宫产的孩子更聪明之说是不科学的。相反，最近的研究成果证明，在多动症孩子的求治人群中，剖宫产的孩子占到八成。

专家认为，剖宫产因产道的改变，使孩子降临人世时的自然环境发生变化，正常产道生产过程带来的神经接触等感觉失去，从而使孩子在成长过程中易得多动症等神经精神疾病。另外，剖宫产新生儿的脐血中，免疫球蛋白含量比自然分娩的新生儿要低，能抗病的抗体含量更低。所以，剖宫产生的新生儿更易感染疾病。从婴儿角度看剖宫产并不如自然分娩。

自然分娩是人类繁衍后代的正常生理，也是女性的一种本能。本来，身体健康、年龄适宜、正常足月妊娠的女性，其自然分娩是瓜熟蒂落、水到渠成的事。当然，在分娩过程中，由于子宫阵阵收缩，新妈妈会有腹痛，有时相当剧烈，由此带来肉体上的痛苦和精神上的紧张。但是，这些都是暂时的，也都是可以承受的。所以，对于绝大多数健康的正常准妈妈来说，自然分娩并非是什么难题。另外，剖宫产术后恢复要比自然分娩慢得多，刀口完全愈合和身体完全恢复需要 1～2 个月，甚至更久一些。如果发生术中意外或术后刀口感染，则会带来更大麻烦。

##  生孩子真如电视中表演的那么疼吗

十月怀胎，一朝分娩。接近预产期，母子身心相连的时光也将要幸福地画上圆满的句号。然而，这段日子，对于准妈妈来说，是妊娠期最后一课，而对胎宝宝来讲，则是人生的第一课。因此，准妈妈要同腹中的胎宝宝同心协力一起渡过分娩难关了。这段日子里，大多数准妈妈由于缺乏对生产的直接体验和正确认识，会导致其在孕晚期的任何一点生理变化，都影响到准妈妈的心情和精神状态。比如，一想到生产，就会想到电视中演的生孩子时大喊大叫的恐惧画面，于是心神不宁、忧心忡忡。

生孩子是一种自然而然的过程，准妈妈千万不要让这种恐惧心理、负面情绪持续下去，要多学习一些孕期保健知识，积极参加分娩学习班，通过和别人交流，正确对待自己焦虑的问题。经常参加正规医院举办的孕期讲座，有问题及时向医生咨询。准妈妈也要和准爸爸多加交流，缓解紧张心情，一起营造和谐的家庭氛围，让胎宝宝安然无恙地降生。

有人说"生产痛是人间至痛"，但也绝非让人难以忍受。分娩的过程，尽管对于胎宝宝的一生来讲是极其短暂的。然而，这个过程，将会影响到宝宝未来的性格、脾气和综合素质，也是宝宝降临人世前的很重要的一次考验。分娩的过程中，新妈妈的子宫要通过一阵一阵的收缩，产道才能一点点地张开，胎宝宝也由此一步步地走出母体来。可以说，这个过程是母子共同协作才能完成的。分娩过程中，母亲的承受力、勇敢表现和积极乐观的态度，都会在这个母子共同努力的过程中传递给宝宝，让宝宝接受降生过程中的第一次为生存而努力的教育。

# 备孕必读：
# 孕期饮食要点

 **孕初不忘继续补充叶酸**

有一种先天性疾病叫"神经管缺损"，或称为"神经管闭锁不全"，这是一种在胚胎早期神经系统发育不全的病，通常婴儿的脑部会明显较小，而发生智障，或是出生没多久就死亡，受到这种疾病侵害的婴儿每年单在美国就高达数万。经过研究，这种疾病有一半以上是由叶酸的摄取不足所致。

叶酸的补充在妊娠的前 3 个月非常重要。叶酸可预防胎宝宝神经管缺损，特别是在受孕后第18～26天神经管形成的主要时期。孕期叶酸缺乏，容易造成新生儿出生缺陷，如无脑儿和脊柱裂等神经管畸形。

神经管畸形常发生于受孕后的第 3 周和第 4 周。如果胎宝宝无头盖骨，大脑组织一部分或全部缺少，即为无脑畸形；如脊椎骨出现裂口，里面的骨髓组织突出来，即为脊柱裂。研究结果表明，孕前及孕期补充叶酸可使神经管畸形的发生率降低至少一半。

中国的准妈妈约有 30％叶酸缺乏。因此，专家认为，每天都要服用叶酸，尤其是怀孕前的 3 个月服用，能有效地预防新生儿神经管畸形的发生。

**平衡膳食是健康优生的保证**

普天之下，所有父母都希望能拥有一个健康、可爱、聪明的宝宝。但是一个健康聪明的宝宝，其营养供给和教育应该从胎宝宝开始。准妈妈的健康，特别是饮食健康不仅直接关系到自身，更关系到胎宝宝的健康成长，因此要引起充分重视。

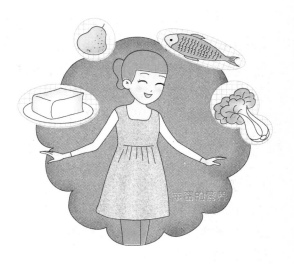

均衡的营养膳食对于准妈妈和胎宝宝来说都非常重要，合理的营养膳食不仅可以促进准妈妈及胎宝宝的健康成长，提高胎宝宝的智力和身体素质，减少孕期不良反应，加快产后身体恢复等，还可以避免畸形儿、弱智儿情况的发生。

在均衡饮食方面，准妈妈要注意多种营养的摄入，特别是一些必需营养物质的吸收非常重要，如维生素和矿物质。除此之外，单不饱和脂肪酸对促进胎宝宝的脑部发育起着重要作用。建议准妈妈食用富含单不饱和脂肪酸的食用油，例如花生油、大豆油等。准妈妈要正确补充营养素，做到均衡饮食，应注意以下几个方面：

❶ 饮食结构搭配要多样化，避免偏食，以求全面摄入营养素。

❷ 无须增加过多的主食，应当增加副食品的种类和数量，尤其要注意摄入足够的蛋白质和钙质。

❸ 平时不爱吃肉、蛋、乳类高蛋白食物的女性，可多吃些豆类和豆制品，以补充蛋白质的不足。

④ 身材高大、劳动量和活动量大的女性和平时饮食量过少的女性，应当适当多吃，补充足够营养。

⑤ 多吃应季的蔬菜、水果，常吃大米、白面者应多补充 B 族维生素，并适当添加杂粮和粗粮。

⑥ 要做到因人、因时、因地安排膳食。

 ## 孕期饮食清淡养胃更给力

清淡的口味最养胃。实际上，不仅准妈妈应该吃得清淡，我们大家平时都应该吃得清淡些。孕早期，由于妊娠反应引发恶心呕吐，准妈妈会没有胃口吃饭。而清淡饮食可以减少准妈妈恶心、呕吐的妊娠反应，增加进食量。此外，准妈妈易患水肿和高血压，尤其是孕后期，所以专家建议准妈妈在孕后期，饮食尤其要注意低盐清淡。

清淡饮食包括一个要点，即不要过热或过冷，也不可过饱。我们知道，过冷过热的饮食会伤脾胃，暴饮暴食对肠胃也没有什么好处。

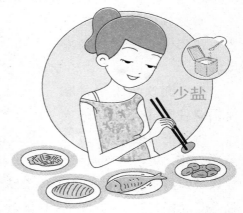

清淡低盐饮食并不是说让准妈妈一点盐都不吃，而是适当少吃些盐。研究表明，正常准妈妈每日的摄盐量以 5～6 克为宜。其中 1/3 由主食提供，1/3 来自烹调用盐，剩余 1/3 来自其他食物。在一般情况下，怀孕后和怀孕前在钠盐的摄入上差别不是很大。

但患有肾脏病或心脏病的准妈妈以及体重增加过度，特别是同时还发现水肿、血压增高、有妊娠中毒症的准妈妈，更应少吃盐，即每天摄盐量不得超过 2 克。

## 孕初没胃口不必拘泥于一日三餐

孕早期准妈妈吃不下东西的时候，还可以适当改变一下平时的生活方式和习惯，不拘泥于一日三餐，可根据自己的食欲状况进餐。如早晨起床时常有恶心、呕吐的现象发生，这时可以先喝点水，到户外去呼吸新鲜空气，待恶心的感觉减少后再进餐也不迟；或者准备一些平时喜欢吃的面包、饼干，起床前先吃一两片，缓解一下恶心的感觉也可以。

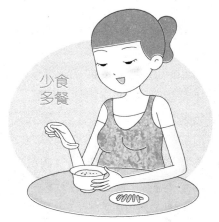

少食
多餐

少吃多餐对孕早期的准妈妈来说是再合适不过了。如果早晨恶心，而下午食欲好，就可以在下午适当增加进餐的次数和量。

还有一些准妈妈会改变平时的味觉习惯，特别喜欢吃酸的食物，或者特别喜欢吃辣的食物，有时还会特别想吃某种食物，这都属于正常现象，不必过于克制自己。喜欢吃酸的食物，可以选择橘子、柠檬、青梅等水果，也可以选择一些糖醋味的菜肴，如糖醋排骨、糖醋鱼等；喜欢吃辣的食物，最好用新鲜的辣椒做调料，而不用或少用辣酱等调料，因为新鲜的辣椒中含有丰富的维生素C，这样既有助于增加食欲，同时也可以获得更多的营养素。但辛辣食物尽量少吃。

对于孕早期有妊娠反应的准妈妈来说，什么时候想吃就什么时候吃；能吃多少就吃多少，想吃什么就吃什么，并且尽量多吃一点，每天最好能吃150克左右的主食。当然，这些食物首先要保证对准妈妈和胎宝宝来说都是安全的。

有些准妈妈妊娠反应特别严重，吃什么吐什么，甚至喝水也吐，闻到饭、菜的味道就引起强烈的恶心和呕吐。由于不能进食，准妈妈很快便消瘦，体重减轻，十分虚弱。这时最好去医院进行治疗，通过静脉输液的方法补充水分和各种营养素，但绝不可随意服用减轻呕吐反应的药物，以免对胎宝宝造成不利的影响。

 ## 准妈妈补钙切莫一"钙"而论

准妈妈怀孕时，母体自身的骨密度下降，若不及时科学地补充钙质，女性容易出现骨质疏松症，而且胎宝宝的生长发育也需要准妈妈补充钙质。但是，钙质的补充并不是越多越好。超量补钙，不仅有增加肾结石的危险，还会使胎盘过早钙化、囟门早闭。

准妈妈所需的钙主要来自饮食和钙剂，准妈妈在早期每天需要补钙 800 毫克，中期需补钙 1000 毫克，晚期需补钙 1200 毫克，每天补钙量不要超过 2000 毫克。正常准妈妈尽量从膳食中获取钙，奶制品是其最好的来源，豆制品、虾皮、紫菜中含钙也不少。和纯牛奶相比，准妈妈补钙最好从准妈妈营养奶粉中汲取，准妈妈营养奶粉含有丰富的铁、锌、牛黄酸、二十二碳六烯酸（DHA）等营养成分，更有利于准妈妈的营养均衡。

从食物中提取钙质很重要，不过，准妈妈们还要注意正确补钙的方法，切莫一"钙"而论。

| ① 少量多次补钙效果好 | 这样比一次大量补钙吸收效果好。在吃钙片的时候，可以选择剂量小的钙片，每天分 1 次或 2 次口服。同样，500 毫升牛奶，如果分成 2～3 次喝，补钙效果要优于 1 次全部喝完。 |
| --- | --- |
| ② 选择最佳的补钙时间 | 钙容易与草酸等结合，影响钙的吸收，因此补钙最佳时间应是在睡觉前、两餐之间。注意要距离睡觉有一段的时间，最好是晚饭后休息半小时即可，因为血钙浓度在后半夜和早晨最低，最适合补钙。 |

**3**
补钙同时适量
补充维生素 D

维生素 D 能够调节钙、磷代谢，促进钙的吸收。除了服用维生素 D 外，还可以通过晒太阳的方式在体内合成。每天只要在阳光充足的室外活动半小时以上就可以合成足够的维生素 D。而服用维生素 D 过量反而会引起食欲减退、乏力、心律不齐、恶心、呕吐等不良反应。

## 产前要吃些有利于分娩的食物

一般准妈妈整个分娩过程要经历 12～18 小时，这么长的分娩过程，势必要消耗极大的体力。而且，临产后正常子宫每分钟要收缩 3～5 次。有人估计，这一过程消耗的热量，相当于走完 200 多级楼梯或跑完 1 万米所需的能量。可见分娩过程中体力消耗之大。这些消耗除准妈妈体内储存的能量外，最好能在分娩过程中适当给予补充能量，才有利于新妈妈顺利分娩。

分娩时吃些什么食物好呢？在传统习惯中多给准妈妈吃鸡蛋，认为既可免去上厕所的麻烦，还能补充营养。

专家认为准妈妈多吃鸡蛋并不合适，因其营养成分不易被人体吸收。此外，水分过少也不利于准妈妈健康。很多专家向广大准妈妈推荐的"助产大力士"是巧克力。巧克力含有丰富的营养素，每 100 克巧克力中含糖类 55～66 克，脂肪 30～38 克，蛋白质 15 克，还有铁、钙以及维生素 $B_2$ 等，同时巧克力中的碳水化合物可迅速被身体吸收利用，比鸡蛋快得多。因此，准妈妈在分娩前，应准备些优质巧克力，以备在分娩过程中食用，及时补充体力消耗，促进分娩的尽快完成。

## 当心进补造成先兆流产

准妈妈需要增加营养是人所共知的常识，但是，并非所有营养品都适合准妈妈，不加选择地盲目进补，对准妈妈是很危险的。曾有一位女性，在其怀孕后，家人给她买来桂圆、黄芪、人参、蜂王浆等各种滋补品，但是她吃了以后却出现了漏红现象，经医生检查诊断为乱用补品造成的先兆流产。

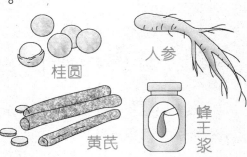

有人可能会问：为什么进补会造成先兆流产呢？原来，从中医学的角度看，女性怀孕后，由于阴血聚以养胎，多数人有阴血偏虚的证候，而阴虚则会滋生内热，从而出现口干、口苦、大便干结、小便短赤等阴虚火旺的症状。如果这些症状不严重，过一段时间通过准妈妈自身对阴阳的调节会自行消失；如果症状严重，有经验的医生会很小心地选择一些不会对准妈妈和胎宝宝产生危害的清热凉血的药物进行治疗。而人参、桂圆属于甘温之物，会加剧准妈妈阴虚火旺的症状，在这个时候是不能吃的。前面提到的那位准妈妈，由于生理上的变化，本来就有些阴虚阳亢，又吃了不少甘温的补品，这无异于火上浇油，使内热陡然上升，从而迫血妄行以至于伤胎漏红，引起先兆流产。所以，准妈妈不应听信"桂圆力大可保胎，食之将来孩子可眼大、漂亮"等说法，孕期应禁食桂圆。对人参和蜂王浆，若准妈妈的确气血亏虚，需要食用，也必须严格按照医嘱食用。

因此，准妈妈除了吃多样化食物以保证蛋白质、维生素以及铜、铁、锌等微量元素充足之外，不要乱用补药。否则，会使阴阳气血失调、脏腑功能受到干扰，出现各种不适症状，甚至造成严重后果。准妈妈进补总的原则是，增强营养，不要轻易地服用补品。

**当心 9 种食物带来麻烦**

药食是一家，食物既可以补充营养，也可以产生不良影响，甚至导致疾病，比如流产。妊娠期间，尤其是孕初，准妈妈应注意营养的摄入，但同时也应注意到有些饮食会对自己或者胎宝宝产生不良影响。为了让宝宝健康地到来，准妈妈必须远离以下 9 种食物，因为它们会让您流产没商量。

| 1 螃蟹 | 螃蟹味道鲜美，但其性寒凉，有活血祛瘀之功，故对准妈妈不利，尤其是蟹爪，有明显的堕胎作用。 |
|---|---|
| 2 桂圆 | 桂圆属甘温大热之物，准妈妈食用后易生内热，容易引起流产。因此，准妈妈孕初不宜食用。 |
| 3 马齿苋 | 马齿苋既是草药又可作为菜食用，其药性寒凉而滑利。马齿苋汁对于子宫有明显的兴奋作用，能使子宫收缩次数增多、强度增大，易造成流产。 |
| 4 甲鱼 | 甲鱼虽然具有滋阴益肾的功效，但是甲鱼性味咸寒，有较强的通血络、散瘀块作用，因而有一定堕胎之弊，尤其是鳖甲的堕胎之力比鳖肉还强。 |

**5 芦荟**

中国食品科学技术学会提供的资料显示，怀孕中的女性若饮用芦荟汁，会导致骨盆出血，甚至造成流产。对于生产后的女性，芦荟的成分混入乳汁，会刺激孩子，引起下痢。芦荟本身就含有一定的毒素，中毒剂量为9～15克。一般可能会在食用后8～12小时内出现恶心、呕吐、剧烈腹痛、腹泻、出血性胃炎等中毒反应。

**6 杏子**

杏子味酸性大热，且有滑胎作用。由于妊娠胎气胎热较重，故产前一般应吃清淡食物，而杏子的热性及其滑胎特性，为准妈妈之大忌。杏仁中含有剧毒物质氢氰酸，能使胎宝宝窒息死亡。

**7 黑木耳**

黑木耳学名桑耳，虽然因其有滋养益胃的作用而很受准妈妈的欢迎，但同时其又具有活血化瘀之功，不利于胚胎的稳固和生长，故应少吃。

**8 薏苡仁**

薏苡仁是一种药食同源之物，对子宫平滑肌有兴奋作用，可促使子宫收缩，因而有诱发流产的可能。

**9 山楂**

准妈妈应少吃山楂，因其具有活血化瘀、促进子宫收缩的作用，吃太多会增加流产的概率。

# 备孕必读：
# 孕期护理要点

 最常规的产前检查项目

最普遍的产前检查包括：

❶ 验尿，以筛检有无含糖、蛋白质、白细胞、血液和细菌。

❷ 抹片检查，以追查有无子宫颈癌。

❸ 遗传性疾病镰状细胞性贫血和黑蒙性家族性白痴检验。

❹ 妊娠糖尿病筛检，以查看有无糖尿病倾向，特别是曾生过巨婴，或妊娠初期即体重增加过重者。

❺ 血液检验，以判定血型，并查看有无贫血。

❻ 血液筛检，以判定是否具有如麻疹这类疾病的免疫力。

❼ 看有无感染，如梅毒、淋病、肝炎、披衣菌，有的则还包括艾滋病（AIDS）。

有些检查是针对每个准妈妈的例行检查；有些则针对某特定地区的准妈妈，或由于某些医师的诊疗习惯，并不是必然的例行项目；而有的则要视情况需要才进行。

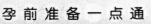
 **尽量不用或少用药物**

孕初是胎儿神经器官、四肢、眼睛开始分化的重要时期，在此期间，准妈妈尽量不使用任何药物，因为一些药物在这一期间会对胎儿造成影响，甚至导致胎儿畸形和神经系统障碍。

据调查，绝大多数准妈妈在妊娠期间或多或少用过药，其中有一部分准妈妈是未经医生开处方而自行服药的。对这些非处方用药，医务人员无法控制，准妈妈自己也不知其害，故无法避免有害作用的发生。

孕期服药最常见的原因是因感冒、头痛、发热而服阿司匹林、复方阿司匹林（APC）或复方氯苯那敏（扑尔敏）等退热止痛药。这类含有阿司匹林的药物如果在怀孕早期服用，可能会引起胎宝宝骨骼畸形或导致心血管、神经系统及肾脏的先天性缺陷；如在妊娠晚期或临产前服用，可使预产期延长、分娩期出血、宫缩无力及死胎、死产率增加。此外，适当地服些维生素 C 和叶酸，可以预防和减少先天性畸形的发生，但如果大剂量或长期服用，尤其是使用过期、变质的维生素 C，可影响生殖功能或引起死胎。其他如使用维生素 A、维生素 D、维生素 K 或不适当地服用四环素、镇静药以及抗过敏药，甚至止咳药等均可能对胚胎或胎宝宝造成损害。

所以，在妊娠期间，应尽量避免用药，可用可不用的药坚持不用。确因有病必须服药者，一定要在医师的指导下使用。

 **孕早期谨防流产悄然而至**

怀孕早期也就是怀孕后的前 3 个月，是流产风险相对比较大的阶段。那么究竟是什么原因导致有些准妈妈失去孕育新生命的机会呢？

准妈妈自然流产的原因很复杂，首先是胚胎本身存在自然淘汰的问题，存在异常的胚胎在怀孕的前 3 个月里是最容易流产的。另外，遗传因素也可能导致流产，如有不良基因，准妈妈也容易流产。除了自身的原因外，准妈妈在怀孕早期或怀孕前如果接触电脑比较多，或是有吸烟、饮酒、生病或受了污染的环境影响，或是没有提前 3 个月补充叶酸，都有可能造成流产。

专家还提醒，如果发生一次自然流产还是偶然，但如果发生多次流产事件，就该到医院查染色体，或者查血，以便找到流产的根由。而为了减少流产的危险，准妈妈不但要远离烟、辐射等有害物质和环境，还要注意休息、避免劳累和剧烈活动。

❶ 充分的休息，切勿过度劳累。不要做过重的体力劳动，尤其是增加腹压的负重劳动，如提水、搬重物等。

❷ 防止外伤。出门最好穿平底鞋；孕期尽量不要外出旅游；避免震动的工作环境；做家务时避免危险性动作，如登高等。

❸ 摄取均衡的营养。远离烟酒，清淡饮食，不吃辛辣的食品，尽量少食多餐，必须保持大便通畅，避免肠胃不适。

❹ 节制性生活。性生活时腹部受到的挤压和宫颈受到的刺激均会诱发宫缩，在孕早期，胎盘的附着尚不牢靠，宫缩非常容易导致流产，所以妊娠早期应禁止性生活。妊娠中期虽然可以有适当的性生活，但次数和幅度都应少于孕前，准爸爸们应该克制一下。

❺ 保持心情愉快，情绪稳定。鲜牛奶可以帮助准妈妈预防骨质疏松，还能帮你稳定情绪；橘子、芹菜等高纤维的蔬菜水果，既去火又补充维生素，并且让你心情愉快起来。

❻ 保持身体特别是会阴部的清洁。生殖道炎症也是诱发流产的原因之一。怀孕期间，阴道分泌物增多，因此外阴清洁工作显得非常重要，准妈妈每晚都应坚持清洗外阴，必要时一天清洗两次。

❼ 每两周到医院做产检一次。

## 准妈妈孕期莫轻易拔牙

拔牙对一般人（除患有严重心血管疾病及血液病的患者）来说不是什么大事，但对准妈妈就应特别注意了，因准妈妈拔牙时的精神紧张及疼痛刺激易诱发子宫收缩，可能会引起流产和早产。据临床资料表明：在妊娠最初 3 个月内拔牙可诱发流产；妊娠 8 个月后拔牙可诱发早产；在妊娠 4～7 个月时拔牙会相对安全。另外，妊娠妇女由于受雌激素的影响，拔牙时易出血过多，因此妊娠期除必须拔牙外应尽量避免拔牙。总之，妊娠期拔牙弊端较多，如必须拔牙时，也应在妊娠中期（4～7 个月）进行。拔牙前应充分休息、睡眠，做好口腔护理，精神放松；拔牙时充分麻醉，避免子宫受刺激产生子宫收缩而诱发流产与早产。准妈妈若有习惯性流产及习惯性早产史应禁忌拔牙。

 ## 准妈妈坐立行走有讲究

怀孕会让很多人兴奋不已，尤其是感到胎动以后，更会让准妈妈感到自己是最幸福的人。但体重不断增加，准妈妈的行动也会越来越不方便起来。稍有不对，就有可能伤着腹中的胎儿。因此，准妈妈每日的坐、立、行走都有讲究，下面就来学习一下。

### 站姿

站立时，使两脚的脚跟和脚掌都着地，两腿平行，两脚稍微分开，把重心放在脚心附近。双膝要直，向内、向外收紧腹部，同时收缩臀部，双臂自然下垂，放在身体两侧；头部自然抬起，两眼平视前方。

专家小贴士

　　站时，不要绷紧双膝，要让你的体重均衡地分布于整个脚掌，最好不要久站。如果必须长时间站立时，可隔几分钟转换一次重心，如重心先放着左脚上，3～5分钟后在转移到右脚上，来缓解疲劳。最好尽快找到休息的地方，避免让身体疲惫。

### 坐姿

　　不论是坐在椅子上还是地板上，随时要保持背部平直。股关节和膝关节要成直角，大腿呈水平状态，双脚平放在地上。坐在椅子上时，要紧贴靠背，椅背可以支撑你的腰背部。当坐着感到不舒适或腰背疲劳时，可以放一个小靠垫或者毛巾卷在你的腰背部，双腿不要交叉，以免妨碍血液循环。

 专家小贴士

　　需要长时间坐着时，最好要在脚下放一木踏脚，有利于休息。

### 行走

　　虽然准妈妈身体较笨拙，但行走时，依然要保持直背、抬头，紧收臀部，保持全身平衡，匀速、稳步行走，切忌踮起脚尖或快步走。当遇到楼梯或地面不平整时，可利用扶手、栏杆等来保持身体平衡。

 专家小贴士

　　孕期切忌走过多路，感觉累时，要随时休整，待疲劳缓和后再继续步行，散步时也需要如此。

**准妈妈穿衣忌过紧过小**

如今有许多青年女性，喜欢穿又瘦又紧又小的衣服，以显示体形美，甚至在怀孕以后，还不愿穿对自己身体有利的宽大舒适衣服。其实，女性怀孕以后，由于胎宝宝在母体内不断地发育成长，会使得母体逐渐变得腹圆腰粗，行动不便。同时，为了适应哺乳的需要，准妈妈的乳房也逐渐丰满。随着月数的增加，准妈妈本身和胎宝宝所需氧气增多，呼吸通过气量也会增加，胸部起伏量增大，所以准妈妈的胸围也增大。如果再穿瘦、紧、小的衣服，就会影响呼吸运动及身体的血液循环，甚至会引起下肢静脉曲张和限制胎宝宝的活动和发育。

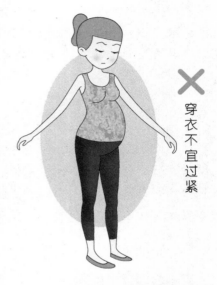

穿衣不宜过紧

因此，怀孕后的女性尤其是怀孕中后期，准妈妈应忌穿紧小的衣服，宜穿轻而柔软、宽大舒适的衣服，内衣、内裤不要太紧，裤带也要松紧适度，这样才有利于准妈妈的身体健康，也有利于胎宝宝的生长发育。一般来说，夏季准妈妈容易出汗，宜穿肥大不贴身的衣服；冬天要穿厚实、保暖、宽松的衣服，如羽绒服或棉织的衣服，既防寒又轻便，款式也美。现在市场上有很多准妈妈装出售，怀孕的女性朋友可选择适合自己的购买。

 **妊娠中期宜采取左侧卧位**

随着胎宝宝在子宫内逐渐长大，准妈妈的睡姿显得越来越重要，特别是到了妊娠中晚期，即怀孕5～10个月，准妈妈的不良睡姿会影响到子宫的位置，而且会增加妊娠子宫对周围组织及器官的压迫，影响子宫和胎盘的血流量。医学专家对孕妇的睡姿进行了长期研究证实：孕妇在妊娠期间，特别是妊娠中晚期，采取左侧位才是最佳睡眠姿势。

原因一：左侧卧位可以减轻增大的子宫对主动脉及下肢静脉的压迫，维持正常子宫静脉的血流量，保持胎盘的血液供给，给胎儿提供生长发育所需的营养物质。

原因二：左侧卧位可以减轻子宫对下腔静脉的压迫，增加回到心脏的血流量，使肾脏血流量增多，改善脑组织的血液供给，有利于避免和减轻妊娠高血压综合征的发生。

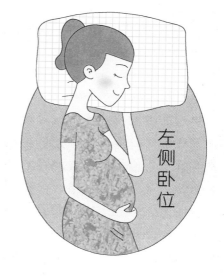

原因三：在妊娠中晚期，子宫呈右旋转，左侧位可改善子宫的右旋转程度，因此可减轻子宫血管张力，增加胎盘血流量，改善子宫内胎儿的供氧状态，有利于胎儿的生长发育。

妊娠中晚期的准妈妈，是不宜采用仰卧位的睡姿的。因为仰卧时增大的子宫会挤压腹腔中的腹主动脉和下腔静脉等大血管，造成邻近部分组织器官的动脉血液供应障碍和静脉回心血流量减少，导致子宫本身血流量供应不足，这不仅会造成胎宝宝缺血，准妈妈本身也会因大脑的血液和氧气的供应不足而出现头晕、胸闷、脸色苍白、恶心、呕吐等现象，严重时还会使血压下降，医学上将这种现象称为"仰卧位低血压综合征"。如果准妈妈已有妊娠高血压综合征，仰卧位睡觉则易引起血管紧张素含量的增高和排尿量的减少，容易诱发妊娠高血压病的发作或加重，极易诱发"子痫"，处理不当可危及母子生命。

到了妊娠晚期，准妈妈仰卧睡觉还可诱发胎盘早期剥离，表现为突然腹痛、阴道及子宫内出血等症状。而且，准妈妈仰卧睡觉，可造成输尿管机械性梗阻，使细菌易于生长繁殖，增加了准妈妈患肾盂肾炎、膀胱炎的机会。

###  孕晚期最好不要远行

专家建议，孕晚期的准妈妈最好不要远行！这是因为这期间为早产的多发期，因此除非紧急情况或回父母身边去分娩，其他都要停止。但是可以去附近的公园散步，可以调节心情，但是感到腹胀时以休息为宜。如果必须要长时间外出时，无法预料会出现什么情况，所以最好有人陪

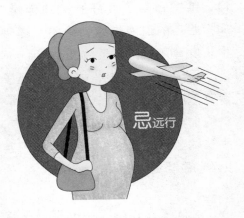

伴。另外，手提包里要携带母子健康手册和健康保险卡以及破水时使用的卫生巾或准妈妈用卫生巾。

###  电脑族准妈妈巧选防辐射服

对于从事电脑工作的准妈妈和接触电磁辐射比较多的人来说，选择一套防辐射服是必不可少的。但防辐射服该怎样选购呢？怎样鉴定防辐射服是真的防辐射呢？

❶ 根据自己的实际情况选购防辐射服。一般建议需要超强防护的是在机房工作或者工作环境中有超过 50 台电脑的准妈妈。普通的防护效果大概有 25% 的金属纤维，而超强的大概有 30% 的金属纤维。

❷ 决定是穿防辐射内衣还是穿防辐射马夹。防辐射内衣是给未怀孕的女性保护自己的。当然，准备怀孕的准妈妈也可先穿内衣，

但是一旦怀孕后 3 个月，就必须穿前后防护的马夹（保护脊椎神经系统）。所以，根据自己的怀孕情况很好做出判断。

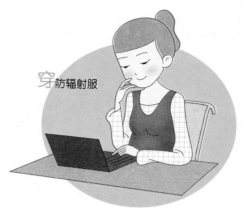

穿防辐射服

❸ 选款式。只要是防辐射马夹，防护效果基本相同，就是样子不一样了，那就看样子哪个好看就挑哪个了。

❹ 挑颜色。最多的颜色是藏青，由于耐脏，所以藏青是选择最多的颜色；粉红色适合那些喜欢靓丽的女性；紫色就是兼具耐脏和漂亮的颜色了；其他还有诸如蓝色、灰色、军绿等。当然，最后颜色选择还需要您自己来决定了。

❺ 选尺寸。买衣服，尺寸都是挺麻烦的，大了小了都不好。这里我们提个建议，对于准妈妈买防辐射服，建议稍微大一点，这样对自己和宝宝都好点，毕竟价格都一样。比如官方推荐身高 160～164 厘米穿 L，身高 165～170 厘米穿 XL，实际中建议身高 164 厘米的就买 XL 的，身高 169 厘米的买 XXL。这样即使买大了，也好让裁缝改小点，但是买小了，裁缝也无能为力了。

至于怎样鉴定防辐射服是否真的有防辐射功能，您可以参考以下讲解：

拿到防辐射服之后，需要检查如下标示来鉴别是否是正品。首先看防辐射服的防伪标签。通过防伪标签，可以打电话验正防辐射服的进货渠道是否正规。当然这个方法只能初步判定正品。再看吊牌和鉴定书（小）是否都完整无损。

再就是看衣服防护效果。很多人以手机打不通作为鉴定防辐射服的防护标准，其实这是不正确的。正确的方法要复杂得多：首先，用手机拨通别人的电话，一定要在通话中，这时，手机才是一个强辐射源。其次，打开收音机或者把免提电话打开，用手机靠近它们，可以听到明显的啸叫声，如果听不到，可以换一个免提或者找一个音箱也可以。总之，一定要听到啸叫声才可以进行下一步。最后用衣服包住手机，这时啸叫声就消失了。通过以上鉴定，基本可以判断买到的防辐射服是正品。

 ## 孕晚期要做好充分的产前准备

有些准妈妈可能从孕 6～7 个月时就开始准备住院需要用的东西了。当然，提前准备会避免因突发情况临时住院而手忙脚乱。那么，准妈妈孕前应做好哪些孕前准备呢？

| 必备物 | 住院时必备物品的清单 |
|---|---|
| 证件及押金 | 夫妻双方身份证、户口本、准妈妈的保健手册、病历本等，当然住院费更不可少，还要准备好银行卡，以便在紧急情况下可以随时取款。 |
| 妈妈的用品 | 内裤和卫生巾（分娩后阴道分泌物会增多，需要经常更换内裤和卫生巾。最好准备足够的内裤和卫生巾），毛巾（这是住院时经常用到的住院用品，需多准备几条），防溢乳垫（产后会有较多的乳汁分泌出来，此时在胸罩里放入防溢乳垫乳汁就不会流出来了），睡衣两三套（长袖，棉，丝面料，冬天用绒的、夹棉的等），拖鞋（冬天也用棉的），袜子、外衣、帽子、大衣或羽绒服（冬天）等。 |
| 宝宝的用品 | 尿布、尿裤（尿裤的质料最好以防水性强，又有适度通气性的为主。至于形状，通常以 T 字形居多，而且又可以预防股关节脱臼），婴儿衣服（以柔软而且刺激小的纱、棉质最为合适），被子（以棉质为好），小脸盆两三个（新生儿应每天洗澡保持清洁，所以澡盆是必备的），体温计、室温计。 |
| 其他用品 | 多功能杯、保温瓶、餐具、杯子、吸管、红糖、纸巾、牙膏，以及陪护者的必需用品、衣服包等。 |

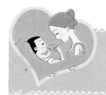

# 备孕必读：

## 掌握胎教知识，为孕期做准备

### 孕前要做好胎教准备

"胎教"一词源于我国古代。最早出现在汉朝，那时女性怀了宝宝后，就必须遵循一些道德、行为规范。在古人看来，胎儿在母体中能够容易被孕妇情绪、言行同化，所以孕妇必须谨守礼仪，给胎儿以良好的影响。而在现代胎教被赋予了新的意义，即通过调整准妈妈身体的内外环境，消除不良刺激对胎儿的影响，并采用一定的方法和手段，积极主动地对胎儿进行训练和教育，使胎儿的身心发展更加健康成熟。

"望子成龙、望女成凤"的愿望也许很多父母都有，谁不希望自己的宝宝将来是一位小神童。父母们在宝宝还未出生，就利用胎教培养着下一代。这样的做法是正确的。但也不能过于强求，毕竟孩子是否能成为小天才，除了胎教，还有遗传因素、出生后继续教育和环境影响的因素，以及个人的兴趣、意志、品德等非智力因素的影响。

那么，孕期胎教对孩子的影响到底有多大呢？据一项科学监测发现，胎儿的素质可以随胎教而改变，接受过胎教的宝宝，出生后生活有规律，睡眠好，精神饱满，不爱哭闹；发育好，体格健壮，

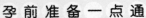 

不易生病；对父母的言语，理解能力强，学说话的时间早，乐于与人交往；适应能力和对事物的敏感性比没有接受过胎教宝宝强。因此，孕期胎教还是很有必要的，接受胎教与没有受过胎教的宝宝相比胎儿的智力、个性、情感、能力等方面都有发展。

要想做好胎教，首先孕前要做好准备。也许很多夫妻还不知道如何做吧！其实很简单，只要做好以下 4 点，整个孕期你都可以与胎宝宝亲密接触。

### 学习胎教知识

建议年轻的夫妻们在准备要孩子之前，应从正规的专业单位及渠道学习一些有关儿童发展方面的知识，包括孕期心理、胎教早教及儿童心理与教育学的有关常识。

### 了解胎教方法

如听力训练、运动训练、记忆训练、语言训练、呼吸训练、做操训练、游戏训练，并由此而延伸出各种胎教方法。

### 准备好胎教工具

胎教工具主要有手电筒、有声磁带、播放机、胎教传声器等。

### 准备好胎教教材

一般孕前要准备一些胎教音乐器材及书籍，还可购买一些有关孕产妇、优生优育、育儿等知识书籍以供闲暇时增长知识，做好孕期保健，孕育健康、聪明宝宝。

 ## 制订一份胎教计划

了解了胎教的实施方法后，是不是该制订一份适合自己的胎教计划了？每个要做爸妈的夫妻都有不一样的想法，所以应该合理安排，这样既可以完成胎教，对胎宝宝的成长有利，而且也不会妨碍准爸妈的正常生活。下面就来教你如何制订胎教计划。

一般制订胎教计划包括选择好胎教方法、安排好胎教时间、准备好胎教教材、记录好胎教日记等几方面。

第一步，综合考虑，运用各种胎教的方法。胎教的方法有很多，如呼唤、触摸、音乐等。最好能交替进行，如早上进行呼唤胎教，中午进行触摸胎教，晚上再进行音乐胎教。

第二步，依据生活作息，安排好胎教的时间。在时间的安排上，最好能在早上起床后、午睡后或下班后、晚上临睡前这几个时间段。但需要注意的是，开始胎教时，时间不宜过长，每次控制在 5～10 分钟，随着准妈妈妊娠月份的增加可延长至 10～20 分钟。

第三步，精心挑选，选择优秀的胎教内容。可选择音乐、儿歌、诗文、外语等，循序增加。例如，孕早期胎教音乐宜选用轻松愉快、优美动听、诙谐有趣的音乐，如《假日的海滩》、《矫健的步伐》、《锦上添花》、《春江花月夜》等曲子。孕中期可继续听孕早期的乐曲，同时增添一些柴可夫斯基的《B 小调第一钢琴协奏曲》、《喜洋洋》、《春天来了》等乐曲。孕晚期宜选择既柔和又充满希望的乐曲，如《让世界充满爱》、《梦幻曲》、《水上音乐》、《我将来到人间》等。胎教不要拘泥于形式，一定要选择真正喜欢的内容，并完全可以按照自己的习惯，发挥自己的想象，与肚中的小宝宝互动。

 专家小贴士

人在轻松的环境下，学习东西会非常快，胎儿也是一样。只要准妈妈感到舒适，并且感到胎儿在醒着，就可以随时把自己听到、看到的一切与宝宝分享。但要注意时间要短一些，毕竟小宝宝最需要的是休息。

 了解胎教的方法

胎教，对于很多年轻的夫妻而言也许很陌生，有时甚至不知该如何入手。那么，最好在孕前多了解一些相关知识，并做好记录，这样在受孕后就不会手忙脚乱了。下面就来介绍一些胎教的方法。

### 抚摸胎教法

抚摸胎教法是根据胎儿具有触觉，准爸妈通过抚摸来与胎儿沟通的方法，经过抚摸训练出生的宝宝，肌肉活动力较强，对外界环境的反应较灵敏，在生后翻身、爬行、站立、行走等动作的发展上都能提早些。它也是准爸妈早期与胎儿沟通的重要途径。

【实施方法】父母用手轻轻抚摸胎儿或轻轻拍打胎儿，通过孕妇腹壁传达给胎儿，形成触觉上的刺激，促进胎儿感觉神经和大脑的发育。抚摸时，动作宜轻柔，以免用力过度引起意外。孕中期出现腹壁变硬、子宫收缩等症状时，不宜进行。

### 呼唤胎教法

呼唤胎教法是根据胎儿具有辨别各种声音，并能作出相应反应的能力，准爸妈对胎儿进行呼唤的训练方法。它能建立胎儿的记忆反应，宝宝出生后，父母熟悉的声音，能消除他（她）由于环境的突然改变而带来的心理紧张与不安，这也是父母与胎儿最初的沟通。

【实施方法】胎儿 7 个月开始，每天早起后，就对胎宝宝打招呼，如"宝宝，我是妈妈，你好"。久而久之，每当呼唤胎儿时，胎儿就会兴奋地蠕动起来。

### 音乐胎教法

音乐胎教主要以音波刺激胎儿听觉器官的神经功能，从而对胎儿的听力、感知、情趣、记忆等进行训练的方法，也是最主要的胎教方法。优美的音乐会提高胎儿对音乐的感知性，而音乐的节律性振动能较好地刺激胎儿的听觉，激发胎儿的情绪，促进大脑的发育。

【实施方法】怀孕 5 个月开始，选择孕妇喜爱的音乐，以动听悦耳的轻音乐为主，可在每晚睡前，听 10～20 分钟的音乐，刚开始时时间可以短一些，控制在 10 分钟以内。

### 光照胎教法

光照胎教法是指通过光源对胎儿进行刺激，以训练胎儿视觉功能的胎教法。

【实施方法】光照胎教最好从孕 24 周开始实施，早期可适度刺激。准妈妈每天可定时在胎儿觉醒时用手电筒（弱光）作为光源，照在自己腹部胎头的方向，每次 5 分钟左右。为了让胎儿适应光的变化，结束前可连续关闭、开启手电筒数次，以利胎儿的视觉健康发育。

### 语言胎教法

语言胎教法是指根据胎儿具有记忆力，对胎儿进行语言训练的方法。父母用相同的声音与胎儿进行语言交流，能促进胎儿大脑中的粗浅记忆，促进其出生后语言及智力的发展。同时将父母的爱传给胎儿，对胎儿的感情发育有很大好处。

【实施方法】每天利用日常生活语言诱导，例如可给小宝宝起好名字，每天反复对胎儿讲在他出生后要对他讲的日常生活语言；系统性语言诱导，例如儿歌、童谣，分阶段，由浅入深地进行。从妊娠 3～4 个月开始，每天定时进行，每次时间在 5 分钟以内。

### 游戏胎教法

游戏胎教法是根据胎儿具有触觉，准爸妈用手拍打、刺激胎儿，与胎儿隔着肚皮做游戏，训练胎儿的肢体和感受能力的训练方法。

【实施方法】在怀孕 5～6 个月能感受到胎儿形体的时候，即可对胎儿进行推晃式锻炼；轻轻推动胎儿，使胎儿在母腹中 "散步"、"踢腿"、"荡秋千"。当胎儿踢母亲肚子时，母亲可轻轻拍打被踢的部位，然后等待第二次踢肚。一般在一两分钟后，胎儿会再踢，这时再轻拍几下，接着停下来。每次进行 10 分钟左右，每天 1～2 次。但注意，怀孕后的最初 3 个月、临近产期及早期宫缩者不宜进行游戏胎教。

### 美育联想胎教法

美育联想胎教法，是通过准妈妈对美的感受而将美的意识传递给胎儿的胎教方法。

【实施方法】准妈妈可以准备一些美丽的画册、杂志、照片、音乐等，一边欣赏，一边对胎儿描述着所感受到的美好事物，将美的内涵经神经传导、输送给胎儿。

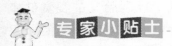 专家小贴士

准妈妈必须在妊娠期间排除不良的意识和联想，尽量多想些美好的事情，将善良、温柔的母爱充分体现出来，通过各方面来爱护和关心胎儿的成长。

 **准爸爸在胎教中的作用**

一般怀孕后，准爸爸会显得很忙碌，一方面要顾忌妻子，一方面得肩负起家庭物质需要的重担。但百忙中，也得抽空陪陪胎儿。孩子是夫妻爱情的结晶，在胎教问题上，夫妻应共同进退，准爸爸也不能袖手旁观。那么，准爸爸该如何做呢？下面就为你指点迷津。

### 学会与胎儿聊聊天

准爸爸与胎儿的谈话，不一定拘于某种形式，例如在每天晚上睡觉前，准爸爸一边抚摸准妈妈的腹部，一边跟胎儿说："宝宝你今天有没有淘气，踢妈妈的肚子呀？"准爸爸的动作和声音，会对准妈妈产生良性刺激，而胎儿也会从中受益不少，尤其是对于情绪和精神紧张的准妈妈来说，这是良好的安慰剂。

### 学会与胎儿游戏

周末休息时，可以让准妈妈平卧，准爸爸抚摸或轻拍准妈妈的腹部，诱导胎儿在"宫中"活动；或是在进餐时，准爸爸可以凑到准妈妈腹部，模拟给婴儿喂饭动作，通过准妈妈的感官刺激对胎儿起到潜移默化的教养作用。

### 学会给胎儿讲故事

每天午睡后，准爸爸可以在准妈妈身边讲一则故事，此时准妈妈要一边抚摸，一边配合准妈妈想想，利用心理感受作用于胎儿。故事内容宜轻松愉快、娓娓动听，切勿讲使准妈妈及胎儿产生恐惧心理的故事。

**专家小贴士**

胎儿虽小，但他也能感受到外界的一举一动，理解父母的意图，千万不要以为胎儿听不懂故事内容。

### 学会数胎动

数胎动是一件让准爸妈兴奋的事，它不仅可以帮助了解胎儿的健康状况，也是增进夫妻感情的一个重要方式。操作时，准妈妈仰卧或左侧卧位，准爸爸两手掌放在准妈妈的腹壁上可感觉到胎儿有伸手、蹬腿等活动，即为胎动。胎动是胎儿健康状况良好的一种表现，一般从怀孕 4 个月时开始，7～8 个月较明显，而且每天有两个高峰期，一般在下午 7:00～9:00 和午夜 11:00～凌晨 1:00，早起时，胎动最低。

## 养成写胎教日记的习惯

怀胎十月，对准爸妈来说，是一个既短暂又漫长的日子。在这段日子里，准妈妈见证着自己身体的变化，准爸爸关注着胎儿的成长，夫妻将全部的爱心寄予了无限的希望。面对 10 个月的日子，准爸妈不妨将自己的每一天都记录下来，这不仅是有意义的一件事，也可为准妈妈和胎儿的健康"保驾护航"。

那么，胎教日记该如何写呢？胎教日记的内容包括准妈妈孕前和孕期的生理、心理的变化，饮食起居及保健情况，胎教的实施及胎儿的发育状况等。比如，可记录怀孕的时间、孕期身体的变化、产前检查情况、胎儿状况、准妈妈心理状态、饮食起居、患病及用药情况、胎教记录等。

记胎教日记，可以每天进行，也可隔 2 天记 1 次。可简洁，可繁复，任您发挥。但以下几点，绝不可遗漏：

❶第 1 胎动日期。如做胎动监护，则记录每日胎动次数。

❷孕期患病及用药情况。准妈妈患病须记录疾病起止日期，主要症状及用药品种、剂量、天数、不良反应等。

❸重要化验及检查结果。如血常规、血型、肝功能检查、B 超检查、胎儿监护、胎盘功能检测等。

除了记录健康情况外，还可以记录下自己认为比较重要和有趣的事。如胎教时，胎儿的反应、实施的过程、自己的感受等。

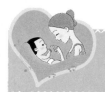

# 特别提醒：

# 孕期常会出现的异常情况

 **妊娠剧吐，孕早期最易出现**

准妈妈在孕初 3 个月内，经常会出现头晕、倦怠、择食、食欲不振、轻度恶心呕吐等症状，称为早孕反应。早孕反应一般对生活、工作和学习影响不大，不需特殊治疗，多在妊娠 3 个月以后自然消失。而妊娠剧吐则指少数准妈妈早孕反应严重，恶心呕吐频繁，不能进食，影响身体健康，甚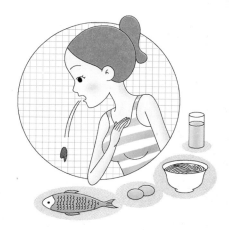至威胁准妈妈生命，称为妊娠剧吐。其临床表现差异很大，绝大多数患者经治疗后痊愈，极个别患者会因剧吐而死于某些并发症，如酸中毒、肝功能衰竭等。

一旦发生妊娠剧吐，千万不要视而不见，更不要擅自服用药物抑制孕吐，一定要及时就医，并在医生指导下积极治疗。在积极治疗的同时，进行一些必要检查，排除葡萄胎、急性病毒性肝炎、胃肠炎、胰腺炎或胆管疾患的可能。若积极治疗仍无好转，可考虑终止妊娠。

## 小腿抽筋，孕中晚期可能出现

　　女性在怀孕以后，特别是第一次怀孕的女性，往往有可能发生下肢痉挛，即小腿抽筋，并多发生在夜间。准妈妈下肢痉挛，主要原因是缺钙造成的。当人体内血钙过低时，神经肌肉兴奋性就会增加，容易被"激动"。当肌肉被"激动"时，其表现就是收缩，而肌肉的收缩效果呈持久性的状态，就叫做痉挛。

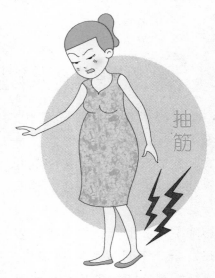

　　胎宝宝在生长发育过程中，特别是胎宝宝的骨骼生长，需要大量的钙质，而这些钙质需要由母体摄入的食物中供给。如果母体食物中钙含量不足，就要动员母体储备的钙来补充胎宝宝所需要的钙。而如果母体储备钙不足，或者准妈妈本身吸收钙质的能力低弱（如缺乏维生素D），就会造成血中钙质含量的降低，以致引起肌肉痉挛。如果母体缺钙比较严重，不但会影响胎宝宝的骨骼发育，而且还可引起准妈妈发生手足抽搐和骨质软化症。准妈妈发生下肢痉挛的特点主要有以下几个方面：

　　❶ 发生痉挛的轻重程度不一样。在整个妊娠期可有症状减轻的时候，或者呈间断性发作，也有自然痊愈的。体质弱的准妈妈容易发病。

　　❷ 妊娠期下肢痉挛与准妈妈的缺钙程度密切相关。什么时候准妈妈缺钙，什么时候就可发生下肢痉挛。一般在妊娠早期比较轻，但会随着妊娠月份的增加而逐渐加重。如果准妈妈及时适量补钙，痉挛就会减轻或消除。

❸痉挛一般多发生于晚上或睡觉的时候。这主要是因为夜间，特别是睡眠时，大脑皮质处于休息的状态，而受大脑皮质管理的各种神经系统（尤其是迷走神经）相对地呈现兴奋状态，因而下肢痉挛在晚上容易频繁发作。一般夜间发生 4～20 次不等，每次持续时间可达1～3分钟。

也有的准妈妈在久坐、疲劳或受寒时，容易发病。此外，妊娠后期子宫增大，使下肢血液循环运行不畅，也可引起下肢痉挛。

准妈妈补钙，可从以下几点进行调理：

❶为了更好地补钙，准妈妈要多吃大豆、河虾、虾米、紫菜、海带、发菜、黑豆、老豆腐、银耳、芝麻酱、豆腐丝、榛子仁、西瓜子、南瓜子等。若有条件的话，可每日饮用牛奶 250 毫升。怀孕晚期可口服钙片，每日 3 次，每次 1 片。

❷少吃含有磷酸盐多的食品。有人认为，磷酸盐过多时，能在肠道中与钙结合成难溶性的正磷酸钙，从而降低了钙的吸收。

❸少吃含有草酸多的食物，如老菠菜、红苋菜、竹笋、牛皮菜、茭白、芋头等。因草酸含量过高，可以和钙结合成不溶性植物钙，影响钙的吸收。

## 便秘，孕中晚期要注意预防

便秘是准妈妈最常见的烦恼之一，也是孕期容易疏忽之处。然而，千万别小看这个习以为常的小毛病，一不留神它就会让您遗恨终生。尤其是到了妊娠晚期，便秘会越来越严重，常常几天没有大便，从而导致准妈妈腹痛、腹胀。严重者可导致肠梗阻，并发早产，危及母婴安危。有的便秘准妈妈分娩时，堆积在肠管中的粪便妨碍胎宝宝下降，引起产程延长甚至难产。

便秘还会增加准妈妈体内毒素，导致机体新陈代谢紊乱、内分泌失调及微量元素不均衡，从而出现皮肤色素沉着、瘙痒、面色无华、毛发枯干，并产生斑点等。还会引起轻度毒血症症状，如食欲减退、精神萎靡、头晕乏力，久之又会导致贫血和营养不良，对胎宝宝的发育很不利。经常排便用力，还会促使形成痔疮。并且，会使乳房组织细胞发育异常。

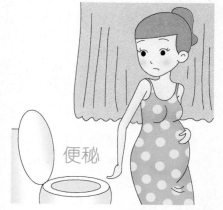

便秘

治疗孕期便秘也要小心，不恰当的治疗也会对胎宝宝造成伤害。准妈妈们属于特殊群体，在治疗便秘时，不要口服润滑性的泻药，如蓖麻油、液状石蜡等，这样影响肠道对营养成分的吸收，使胎宝宝的营养得不到很好的保障。而服用导泻剂或者强刺激作用的润肠剂，会使胃肠蠕动增强，引起子宫收缩，导致流产或早产。润滑性泻剂（液状石蜡），减少准妈妈对脂溶性维生素，如维生素 A、维生素 D、维生素 E、维生素 K 的吸收，使新生宝宝易发生低凝血酶原血症而致出血。那么，准妈妈应如何防治便秘呢？

① 出现便秘，应先从饮食调整、生活习惯调整入手，可加用食疗方法，如菜粥、松子仁粥等。多吃富含纤维素的食物，膳食纤维可加速肠道蠕动。

② 养成定时大便的良好习惯，可在晨起、早餐后或晚睡前，不管有没有便意，都应按时去厕所，久而久之就会养成按时大便的习惯。

③ 适当进行一些轻量活动，促进肠管运动增强，缩短食物通过肠道的时间，并能增加排便量。

④ 可在每天早晨空腹饮 1 杯开水或凉白开，这也是刺激肠管蠕动的好方法，有助于排便。

⑤ 可多饮蜜水，蜂蜜有润肠通便的作用，可调水冲服。

对于有便秘的准妈妈来说，应少吃或不吃不易消化的食物，这些食物有辣椒、莲藕、蚕豆、荷包蛋、糯米粽子、糯米汤圆等。准妈妈便秘期间，不宜进食的水果有菠萝、柿子、桂圆、橘子等。

如果采取以上方法仍发生便秘者，可以服一些缓解药，如中药麻仁滋脾丸，番泻叶冲剂或果导片等。也可以用开塞露或甘油栓来通便，但必须注意在医生指导下进行。禁用蓖麻油泻剂，以免引起流产。

 ## 水肿，孕晚期要注意防治

怀孕晚期，也许您会遇到这样的情形：清晨起床时还神采奕奕，到了黄昏时却双脚无力，小腿肚往下压时会凹陷，就表示身体已经发生水肿。

妊娠后，肢体面目等部位发生水肿，称为"妊娠水肿"，亦称"妊娠肿胀"。准妈妈发生水肿是由于静脉回流不畅所引起的现象。通常在怀孕后期时准妈妈会出现此症状。如妊娠 7 个月后，单纯只是脚部轻度水肿，无高血压、蛋白尿等其他

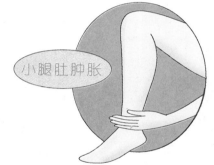

小腿肚肿胀

不适，为妊娠期常见现象，产后自消。妊娠水肿可采用以下食疗方进行缓解：

❶ 冬瓜 150 克，洗净，切块，放清水中炖，每日 2 次，当菜吃。

❷ 鲤鱼 1 条（约 250 克），去鳞及内脏，与 60 克赤小豆同放沙锅中用文火炖，待鱼熟豆烂时进服，每日 1 次，连服 3～5 日。

❸ 鲤鱼 250 克，去鳞和内脏，加黑木耳 30 克及水、油和极少量精盐煮熟吃，每隔 5 日吃 1 次。

❹ 冬瓜皮、赤小豆各 50 克，水煎服，每日 1 次。

❺ 鲤鱼 500 克，不加精盐或加极少量精盐煮熟吃，每日 1～2 次。

妊娠后，如果肢体面目水肿、少气懒言、食欲不振、腰痛、大便溏薄、舌质淡、苔白、脉滑无力，多为病态，应尽快找医生诊治。

## 妊娠贫血，孕期全程都须防护

　　血液中最主要的成分是血红蛋白。血红蛋白是一种蛋白质，能将氧输送到身体的组织中去。如果身体内的血红蛋白低于标准量，就是患有贫血。最常见原因是身体内的含铁量缺乏。另一个原因可能是叶酸含量不足所致。

　　轻度贫血准妈妈可能会忽视，但如果病情严重，准妈妈可能有下列症状中的一种或数种：苍白、无力、疲乏、气促、头晕、眼花、耳鸣、水肿、心悸（明显感觉到心跳）。其实，不光准妈妈，许多女性都患有贫血症。那么，准妈妈应如何预防贫血症呢？

　　❶ 补充足够的营养物质，做到不偏食、不挑食，以满足准妈妈本身及胎宝宝的需要。动物的内脏、绿色蔬菜、动物蛋白及植物蛋白类食物中均含有丰富的蛋白质、铁、维生素，如蛋黄、瘦肉、海带、黑芝麻、黑木耳、黑豆、大米、桃、苹果等。用铁锅炒菜也可补充铁。

　　❷ 及时治疗慢性失血，如痔疮、牙龈出血、鼻出血、钩虫病等疾病。如有慢性消化不良时，要及时治疗，以促进营养物质的吸收。

　　❸ 常吃富含维生素 C 的新鲜水果和绿色蔬菜，如橘子、山楂、番茄、苦瓜、青椒、青笋等。维生素 C 有参与造血、促进铁吸收利用的功能。上述食物在日常饮食中应注意调配，尽量做到食物的多样化。

## 早产，孕晚期做好急救准备

　　如果准妈妈在满 28～37 孕周（196～258 天）开始出现有规律的宫缩，从而导致宫颈开始变薄或开大（医学上称为宫颈容受和扩张），那么您就处于早产临产阶段了。如果您在宝宝满 37 周前分娩，就叫做早产，而宝宝就属于早产儿。

据文献报道，早产占分娩总数的 5%～15%。在此期间出生的体重 1000～2500 克、身体各器官未成熟的新生宝宝，称为早产儿。早产儿死亡率国内为 12.7%～20.8%，胎龄越小、体重越低，死亡率越高。死亡原因主要是围生期窒息、颅内出血、畸形。早产儿即使存活，亦多有神经智力发育缺陷。国内早产占分娩总数的 5%～15%，约 15% 早产儿于新生宝宝期死亡，近年

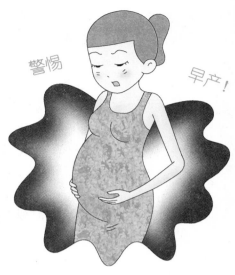

来，由于早产儿治疗学及监护手段的进步，其生存率明显提高，伤残率下降。国外学者建议将早产定义时间的上限提前到妊娠 20 周。因此，防止早产是降低围生儿死亡率和提高新生宝宝素质的主要措施之一。

为了避免发生早产，准妈妈应积极预防早产的发生：

❶ 注意控制饮食中的盐分摄入，以免体内水分过多而引发妊高征，从而引发早产。

❷ 忌劳累，每天按时起居，注意休息。忌长时间做压迫腹部的家务劳动，避免撞击腹部，避免剧烈活动。节制性生活，特别是曾有流产或早产史的准妈妈，在孕晚期应禁止性生活。

❸ 注意孕期卫生，充分认识各种可能引起早产的因素，并加以避免。预防便秘和腹泻，避免因此引起子宫收缩，引发早产。坚持定期做产前检查，一旦发现胎位异常，应及时在医生指导下积极纠正。

在 34～37 周之间出生的早产儿一般情况下可健康存活。但如果您在 34 周前就已经出现早产临产症状，医生可能会阻滞产程几天，以便给宝宝应用皮质激素，来帮助宝宝的肺部和其他器官加快发育，这样可以大大增加宝宝出生后的生存机会。

总之，准妈妈一旦出现阴道分泌物增多，或分泌物性状发生改变（性状改变是指分泌物变成水样、黏液状或带血色，即使仅仅是粉红色或淡淡的血迹）；腰背部疼痛，特别是在您以前没有腰背部疼痛史的情况下；腹部疼痛，类似月经期样的痛，或者 1 小时内宫缩超过 4 次（即使是宫缩时没有疼痛的感觉）；出现阴道流血或点滴出血；盆底部位有逐渐增加的压迫感（您的宝宝向下压迫的感觉）等早产症状时，就应尽快去医院就诊，不可延误时机。

 ## 晚产，过了预产期冷静应对很关键

　　每一对准爸妈，从得知小生命在子宫中安家落户的一瞬间起，就想象着宝宝出生后的模样，并日夜盼望着宝宝能平安健康地出生。然而，有些胎宝宝却和准爸妈捉迷藏，就是不肯按时报到，这就成了准爸妈的一块心病。在医院里，妇产科医生经常会听到一些准妈妈焦急地询问："我早过预产期了，怎么一点临产的症状也没有？会不会有什么危险？"现

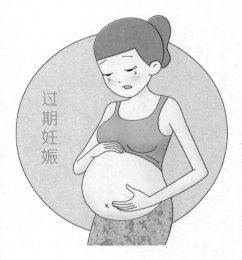

过期妊娠

在，我们就来认识一下过期妊娠，因为这种情况会给母子带来一定的危险，必须提前注意，尽量避免；一旦出现，要学习正确的处理方式，才不至于后悔莫及。

　　一般孕前月经周期正常的准妈妈，如果预产期超过 2 周以上而未能临产，就称为过期妊娠。由于受传统观念的影响，有一部分人认为妊娠时间越长孩子就越强壮，命就越好，而且坚信"瓜熟一定蒂落"，所以就只是在家等待。其实这种观念是错误的。过期妊娠者，如果胎盘正常，则可能导致胎宝宝长得过大，致使胎头太硬，分娩时通过产道有困难，造成难产。反之，如果胎盘功能减退，胎

宝宝会因缺乏营养而造成智力低下或神经系统后遗症，甚至造成死胎。

有关资料统计，过期妊娠围生儿死亡率为正常妊娠期围生儿死亡率的3～6倍，而且过期越久，死亡率越高，且初新妈妈过期妊娠胎宝宝较经新妈妈胎宝宝危险性更大。

准妈妈超过预产期2周仍未临产时，首先要确定是否真正是过期妊娠，应再次核实末次月经时间，弄清月经是否规律以及早孕反应时间及胎动出现的时间，检查子宫增大的记录。有些准妈妈因怀孕前服用避孕药或因其他原因导致月经周期延长，这时应将孕期后推。若经核实确定为过期妊娠，特别是已出现胎盘老化时，应及时住院引产，以免胎宝宝在宫内因缺氧而死亡。

随着围生医学的发展，产前胎宝宝监测技术的提高，做好计划，制订合理的分娩方案，是可以达到良好的分娩结果的。因此，准妈妈预防过期妊娠应注意以下几点：

❶ 定期到医院进行产前检查。

❷ 核对末次月经来潮日期及月经周期，以准确计算胎龄。

❸ 合理安排好工作、休息时间，适当参加体育活动（有相应合并症者除外，如妊娠期高血压疾病等）。

❹ 从自觉胎动开始要自我监测胎动次数，每天早上、中午和晚上各计算胎动次数1小时，详细记录，一般12小时不少于10次，并经常做动态的比较，一旦胎动明显增多或减少，要及时就诊。

❺ 定期进行B超检查，监测羊水变化，如出现羊水过少，要及时就诊。如果羊水不少，胎宝宝大小适中，胎盘功能正常，宫颈尚不成熟的，可积极进行宫颈软化，在全面监测后，延迟分娩2～3天。如果没有条件监测，则应及时采取引产措施，勿使妊娠周超过42周。

总而言之，对于过期妊娠，我们不能等闲视之，但也要保持良好的心态，轻松愉快地迎接新生命的到来。

# 附录 1

# 学会测体温，助你好"孕"

基础体温（简称 BBT），是指人体在较长时间的睡眠后醒来，尚未进行任何活动之前所测量到的体温，是人体一天之中的最低体温。凡是身体机能正常、处于生育年龄的女性，其基础体温与月经周期一样，会呈现出周期性的变化。

当卵巢排卵后形成黄体素，会刺激下视丘的体温调节中枢，基础体温将会升高，一直持续到下次月经来潮之前才开始下降。基础体温表的应用，就是利用黄体素导致体温升高的特性，来判断排卵是否发生，以及早安排准备怀孕。通过图表来观察黄体期的时间长短，对评估卵巢的功能或是否有其他病变也具有参考价值。

通常在开始调养身体、培养好体质的同时，也要测量基础体温。参考基础体温图所显示出的信息，一般需要持续观察 3 个月以上，才能了解问题的症结，并判断疗方是否适合患者。

### 测量基础体温的 6 大步骤

| 步骤 1 | 去药房买一支基础体温专用体温计。基础体温计与一般体温计不同，它可精确到 0.1℃，故体温有些微上升都可观察到。 |
| --- | --- |

| 步骤2 | 每晚睡前将基础体温计放在枕边可随手拿到的地方，第二天睡醒尚未起床活动时，将体温计放在舌下测量3分钟，并记录在基础体温表上。 |
|---|---|
| 步骤3 | 一般来说，测量基础体温建议在每天早晨5～9点，在睡眠没有中断且持续6～8小时的状态下，所测得的温度通常最为准确。上夜班的女性朋友，则可以在下午5点左右测量。 |
| 步骤4 | 在每日体温表中点上黑点做记录，再把点连接起来，会出现一定的周期曲线，这就是基础体温线。 |
| 步骤5 | 测量基础体温要有持续性，必须每天进行，并且每天测量的时间及位置都应该固定。 |
| 步骤6 | 月经来潮和同房日须附加记号标示，若有感冒、发烧、饮酒、晚睡等会影响体温的状况，也要特别标注说明。 |

### 专家小贴士

一般需要测量基础体温的人群有以下几类：①观察黄体素，评估卵巢功能的人；②评估有无排卵及排卵日者；③评估不孕症患者的卵巢功能及治疗效果者；④追踪怀孕或流产者。

月经周期体温变化，让你更了解生理期。

❶ 行经期（月经来潮第1～6天）：BBT为低温期。低温期容易感到疲惫，多休息以补充元气。

❷ 经后期（月经来后第7～13天）：BBT持续低温，至排卵日前有小幅的高低变化。持续低温时，身体易呈血虚状，多补充补血的食物，多摄取铁质。

❸ 经间期（月经来后第14～20天）：体温上升，BBT呈现高温。高温时，即排卵期，要多放松心情，补充活血化瘀的食物。

④ 经前期（月经来后第 21～28 天）：BBT 持续高温。持续高温，即黄体期。要吃些排水利湿的食物，且避免熬夜。

## 教你读懂基础体温的变化

### 正常排卵图例

基础体温图呈现高低温起伏变化、前低后高的曲线，称为双相型体温曲线，表示卵巢有正常的排卵功能，而且排卵一般发生的体温上升前或由低往高升之中。

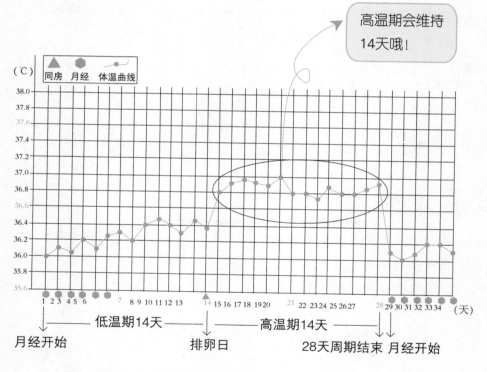

高温期会维持14天哦！

月经开始　　　　　　排卵日　　　　　28天周期结束 月经开始

——低温期14天——　　　——高温期14天——

如果你想要宝宝，可依照此表预测下次的排卵日。一般来说，女性在排卵 24 小时之后，受精的比率会较低，但是男性的精子大约可在女性的子宫里存活 72 小时。所以，只要基础体温处于低温、接近排卵期时，都会标示出应该行房的日期，强烈要求患者按表操作。

另外，每隔两天行房一次，可增加受精概率；要是在基础体温达到高温时再行房，怀孕的概率则会大大降低。

无排卵图例

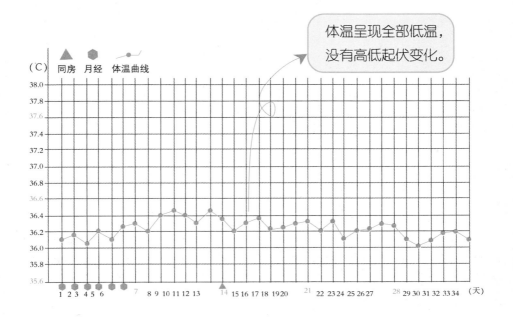

体温呈现全部低温，没有高低起伏变化。

　　像这样持续低温，缺乏高低温起伏变化的图例，称为单相型体温曲线，是无排卵现象的表征。由于没有规律的排卵行为，这样的女性自然不易受孕，建议赶快去医院检查，找出问题的所在。

怀孕图例

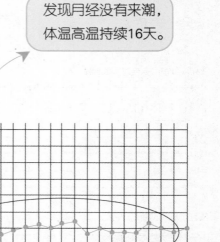

发现月经没有来潮，体温高温持续16天。

高温持续超过 16 天，月经周期没有来，体温呈现高温状态。这是已经怀孕的迹象，请尽快去医院确认。

黄体不足图例

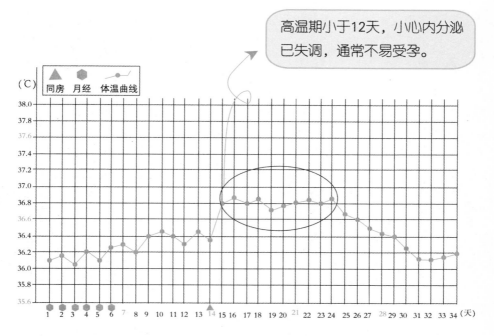

高温期小于12天，小心内分泌
已失调，通常不易受孕。

高温期持续，但小于 12 天，而且体温慢慢下降，表明黄体不足，这是因为内分泌失调的缘故，导致不易受孕，即使受孕，胚胎也不易着床成功，容易造成习惯性流产。

早期流产图例

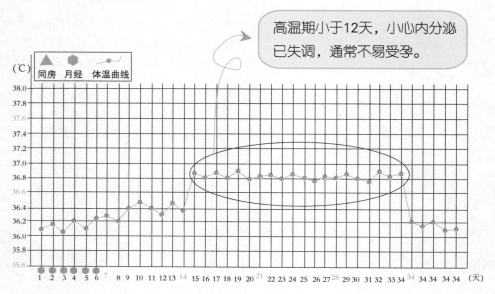

高温期小于12天，小心内分泌已失调，通常不易受孕。

　　高温超过 16 天以上才降下来，是早期流产的征兆，大多是胚胎有缺陷或异常，是自然的淘汰机制，表示妈妈的子宫环境还未调理好或卵子质量不佳，只要再接再厉，很快就能有好消息的。

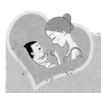

# 附录 2
# 强化"孕"力的代表食物

强化男性生育力的代表食物及药膳处方

| 营养需求 | 富含的食物 | 功效 |
|---|---|---|
| B 族维生素 | 动物肝脏、牛肉、猪肉、牡蛎、蛋类、牛奶及乳制品 | 常吃可增强男性精子活力 |
| 锌 | 生蚝，牡蛎，虾蟹类，羊肉，牛肉，鸡肝，大豆、黑豆等各种豆类，小麦胚芽，奶制品 | 常吃可增加男性精子数量 |
| 维生素 E | 芝麻、核桃、杏仁、花生等干果类及全麦制品、小麦胚芽 | 常吃可增加男性精子数量 |
| 维生素 C | 柑橘类水果、芥蓝、菠菜、花菜、青椒、高丽菜、柠檬、猕猴桃 | 常吃可增加男性精子数量 |
| 维生素 A | 动物性食物，如动物肝脏、蛋黄、牛奶、奶油、鱼肝油、小鱼干、鳗鱼 | 常吃可增加男性精子数量 |
| 茄红素 | 西红柿、西瓜、葡萄柚、木瓜、柿子 | 常吃可改善男性精子质量 |
| 精氨酸 | 鳝鱼、海参、鱿鱼、带鱼等，芝麻、花生仁、核桃、银杏 | 常吃可改善男性精子质量 |

| 营养需求 | 富含的食物 | 功效 |
|---|---|---|
| 叶酸 | 酵母菌、菇类、动物肝脏、芦笋、豆类、小麦胚芽、糙米、奶酪、鱼油、蛋黄、深绿色蔬菜、胡萝卜、南瓜、菜花、牛肉、全麦面包、柑橘类水果、香蕉、西红柿 | 常吃可快速提高女性受孕力，也有助于预防胎儿畸形 |
| 维生素 C | 柑橘类水果、绿叶蔬菜、西红柿、石榴、青椒、红甜椒、奇异果 | 常吃可提高女性体内黄体素，改善贫血症状 |
| 维生素 $B_6$ | 鲑鱼、金枪鱼、大豆、鸡肉、燕麦、香蕉、糙米、谷类 | 常吃可有效促进雌激素代谢力 |
| 维生素 $B_{12}$ | 牡蛎、蛤贝类、蛋、奶制品、牛肉、猪肉、鸡肉、紫菜、海藻 | 常吃有助于活化血液 |
| 铁 | 羊肉、牛肉、鲑鱼、猪肝、蛋黄、海藻类、紫菜、芝麻、葡萄干、红枣、桂圆干、樱桃 | 常吃可补益气血，强健筋骨，提高女性的受孕力 |